ESSAI DE CHIRURGIE HISTORIQUE

GARENGEOT

SA VIE, SON, ŒUVRE

(1688-1759)

PAR

Louis JARNOÜEN de VILLARTAY

DOCTEUR EN MÉDECINE DE LA FACULTÉ DE PARIS
EX-INTERNE DE L'ASILE DÉPARTEMENTAL DE L'ALLIER

> La science de la médecine, si elle ne veut
> pas être rabaissée au rang de métier, doit
> s'occuper de son histoire et soigner les vieux
> monuments que les temps passés lui ont
> légués.   (E. LITTRÉ).
>
> Ex his enim patebit, quot resque vulgo,
> ob historiæ ignorationem, reperte antea pro-
> positæ fuerint   (MORGAGNI).

PARIS

GEORGES CARRÉ, ÉDITEUR

58, rue Saint-André-des-Arts, 58

Anciennement 112, boulevard Saint-Germain

GARENGEOT

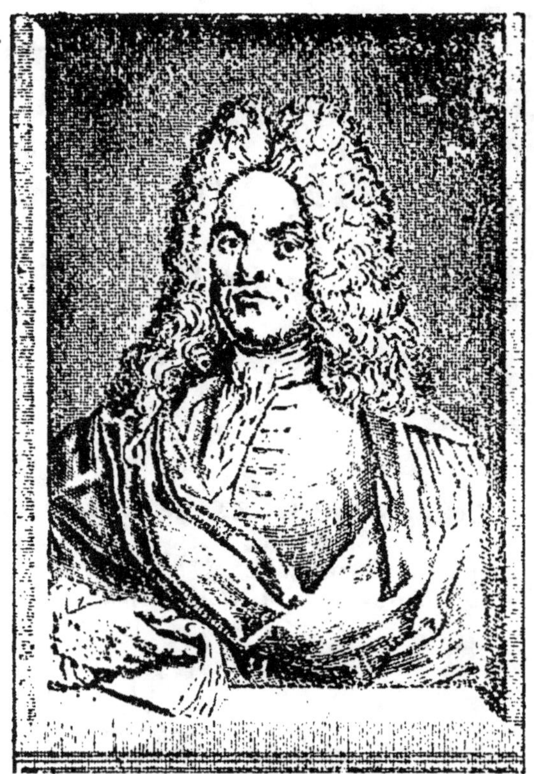

Rená-Jacques **CROISSANT DE GARENGEOT**

Maitre-ès-arts, Chirurgien de Paris,
Démonstrateur à l'École de Chirurgie de Saint-Côme,
Commissaire pour les extraits à l'Académie royale de Chirurgie,
Conseiller et Chirurgien ordinaire du roi au Châtelet,
Chirurgien-major du Régiment du roi (Infanterie),
De la Société des Sciences de Londres,
De la Société des Arts de Paris,
Né à Vitré 1688. — Mort à Cologne 1750.

GARENGEOT

SA VIE, SON ŒUVRE

(1688-1759)

PAR

Louis JARNOÜEN de VILLARTAY

DOCTEUR EN MÉDECINE DE LA FACULTÉ DE PARIS
EX-INTERNE DE L'ASILE DÉPARTEMENTAL DE L'ALLIER

> La science de la médecine, si elle ne veut pas être rabaissée au rang de métier, doit s'occuper de son histoire et soigner les vieux monuments que les temps passés lui ont légués. (E. LITTRÉ).

> Ex his enim patebit, quot resquæ vulgo, ob historiæ ignorationem, reperte antea propositæ fuerint. (MORGAGNI).

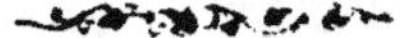

PARIS

GEORGES CARRÉ, ÉDITEUR

58, rue Saint-André-des-Arts, 58

Anciennement 112, boulevard Saint-Germain

À LA MÉMOIRE DE MES ANCÊTRES :

ROBERT JARNOÜEN DE VILLARTAY

Docteur en médecine,
Médecin de l'hôpital de Vitré,
Condisciple de Garengeot,
1688-1759

JEAN JARNOÜEN DE VILLARTAY

Chirurgien maître-ès-arts à Vitré,
(1716-1769)

A MON PÈRE

Docteur en Médecine de la Faculté de Paris

A MA MÈRE

À LA MÉMOIRE DE MA SŒUR

A MA SŒUR

A MON FRÈRE

MEIS ET AMICIS

A MON PRÉSIDENT

M. LE PROFESSEUR LABOULBÈNE

Professeur d'histoire de la Médecine et de la Chirurgie,
Médecin des hôpitaux,
Membre de l'Académie de Médecine,
Officier de la Légion d'honneur.

A M. LE PROFESSEUR DIEULAFOY

Professeur de Pathologie médicale,
Médecin des hôpitaux,
Chevalier de la Légion d'honneur.

A M. LE DOCTEUR FARABEUF

Professeur d'anatomie à la Faculté,
Chevalier de la Légion d'honneur.

A M. LE DOCTEUR HANOT

Agrégé de la Faculté,
Médecin des hôpitaux.

A M. LE DOCTEUR POIRIER

Agrégé de la Faculté,
Chef des travaux anatomiques.

A M. LE DOCTEUR DESPRÈS

Agrégé de la Faculté,
Chirurgien des hôpitaux,
Chevalier de la Légion d'honneur

A M. LE DOCTEUR LAPOINTE

SOUVENIR DE TROIS ANNÉES D'INTERNAT

A MES MAITRES DANS LES HOPITAUX

PRÉFACE

La postérité ne garde guère le souvenir que des hommes d'un talent de premier ordre. Si parfois elle sauve de l'oubli le nom d'un savant d'un mérite secondaire, c'est le plus souvent pour ce qu'il y a de moins important dans ses travaux, ou pour une application pratique à laquelle il n'avait point songé. C'est ce qui est arrivé à Garengeot. Si son nom est encore connu du grand public médical, il le doit presque uniquement à la *clef* qui porte son nom. Or, son mérite est bien autre que ne le laisserait prévoir l'invention de ce petit instrument. Il a été démonstrateur à l'École de chirurgie de Saint-Côme pendant trente ans, et membre fondateur de la première Académie de chirurgie en France. Il a composé un traité d'opérations, un traité d'instruments, une splanchnologie et une myotomie, ouvrages qui furent appréciés en leur temps, et qui reçurent l'honneur de la traduction en anglais et en allemand. Habile chirurgien, savant anatomiste, il a été l'un des élèves les plus distingués des deux hommes qui ont le plus illustré la chirurgie et l'anatomie à cette époque : de Winslow, le plus grand anatomiste du commencement du XIIIᵉ siècle, et de J.-L. Petit, ce génie étonnant dont l'esprit audacieux, pénétrant au delà de l'horizon de son époque, semble relever plutôt de la science moderne que de celle de ses contemporains. Plusieurs parmi les praticiens en renom de ce temps, Arnaud, Mareschal, Lapeyronie, etc., n'ont presque rien laissé; et c'est dans Garengeot qu'il faut aller chercher un écho de leur enseignement et une trace de leurs tendances. Sans lui, même, on ne connaîtrait que la seconde manière de J.-L. Petit, quand praticien consommé et affranchi des préjugés de ses contemporains il mérita pleinement l'admiration de la postérité.

Des circonstances particulières m'ont suggéré la pensée d'analyser les ouvrages de Garengeot. Né comme lui à Vitré, appartenant à une famille qui eut au siècle dernier de fréquents rapports avec la sienne, j'eus de bonne heure l'occasion d'entendre parler de lui. Lorsque je commençai mes études médicales, je remarquai son nom cité avec éloge plusieurs fois dans nos grands traités de chirurgie et dans divers articles des dictionnaires. Je me sentis alors poussé à lire ses ouvrages, pour me rendre compte de leur valeur. Bientôt, je pris goût à ce travail, et, dominé par le charme qu'on éprouve à faire revivre dans son esprit les figures d'un autre âge, j'entrepris des recherches assez longues pour éclaircir plusieurs points qui m'avaient d'abord paru obscurs. Je fus ainsi conduit à lire les écrits de ses contemporains et de quelques-uns de ses prédécesseurs. Dans ce travail entrepris dans un simple but de curiosité, les matériaux s'accumulaient de jour en jour, si bien qu'ils me semblèrent suffisants pour prendre l'œuvre de mon compatriote comme sujet de thèse.

Je ne me suis point d'ailleurs borné au cadre restreint de la vie et des œuvres d'un seul homme. Mes matériaux m'encourageaient à te .ler davantage. Un coup d'œil jeté sur le sommaire de la biographie de Garengeot fera voir qu'à propos de ce chirurgien, j'ai essayé de retracer l'enseignement de l'École de Paris à cette époque, à la Faculté de médecine, à Saint-Côme, au Collège de France, au Jardin des Plantes, dans les hôpitaux, m'arrêtant quelque peu sur les larcins fréquents des cadavres, conséquence forcée de la rigueur des règlements. Je faisais l'histoire d'un chirurgien, Saint-Côme, tout naturellement, devait m'arrêter davantage. Saint-Côme, corporation quasi oubliée aujourd'hui, et qui pourtant a fondé la première Académie de chirurgie de Paris. Les chirurgiens de Saint-Côme ne sont-ils donc pas nos ancêtres au même titre que les docteurs régents de la faculté? Dans mon analyse particulière du traité des opérations, on trouvera également des précis historiques, souvent plus longs que l'analyse elle-même de l'auteur, avec notes assez complètes sur tous les chapitres abordés par Garengeot.

Ce n'a pas été un petit travail que d'accomplir tant bien que mal la tâche que je m'étais proposée. Ceux de mes lecteurs qui se sont livrés à des travaux du même genre savent ce qu'ils coûtent d'efforts et de fatigues, et ils seront indulgents pour les imperfections et les défaillances qu'ils rencontreront dans cet essai, imperfections d'ailleurs inévitables avec cette rapidité de rédaction à laquelle nous étions contraint.

Je ne regretterai point la peine que je me suis donnée, si cette étude de ses œuvres peut contribuer à rendre quelque éclat à la mémoire d'un homme qui fait honneur à la petite patrie, et qui mérite aussi son souvenir dans la grande.

Que M. le professeur Laboulbène reçoive l'hommage de notre profonde reconnaissance, lui qui nous a si généreusement octroyé le droit de largement puiser à son historique de l'Académie de Chirurgie, et dont les leçons si intéressantes sur l'histoire de la médecine ont su éveiller particulièrement en nous ce goût des recherches historiques.

Nous adressons nos remerciements à tous ceux qui, par leur empressement à répondre à nos demandes et à nous honorer de leurs conseils et de leurs lumières, ont rendu notre tâche plus facile : à M. Petit, bibliothécaire de la Faculté, qui nous a si gracieusement indiqué les ouvrages à consulter, et si obligeamment prêté son excellent ouvrage, *Les œuvres de Méry*, tout récemment l'objet d'une distinction justement méritée; à M. Corlieu, bibliothécaire de la Faculté, dont l'*Ancienne Faculté de médecine de Paris* et quelques feuilletons historiques nous ont été d'un secours précieux; à M. Thomas, qui, s'est mis si gracieusement à notre disposition chaque fois que nous avons eu à consulter un ouvrage; à M. Dureau, le sympathique bibliothécaire de l'Académie de Médecine, qui nous a si bienveillamment accueilli, lorsque nous sommes allé lui demander des renseignements sur les manuscrits de l'Ancienne Académie de Chirurgie ainsi que sur les *anciennes institutions médicales*, objet depuis de longues années, d'une étude qu'il va bientôt mettre au jour; à M. le Dʳ Magitot enfin, qui a bien voulu chercher avec nous l'introuvable clef de Garengeot.

Remercions également M. le Dʳ Desprès d'avoir bien voulu nous permettre de lui lire notre Introduction chirurgicale, et de nous avoir même adressé, avec cette affabilité dont il ne se départit jamais envers les jeunes, quelques remarques judicieuses sur la partie technique, remarques que nous nous sommes empressé d'utiliser. Remer-

cions encore de leurs bons avis l'un de nos pro-
secteurs et l'un de nos aides d'anatomie les plus
distingués, mais qui par modestie nous ont prié
de taire leurs noms. Enfin, nous devons des remerciements bien mérités à notre excellent ami,
M. de Tornery, ex-interne des hôpitaux, dont
nous avons mis à contribution les connaissances
bibliographiques, et qui a bien voulu nous aider
de ses conseils dans la rédaction de plusieurs
précis historiques, notamment ceux des plaies et
des amputations, et nous indiquer les endroits où
nous pourrions puiser dans les excellents traités
de M. Malgaigne, de M. Farabeuf, etc., ainsi que
dans les articles des Dictionnaires.

BIOGRAPHIE DE GARENGEOT

SOMMAIRE. — Origine des Croissant de Garengeot. Plusieurs chirurgiens de ce nom exercent à Vitré. — Éducation chirurgicale de Garengeot à Vitré, à Angers, dans les hôpitaux de Bretagne. — Campagnes sur mer. — Son dessein d'aller parfaire ses études à Paris.

Enseignement médical et chirurgical donné à Paris à cette époque : 1° à la Faculté de médecine ; grades de l'étudiant ; cours des professeurs. — 2° à l'École de chirurgie de Saint-Côme. Deux catégories d'étudiants : ceux qui travaillent en boutique, ceux qui gagnent maîtrise dans les hôpitaux. Cours faits à Saint-Côme avant 1725. — Hôpitaux ; fonctions des garçons chirurgiens ; cliniques des hôpitaux. — 3° au Collège Royal ; — 4° au Jardin Royal. Cours brillants et très suivis des professeurs d'anatomie et de chirurgie — 5° Dissections ; larcins de cadavres.

Arrivée de Garengeot à Paris. Ses débuts difficiles. Il suit les maîtres en renom de l'époque. Il compose ses ouvrages. Il est agrégé à Saint-Côme.

État des chirurgiens de Saint-Côme au commencement du XVIII° siècle. Influence heureuse des premiers chirurgiens du roi : services rendus au souverain, récompenses en retour. La chirurgie ne dépend plus du premier barbier du roi. Construction de l'amphithéâtre de Saint-Côme. Nouveaux statuts de 1699. Composition et organisation intérieure de Saint-Côme. Création des démonstrateurs Royaux. École pratique. Censeurs chirurgiens. Académie de chirurgie. Extinction des barbiers.

Garengeot prend part à la lutte des chirurgiens et des médecins. Ses ouvrages. Il est de l'Académie des sciences de Londres, de la Société académique des arts de Paris, démonstrateur à Saint-Côme, pour la petite chirurgie, un des six officiers principaux de l'Académie de chirurgie.

Académie de chirurgie. — Communications de Garengeot à l'Académie.

Garengeot, chirurgien juré du Châtelet, démonstrateur à Saint-Côme pour les opérations de chirurgie. Nouvelles éditions de ses ouvrages. Critiques de ses contemporains. Son caractère. Il est chirurgien-major du régiment du roi. Infanterie. Sa mort.

Sur la route de Vitré à Saint-Aubin-des-Landes, à 5 kilomètres environ de la ville, non loin du passage à niveau de la ligne de Paris à Brest, et sur le bord de la Vilaine, se trouve la terre de Garengeot. Il y a quelque trente ans on y voyait encore un moulin; aujourd'hui une simple maison de ferme marque l'emplacement du village. Là fut sans doute le berceau de la famille du chirurgien Garengeot; et c'est, selon toute probabilité, ce nom de terre que les Croissant ont ajouté à leur nom patronimique, et dont ils ont fait Croissant de Garengeot. Mais à quelle époque les faire remonter? Nous ne saurions le dire, les registres de la paroisse de Saint-Aubin-des-Landes ayant été perdus pendant la Révolution, nous n'avons pu rechercher si à une époque antérieure, le petit hameau d'aujourd'hui eut jadis quelque importance, et s'il s'y éleva quelque maison d'habitation. Mais, ce qui est certain, c'est que nous trouvons les Croissant de Garengeot établis à Vitré depuis au moins un siècle (1) au moment de la naissance de celui dont nous nous occupons. Ils formaient une vieille et honorable famille de chirurgiens, qui si elle n'était point noble, avait du moins son blason comme beaucoup de maisons de bonne bourgeoisie. Les Croissant de Garengeot portaient « d'azur à un chevron d'or, accompagné de trois têtes de lévrier d'argent, accollées de sable.

Comme l'avaient déjà fait deux de ses ancêtres, *le père* de notre héros exerça la chirurgie à Vitré (2),

1. Voici la généalogie des chirurgiens de ce nom que nous devrons à l'obligeance de M. l'abbé Paris-Jhbert : 1° *Jean* Croissant, sieur de Garengeot, chirurgien, marié à Guyonne Pinot en 1584, puis à Renée Ravenel ; 2° *Jean* 2° chirurg. né en 1592, marié à Marguerite Ozer, mort en 1669; 3° *Gilles* 3° chirurg. né en 1647, mort en 1718 marié, à Marguerite Rottier, puis à Marguerite Ravenel, dont il eut : 4° *René*, notre héros. La famille de Garengeot, s'est fondue au commencement du XVIII° siècle avec les familles Salles et Beauducel. »

2. Un frère du grand Ambroise Paré, de Laval, *Jehan Paré*, exerça aussi

et joignit à l'office de chirurgien royal privilégié
la charge du service de l'hôpital, Vitré était déjà
à cette époque une ville de quelque importance,
faisant un commerce assez considérable de toiles
qu'on exportait en Angleterre, ce qui indique une
certaine population, et ayant « ses prisons ordinairement habitées par des faux-sauniers, nous dit
Fréron, lesquels étaient sujets à recevoir des coups
de fusil dans la petite guerre qu'ils faisaient pour
soutenir leur commerce illicite (1) ». Mme de Sévigné, autre célébrité dont Vitré se fait honneur,
nous a également parlé du malheur de ces pauvres gens, envers lesquels Louis XIV ne se montrait vraiment pas tendre (2). Le praticien de province dut donc avoir fréquemment l'occasion de
penser ces blessés, d'extraire les balles, d'exercer
enfin son art de chirurgien. Il le fit d'ailleurs avec

la chirurgie à Vitré au commencement du XVIe siècle. On lit dans son
livre des monstres 2 observations de ce frère « dans lesquelles, de l'aveu
de Malgaigne, il fit preuve d'une sagacité remarquable ». Il s'agit d'une
« grasse et potelée cagnardière demandant l'aumône à la porte d'un
« temple, laquelle feignait avoir un chancre à la mamelle ». Jehan Paré
« jugea en soymesme que ceste garce ne pouvait avoir ce chancre étant
ainsi grasse et potelée », il la fit venir chez « l'Alcüe », un magistrat du
temps, et « trouva qu'elle avait soubs son aisselle une espoze trempée
et imbue de sang de beste et de laict, lequel liquide suintait par un
petit tuyau de sureau », que la mamelle était recouverte de « plusieurs
peaux de grenouilles noires, vertes, et jaunastres, collées avec bol
armene et blac d'œuf et farine ». Interrogée, elle dit que « savait esté
son gueux qui l'avait ainsi accoustrée, lequel semblablement feignai
avoir une ulcère grande et énorme à la jambe ». On condamna « la
pute à avoir le fouet, et bannie hors du pays ». Il découvrit également
l'imposture « d'un gros maraut, qui contrefaisait le ladre à la porte du
téple », lequel avoua qu'il « n'avait jamais trouvé de plus grand revenu ».
— Jean-Baptiste René *Ponté des Portes*, cinquième docteur en médecine de sa famille, naquit également à Vitré en 1704. Reçu docteur à
Reims il fut nommé médecin du roi à l'île de Saint-Dominque, où i
mourut en 1748, laissant une « *Histoire des maladies de Saint-Domin-
gue* » assez estimée.

1. Fréron, de Quimper. V. *L'année littéraire* 1760, t. III, p. 118.

2. Mme de Sévigné : « Un homme avait été écartelé... on ne laisse pas
de les pendre... ce sont des larmes et des désolations ». Le faux-sau-
nage avait été classé au rang des Crimes sous Louis XIV, édits de 1664,
1668, 1680.

quelque éclat, et le fils nous le montre comme
un « opérateur très estimé... instruisant avec bonté
ceux qui voulaient se faire recevoir dans la compagnie dont il était le chef.... et prodiguant généreusement les secrets de son art » aux quelques
apprentis ou garçons-chirurgiens, comme on
les appelait alors, qui le suivaient dans sa clientèle de la ville et à l'hôpital, selon la coutume du
temps. Sa réputation dépassa même les bornes de
la petite ville, car le fils nous raconte que de
temps à autre son père fut mandé par les chirurgiens des environs, qui lui marquaient ainsi leur
confiance. Sa pratique fut également assez étendue,
puisque « en une seule année il trépana sept fois,
et sans compter d'insuccès ». Il est vrai de dire
que nous sommes à une époque où l'on trépane
pour le moindre accident à la suite d'une plaie de
tête. Sa boutique était située, croyons-nous, dans
la maison qu'occupent actuellement les n^s 49 et
51 de la rue Poterie.

Ce fut, vraisemblablement, dans cette maison
que naquit de sa seconde femme, Marguerite
Ravenel, le 30 juillet 1688, son fils *René-Jacques*
Croissant de Garengeot (1). René fut élevé avec
soin, fit de bonnes humanités, et prit bientôt le
degré de Maître-ès-arts, nous dit Morand. Ce titre
de maître-ès-arts, correspondant assez à notre
grade de bachelier-ès-lettres, attestant que l'on en-
tendait le grec et le latin, qu'on avait étudié la
rhétorique et la philosophie, et qui conférait d'ailleurs le droit de porter dans les cérémonies la

1. Voici son extrait de naissance : « René, fils de maistre Gilles Croissant et d'honorable femme Marguerite Ravenel, sa compagne, sieur
et dame de Garengeot, est né au monde le 30° jour de juillet 1688 et
baptisé par moy, soussigné le 11 dudit moys ; fut parrain, h. René
l'hostelier, sieur de Launay ; et la marraine, h. fille, Jacquine Ravenel.
Signé : R. l'Hostelier, Jacquine Ravenel ; G. Croissant ; Jean Desdouet
... ; P. Duperron. Vict. (Rég. de N.-D. de Vitré).

robe longue à grandes manches, l'épitoge et le bonnet carré : il n'était point donné à tous de l'acquérir. Sans doute la Faculté de médecine de Paris, qui faisait partie de l'université, le réclamait de ses philiâtres, et nul n'était plus admis à se faire inscrire chez elle sans ce premier titre obligé. Mais les chirurgiens de Paris, qui essayèrent toujours en vain de se rattacher à l'université, et cela parce qu'ils exerçaient un art considéré comme manuel et que de plus leurs mains se souillaient de sang dan   opérations, ne réclamaient point ce titre de leurs élèves. Beaucoup parmi eux ne le possédaient point. Sans parler d'Ambroise Paré, qui débuta par être barbier avant d'être agrégé à Saint-Côme, le plus grand chirurgien de la première moitié du xviii⁰ siècle, J.-L. Petit, celui-là même que Garengeot eut le bonheur de choisir pour maître, ne fut point maître-ès-arts, et Louis nous dit qu'il n'apprit le latin qu'à l'âge de 40 ans. Il ne devint obligatoire pour les chirurgiens de Paris qu'à partir de l'année 1743. Mais assurément en province, où barbiers et chirurgiens se confondaient souvent, c'était vraiment un titre qui faisait honneur et dénotait une instruction soignée. Ainsi préparé par de bonnes études littéraires, le jeune Garengeot, cédant aux traditions de famille et sans doute aussi entraîné par un goût naturel, se livra de bonne heure à l'étude de la chirurgie. C'est ainsi que, tout jeune encore, nous le voyons fréquemment accompagner son père dans ses visites, apprendre de lui à manier le rasoir et le bistouri, et bientôt lui inspirer assez de confiance pour qu'il ose lui confier le scalpel dans une autopsie judiciaire. Dans cette circonstance, nous voyons déjà le jeune élève recueillir pour l'avenir les faits qu'il lui est donné d'observer, en tirer des remarques intéressantes, nous dirions presque neuves, sur les fractures indirectes du crâne, que beaucoup n'admettraient point encore.

Néanmoins le nombre des malades qu'il pouvait voir de concert avec son père à l'hôpital ou dans la petite ville était trop restreint pour suffire à son ardeur. Il lui fallait se rendre dans un centre plus important, pour voir un plus grand nombre de malades et écouter des paroles plus autorisées. Il s'en alla donc à Angers, bien jeune encore, il n'avait que 16 ans ; et là, il demeura dans les hôpitaux pendant cinq ans comme garçon-chirurgien, nous dirions aujourd'hui étudiant en médecine. C'était à peu près la durée du stage dans les hôpitaux que l'on exigeait des élèves chirurgiens gagnant maîtrise. Après quoi, ils faisaient la légère expérience, et ils étaient baptisés maîtres chirurgiens, pouvant tenir boutique et suspendre à leurs fenêtres, en guise d'enseignes, les trois boîtes emblématiques ou le coq d'Esculape.

Garengeot à ce moment aurait pu revenir près de son père et exercer la chirurgie dans la petite ville. Il ne le voulut point, et préféra aller compléter son instruction en Bretagne dans les hôpitaux de la marine. Mais là encore, sans doute, les plaies et les affections chirurgicales étaient trop souvent les mêmes. Comme beaucoup de chirurgiens de cette époque, qui souvent accompagnaient les armées sur terre et sur mer afin de rencontrer des cas moins ordinaires, d'observer les plaies particulières, produites par les armes à feu, il jugea bon de contracter un engagement dans cette marine qu'illustrait alors un de ses compatriotes, Duguay-Trouin. A ce moment partaient de tous les ports de Bretagne des vaisseaux corsaires qui s'en allaient désoler la marine anglaise. Lui aussi s'embarqua sur un de ces vaisseaux corsaires. « le comte de Toulouse », avec La Motte-Banos pour chirurgien-major. Il fit ainsi deux campagnes, pendant lesquelles il assista à cinq combats. Là encore nous le voyons chercher à étendre ses connaissances chirurgicales, remarquer avec intérêt que des balles qui avaient atteint plusieurs matelots au bas-ventre n'avaient point amené les accidents que l'on aurait pu craindre dès l'abord, et que la guérison tout au contraire s'était faite quasi seule au bout de peu de jours.

Mais le personnel d'un vaisseau n'est pas très nombreux, et l'on ne se bat pas tous les jours. On observe peu, et mal. On ne peut surtout se livrer aux dissections, base fondamentale de la chirurgie. C'est l'habitude du scalpel qui rendra un jour l'opérateur habile et sûr de ce qu'il touche. La chirurgie qu'il est donné de faire en province, ainsi que sur la mer, est bornée. « Les anatomies s'y font si rarement, dit Dionis, qu'à peine les chirurgiens qui s'y trouvent en peuvent-ils voir une dans toute leur vie ».

A Paris il y a des maîtres. Là, mieux que partout ailleurs, sont des écoles de médecine et de chirurgie, qui brillent d'un vif éclat. Les notabilités médicales et chirurgicales de la fameuse école de Montpellier ont souvent abandonné leur ville pour venir s'y fixer, appelés tantôt par un prince, tantôt par le souverain lui-même. Les talents un peu élevés de la province essaient de venir y tenter la fortune ; et les étrangers accourent en foule s'y instruire.

En effet, Paris est à ce moment plus qu'en aucun autre temps la Ville-Lumière. Louis XIV a su grouper autour de lui tous les hommes de talents, dans les arts, les sciences, la littérature. L'Académie française, l'Académie des belles-lettres, l'Académie des sciences sont créées, et rivalisent de

zèle, chacune dans leur genre, afin de donner le
lustre le plus grand possible à ce siècle, « le plus
éclairé qui fut jamais », suivant les paroles de Voltaire. La médecine et la chirurgie aussi y sont
cultivées. Mais, ces deux sciences qui auraient
toujours dû marcher côte à côte comme deux
sœurs jumelles, se donner la main, se prêter un
mutuel appui, sont au contraire ennemies, et ennemies des plus irréconciliables. Elles ne veulent
plus se souvenir qu'elles sont toutes deux filles
des mêmes ancêtres, ces médecins grecs et romains, dont elles emprunteront encore longtemps
les préceptes, et qui, plus sages, n'eurent jamais
l'idée de séparer la science médicale de l'art chirurgical. Nous sommes à une époque où la société
est systématiquement hiérarchisée. Au point de
vue social, docteurs et chirurgiens sont séparés
par un intervalle considérable. La faculté de médecine de Paris, avec ses docteurs régents, fait
partie de l'université ; l'école de Saint-Côme, avec
ses chirurgiens, ne peut y prendre rang, lors même
que les rois de France essaient de l'ériger en cinquième faculté. Les docteurs régents ont le droit
d'enseigner la science ; les chirurgiens n'ont que
le droit de pratiquer l'art. Les premiers sont lettrés, et se livrent à de belles périodes dans un
latin cicéronien, prononcent des discours bien
agencés lors de la réception de leurs candidats
aux examens ; les seconds, moitié barbiers, moitié
chirurgiens sont illettrés, connaissent peu ou fort
mal le latin, tel Ambroise Paré, tel J.-L. Petit.
Aux premiers revient le droit d'indiquer quand et
de quelle façon on opérera ; aux seconds d'obéir
aux préceptes de leurs maîtres, de les suivre comme
des subalternes dans les visites des hôpitaux, de
ne s'armer de la lancette et du bistouri que sur
leur ordre, de ne les conduire que de la façon qui

leur sera indiquée. Les docteurs régents sont nobles presque tous, alliés à la magistrature, fréquentent les Grands et la Cour; les chirurgiens sont des roturiers pour la plupart, leur école n'est qu'une communauté, une corporation assimilée aux autres commerces. Quelquefois pourtant ils sont annoblis, et le public les entoure d'une juste auréole de réputation et de gloire ; mais c'est à la condition que leurs talents démontrent jusqu'à l'évidence l'utilité de leur art. C'est ainsi que les seigneurs qui vont s'exposer au combat s'oublieront dans un élan d'enthousiasme jusqu'à embrasser celui qui vient panser leurs blessures, comme ils le firent à l'égard d'Ambroise Paré au siége de Metz : c'est ainsi qu'un roi, s'il est atteint d'un mal réputé inguérissable, rendra justice à l'art, comme le fit Louis XIV à l'égard de Félix, qui l'opéra de sa fistule. Mais la confiance qu'on leur accorde est à ce prix.

L'attention maintenant suffisamment attirée sur la différence sociale qui sépare les deux corporations rivales (1), voyons l'enseignement que l'une et l'autre donnaient à leurs étudiants. Par la suite on comprendra mieux le relèvement de Saint-Côme, auquel nous nous attacherons particulièrement, puisque nous écrivons l'histoire d'un chirurgien au commencement du XVIIIᵉ siècle.

Et d'abord commençons par la Faculté. A tout seigneur tout honneur. Nous passerons d'ailleurs brièvement sur celle-ci, n'y insistant que juste ce qu'il faut pour établir le parallèle avec Saint-Côme, car notre sympathique bibliothécaire, M. Cor-

1. Nous ne parlerons que très incidemment des Barbiers, car si la Faculté et le Parlement ont forcé Saint-Côme depuis 1655 à se charger « de cette honte », suivant l'expression de Quesnay, de fait ils n'y sont point accueillis, et les statuts de 1699 n'en font mention que pour les rejeter. Ils commencent d'ailleurs à perdre beaucoup de l'influence que la faveur des docteurs régent leur avait laissé prendre au temps d'Ambroise Paré, et s'éteindront complètement en 1743.

lieu (1), en a traité avec une érudition que nous ne saurions avoir. Après avoir obtenu le titre de maître-ès-arts sorte de baccalauréat ès-lettres, comme nous l'avons dit, l'étudiant ou philiâtre commençait par suivre les leçons des bacheliers émérites ainsi que celles des docteurs régents pendant un temps variable. Ce n'était encore qu'un simple auditeur « *tempus auditionis* ». Lorsqu'il était suffisamment instruit et des choses naturelles (*Anatomie et physiologie*) et des choses non-naturelles (*Hygiène, Diététique*), ainsi que des choses contre-nature (*pathologie et thérapeutique*), l'aspirant, revêtu de la robe longue et coiffé du bonnet carré « *veste talari et pileo quadrato. ut moris, ornati* », se présentait devant les docteurs régents pour acquérir le grade de bachelier émérite et soutenait deux thèses, l'une sur la pathologie ou la physiologie, l'autre sur l'hygiène, puis subissait des épreuves pratiques d'anatomie et de chirurgie. S'il était jugé *sufficiens*, il prêtait alors serment devant tous les docteurs réunis « d'observer fidèlement les décrets, pratiques, coutumes et statuts de la faculté, de respecter le doyen et les maîtres, de soutenir la faculté contre ses ennemis, d'assister en robe à toutes les messes ordonnées par la faculté et d'y arriver au moins avant la fin de l'épître, etc. ». Lorsqu'il avait répondu par le *Juro* traditionnel, le bedeau s'écriait : « *Proinde facial principium : dic.* ». Le candidat remplissait alors la formalité du principe, qui consistait à réciter un aphorisme d'Hippocrate ou quelque autre sentence médicale. Puis il s'apprêtait à soutenir deux thèses quodlibétaires sur un sujet de son choix, pris dans la physiologie ou la pathologie, et une thèse cardi-

---

1. Voir l'ancienne Faculté de M. Corlieu. 1877.

nale, ainsi appelée en souvenir du cardinal d'Es-
touteville qui avait été chargé en 1452 de réviser
les statuts de la Faculté, et entr'autres réformes,
avait bien voulu supprimer le vœu du célibat, auquel les docteurs, ecclésiastiques dans le principe et
cantonnés jadis autour du bénitier de Notre-Dame,
« *supra cupam Nostra-Dama* », avaient été as-
treints jusque-là, le regardant comme une chose
vraiment impie et irrationnelle, « *impium et irra-
tionabile* ». Ces thèses étaient loin d'avoir la longueur de nos thèses actuelles. Des prémisses et
une conclusion, et c'était à peu près tout. Mais il
fallait les soutenir « *ab aurorâ usque ad meri-
diem* », c'est-à-dire depuis le lever du jour jusqu'à
midi, en présence de tous les docteurs-régens, qui
argumentaient fortement le pauvre candidat, lequel
vraiment devait à la fin de l'épreuve se trouver
bien fatigué d'avoir parlé si longtemps en latin, et
qui par-dessus le marché avait encore le désagré-
ment de voir de temps à autre ses examinateurs
aller se refaire l'estomac à ses dépens dans une
salle voisine après l'avoir bien argumenté, tandis
que lui devait rester faire face à de nouvelles argu-
mentations. Car il en est ainsi dans toutes les cérémonies de la Faculté, et Guy Patin nous raconte
souvent combien il s'est amusé à tous ces festins.
« Je n'ai jamais vu telle réjouissance. On n'y a
parlé que de rire et de bonne chère en poisson »,
dit-il dans une lettre ; et dans une autre : « Jamais
je ne vis tant rire des gens sérieux ». Quant à l'é-
preuve anatomique, elle devait être bien faible,
vu la difficulté de se procurer un cadavre, c'était
toujours celui d'un supplicié ; mais l'aubaine n'était
pas fréquente. Pourtant l'épreuve durait une semaine toute entière. Le candidat le disséquait des
pieds à la tête, et on ne le laissait que quand il n'y
en avait bientôt plus trace, puisque le septième

jour était consacré au squelette osseux de ce pauvre supplicié. Une fois admis bachelier, l'étudiant devenait auditeur et maître tout à la fois : auditeur le soir des cours que faisaient les docteurs-régents, maître le matin près des philiâtres, auxquels il devait faire cinquante leçons. C'était ainsi s'habituer à manier la parole en vue du jour où il deviendrait professeur lui-même, comme l'étaient tous les docteurs régents à tour de rôle.

Mais auparavant, il fallait acquérir la Licence en médecine. Pour l'obtenir, le bachelier avait à présenter deux nouvelles thèses quodlibétaires, l'une sur un sujet de pathologie ou de thérapeutique, l'autre sur une question médico-chirurgicale, thèses toujours fort courtes. Puis venait ensuite l'examen de pratique « de Praxi ». Cet examen de pratique devait être bien loin de notre dernier examen clinique actuel, car l'enseignement que l'on donnait alors à la Faculté était vraiment bien peu clinique. Aussi le regretté Maurice Raynaud s'écrie-t-il dans une boutade quelque peu justifiée : « A entendre à certains jours d'argumentation publique quelques-unes de ces dissertions pompeuses, où un fond souvent fort maigre était noyé sous l'abondance des périphrases, on eût pu croire en vérité que la médecine n'était qu'une branche de la littérature ». Pourtant l'enseignement clinique n'était pas absolument laissé de côté, même à la Faculté. Le gazetier Renaudot, ce « nebulo hebdomarius, » comme l'appelle Guy Patin, qui avait rompu tant de lances avec Riolan, ce chaleureux défenseur de la Faculté de Paris contre tout ce qui était nouveau, avait à son arrivée dans la capitale établi chez lui des consultations gratuites pour les pauvres ; et la Faculté, qui toujours lui fit tant d'opposition, ne manqua point pourtant de pren-

dre ce qu'il y avait de bon dans ses innovations.
Depuis 1644, elle donnait tous les samedis des
consultations gratuites de 10 heures à midi, et les
bacheliers étaient chargés d'en recueillir les observations. En outre ces bacheliers devaient s'attacher à suivre un docteur régent dans les soins
qu'il donnait à sa clientèle de la ville et à l'hôpital.
C'est ainsi que nous entendons Guy Patin nous
dire fréquemment qu'il a mené son élève, Noël
Falconet, voir faire sur un malade tantôt un empyème, tantôt l'opération de la taille, tantôt celle
de la trépanation. Mais, avouons-le, cet examen
clinique devait en réalité être fort restreint, et ce
n'était qu'une fois la Licence passée que l'aspirant
au doctorat s'astreignait sérieusement à suivre les
médecins dans les hôpitaux et dans leur clientèle
privée.

L'examen de la Licence terminé, la faculté
cette fois ne proclamait plus pour lui seul le nom
de candidat en répondant par ces simples mots,
sufficiens ou *incapax*, comme elle le faisait pour
le baccalauréat. Le licenciande allait avoir le droit
d'exercer, le jour où ce titre lui serait acquis.
Ce n'était plus un candidat, c'était un maître : et
il l'avait bien prouvé par tous les exercices difficiles dont il s'était tiré avec honneur. La Faculté toujours orgueilleuse et fière, voulait que
les notabilités de la capitale prissent part à la
fête qu'on allait célébrer. Car, c'en était vraiment
une, on ne recevait pas plus de cinq à six candidats par an, et les docteurs régents eux-mêmes
étaient en petit nombre, cent, cent-dix au plus.
Elle invitait donc à la noce les hauts fonctionnai-
res de l'État, les membres du Parlement, de la
cour des Comptes, de la cour des Aides, le gou-
verneur de Paris, ses échevins, le prévôt des mar-
chands. Il fallait que nul n'en ignorât, qu'on se le

dise « *urbi atque universo orbi* ». C'était ce que l'on appelait la cérémonie du Paranymphe, dans laquelle le doyen daignait remplir les fonctions de garçon d'honneur. Toute la Faculté était là en grand costume, le doyen vêtu de sa longue robe surmontée d'hermine, les docteurs, le bonnet carré sur la tête, avec la soutane de soie violette et la robe rouge fourrée d'hermine, les bacheliers avec la robe rouge sans hermine. Un orateur, docteur régent, ou même souvent un étranger à la Faculté, prenait la parole, faisait le panégyrique de la faculté, comme le fit Hazon en 1770, et la faculté se prélassait d'aise à l'audition des compliments et des félicitations qu'on lui adressait et à elle-même et au candidat ; et le paranymphe devait répondre dans un petit discours élégamment tourné, et que Molière a si malicieusement rendu dans son dernier intermède du *Malade imaginaire*.

Pourtant si le licenciande avait dès lors le droit d'exercer la médecine « *Urbi et ubique terrarum* », pour avoir définitivement le titre de docteur, il lui restait à passer ses Vespéries, ainsi nommées parce qu'elles se passaient dans l'après-midi, c'est-à-dire à subir une nouvelle argumentation et à présenter une nouvelle thèse (1).

Puis quelques jours après suivait l'Acte du Doctorat, avec le serment d'observer les droits, statuts, décrets, lois et coutumes de la faculté, d'assister à la messe de saint Luc, et de combattre tous ceux qui pratiqueraient illicitement la médecine. Le nouveau docteur appartenait à la Faculté. Pourtant encore par édit de 1707, il dut s'astreindre à fréquenter les hôpitaux pendant l'es-

---

1. Ces thèses étaient quelquefois bien bizarres. « Le 22 décembre 1660, écrit Guy Patin, la question était : *An Vino madidis decoctum cefarum?* De la soupe à l'oignon aux ivrognes, que j'ai proposée au dit sieur de Caen, qui y a satisfait ». En voici d'autres spécimens : *An æquæ pulchris gaudet ? An Venus sit salubris ? An vinum lac senum :* etc.

pace de deux ans avant d'entrer dans les fonctions de docteur-régent, sans y résider, il est vrai
comme les élèves en chirurgie. Il lui avait fallu
de 6 à 8 ans pour parcourir tous ces grades, et il
avait dépensé environ 5,500 livres pour frais d'inscription, d'examens de thèses, banquets, acte pas-
tillaire, gants des appariteurs, etc.

Comment se faisaient les cours à la faculté, et
quels étaient les auteurs enseignés ?

Primitivement, outre l'enseignement secondaire
donné par les bacheliers émérites aux philiâtres,
l'enseignement principal était confié seulement à
deux professeurs. L'un était chargé des choses
naturelles, anatomie et physiologie, et des choses
non naturelles, hygiène et diététique ; à l'autre
incombaient les choses contre-nature, c'est-à-dire
la pathologie, la matière médicale et la thérapeutique. Mais bientôt on s'aperçut de l'insuffisance
de cet enseignement. Les « estafiers de Saint-
Côme, comme les appelait Guy Patin, cette race
de vipères » continuellement rebelle, mais intelligente, commençait à être à craindre. Elle devenait fort habile dans la pratique des dissections,
ainsi que dans les opérations chirurgicales. Il fallait donc ne point ainsi laisser de côté la chirurgie, si l'on ne voulait se voir dépasser un jour ; et
en 1634 un troisième professeur fut chargé d'enseigner la chirurgie en latin. Il dut sans doute en
coûter beaucoup à ces hommes si attachés à leurs
vieux usages. La chirurgie n'était pour eux qu'un
art manuel, une sorte de métier indigne d'être
pratiqué par des théoriciens de leur valeur. L'université, à laquelle ils appartenaient comme quatrième faculté, et l'église, ne défendaient-elles
pas de répandre le sang, lors même qu'il s'agit de
secourir des malades? « *Ecclesia abhorret a sanguine* ». Mais la nécessité des temps forçait à s'in-

cliner, et le cours se fit. Les maîtres qu'on enseigna étaient Hippocrate, Galien, Oribase, Paul d'Égine, Celse, Albucasis, Guy de Chauliac, Tagault et Gourmelen. Quant à Paré, il ne méritait pas de figurer dans cette liste ; il avait commencé par être barbier, et de plus il s'était fait agréger à Saint-Côme, c'en était assez pour l'exclure.

En 1646 on créa également une quatrième chaire celle de Botanique, et quelques années plus tard, deux autres chaires, l'une pour la pharmacie, l'autre pour la matière médicale ; car la science des médicaments fut toujours assez cultivée à la faculté, et le jardin royal des Plantes, comme son nom l'indique, n'avait été créé primitivement que comme annexe de la faculté. Il s'en écarta par la suite. Enfin, vers l'époque dont nous nous occupons, une septième chaire d'ostéologie et de théorie pour les sages-femmes, fut créée avec Bertin et Astruc pour titulaires (1745).

Quant à l'anatomie, on doit s'attendre qu'elle fut un peu négligée à la Faculté. Les cadavres d'ailleurs étaient rares. Il fallait attendre la bonne aubaine d'un supplicié, aubaine qui se faisait souvent attendre. Encore lorsqu'on faisait à la faculté une anatomie publique, le docteur-régent n'était-il chargé que de la diriger, et ne daignait-il pas, « se tenant dans les hauteurs de la théorie » comme le dit Maurice Raynaud, descendre jusqu'à manier le scalpel, qui était confié à un manœuvre, à un barbier ou à un chirurgien, lequel devait suivre exactement la ligne de conduite tracée par le médecin. Ainsi faisait-on du moins en public ; mais il est à croire pourtant que l'anatomie ne fut point aussi délaissée par les docteurs régents dans leurs recherches particulières. On ne voulait blesser ni l'Église ni l'Université dans une démonstration publique ; mais on disséquait fort bien en son particulier. S'il en eût été autrement la Faculté de Paris n'aurait point à nous présenter jusqu'à cette époque parmi ses membres des anatomistes de la valeur de Riolan, Jacques Sylvius, Littre, Winslow, Bertin (1), etc.

Quant à l'École de chirurgie, à la communauté de Saint-Côme, jusqu'ici elle n'a guère fixé l'attention des chercheurs. Pour la reconstituer, c'est çà et là que nous avons dû aller recueillir les matériaux, dans les ouvrages des chirurgiens du temps, Quesnay, dont l'impartialité n'est malheureusement pas toujours à l'abri de tout soupçon, et qui d'ailleurs n'a insisté que sur ses origines et non sur la période dont nous nous occuperons, dans les éloges prononcés par Fontenelle, Morand, Louis, etc., dans les documents de l'Hôtel-Dieu de Paris, enfin un peu partout dans la littérature médicale de cette époque. Qu'on ne s'attende point du reste à trouver ici une étude complète sur Saint-Côme. Ce que nous apportons ce sont des matériaux, des documents, dont la plupart se rapportent à la première moitié du XVIIIe siècle, et que nous nous attacherons surtout à grouper ensemble à mesure que nous avancerons dans la biographie de notre auteur.

Comme la faculté, l'École de Saint-Côme avait jadis fait des bacheliers des licenciés et des maîtres, et ses professeurs présidé des thèses (2). François Ier l'y avait autorisé par lettres patentes de 1544. Ambroise Paré, une de ses gloires, avait passé chez elle ses différents grades. Mais, depuis le fameux procès de 1660, Saint-Luc avait ter-

---

1. Bertin, né en 1712 à Tremblay, près Fougères, docteur de Paris, s'est fait un nom en anatomie.

2. Voyez dans Quesnay les Anciens statuts de Saint-Côme, qui précèdent ceux de 1601.

rassé Saint-Côme. A l'époque où nous nous plaçons, les pauvres chirurgiens étaient en train de panser leurs blessures. Les rois de France avaient beau leur tendre de temps à autre une main secourable, essayer à plusieurs reprises de les ériger en cinquième faculté. Vains efforts. L'Université s'opiniâtrait à ne point vouloir reconnaître pour ses enfants ces « artisans du bistouri », dont la profession était de verser le sang de leurs semblables ; le parlement leur donnait toujours tort dans leurs procès contre la faculté ; et Guy Patin riait sous cape de voir « cette méchante peste » ne plus pouvoir donner de grades, soutenir des thèses, porter la robe et le bonnet, n'être plus enfin ni collège ni école, mais simple communauté comme tous les autres commerces. Néanmoins, si la communauté avait dû courber la tête et se charger de la honte, suivant l'expression de Quesnay, d'accepter les barbiers dans son sein, si elle voulait rester à la peine, ce n'était que pour attendre le jour où il lui serait donné d'être à l'honneur, jour qui ne devait par tarder, comme nous le montrerons par la suite.

Comment se faisait-on recevoir chirurgien à Saint-Côme ? De deux façons : « Il y a deux espèces de noviciat pour les chirurgiens, nous dit Morand (2). L'un suppose les ressources nécessaires pour fournir à une dépense honnête pendant plusieurs années qu'on passe à suivre les praticiens accrédités, les hôpitaux, les écoles publiques, les cours particuliers, et alors tous ces exercices se font avec une grande liberté ; l'autre consiste à s'assujettir à des maîtres, et moyennant les engagements auxquels on s'oblige avec eux, la dépense est réduite à ce qui est indispensable... c'est

1. Morand, Éloge de Mareschal.

le parti le plus dur » ajoute-t-il. Mareschal, qui devait être un jour premier chirurgien du roi, dut commencer de cette façon.

Cette dernière manière de faire le noviciat consistait à aller servir dans la boutique d'un maître en qualité d'apprenti. On allait écouter les cours à Saint-Côme et à la faculté, on suivait les visites des hôpitaux, on assistait aux leçons particulières faites en ville, puis on revenait tenir la boutique du maître pour y soigner avec lui sa clientèle. « Aucun aspirant, dit l'article 36 des statuts de 1699, ne sera admis à faire le grand chef-d'œuvre... s'il n'a servi l'un des maîtres de la communauté durant six ans consécutifs, ou plusieurs maîtres pendant sept années (1) ». On le voit, les étudiants en chirurgie, à l'opposé des élèves en médecine, qui s'occupaient surtout de la théorie, s'adonnaient plutôt à la pratique ; néanmoins ils n'abandonnaient point complétement la théorie, puis qu'ils devaient, une fois leur stage fini, se présenter à Saint-Côme pour subir le grand chef-d'œuvre qui devait leur permettre d'exercer comme maître-chirurgien.

Mais auparavant, disons comment se faisaient les cours à Saint-Côme. Ici les renseignements avant l'établissement des démonstrateurs (1725) n'abondent pas. La faculté, toujours jalouse de ses prérogatives, faisait tout ce qu'elle pouvait pour s'opposer aux cours que cherchait à donner son éternelle rivale. Nos recherches sont infructueuses au-delà de 1610 ; mais à cette époque, nous trouvons, d'après Quesnay, deux chirurgiens jurés, Jacques de Marque et Charles Guillemeau, faisant des leçons sur la chirurgie, les bandages, les petites opérations, l'ostéologie. Il est vrai que

1. Les anciens statuts disent qu'on devait passer quatre ans chez les maîtres.

le prévôt de Paris fit bientôt fermer le cours. En 1622, ce sont André Pineau, Jean Launay et Sébastien Collin, qui enseignent l'anatomie, l'ostéologie, et la chirurgie. Des contestations surgirent de nouveau. Pour exciter les maîtres à faire ces cours, auxquels la faculté essaie sans cesse de s'opposer, Jean Bienaise institue en 1681 un legs de 500 livres par an pour la rétribution de deux démonstrateurs. En 1691, Roberdeau fait une nouvelle donation ; et en 1704 nous trouvons Malaval faisant en effet « publiquement en faveur des élèves, un cours d'ostéologie dans l'amphithéâtre de Saint-Côme. » En résumé, à la fin du XVII° siècle, nous voyons trois cours faits à Saint-Côme même : celui d'anatomie, celui des opérations, enfin celui d'ostéologie. L'article 31 des statuts de 1699 vient également nous dire que « les maîtres *continueront* (1) de démontrer publiquement et gratuitement dans leur amphithéâtre l'ostéologie, les opérations pour les maladies des os, l'anatomie et toutes les opérations de chirurgie, sans que les barbiers perruquiers ni leurs garçons puissent y entrer à peine d'amende (2) ». Néanmoins, ces cours ne se firent pas toujours avec toute l'exactitude désirable, car Louis nous dit dans son éloge de J.-L. Petit : « Les fonds consacrés aux démonstrations par Bienaise et Roberdeau éprouvèrent la vicissitude des temps (3). Ceux qui en étaient chargés n'y apportaient point une attention suffisante. On ne tarda point à s'apercevoir

1. Quesnay cite en effet la lettre suivante de Henri III, datée du 10 janvier 1577, mais non enregistrée en parlement « notre vouloyr est et a toujours esté que les dicts suppléents puissent continuer lectures publiques... où bon leur semblera, de leur dict art et science de chirurgie, faire démonstrations anatomiques, bandages, et des simples, et toutes autres concernant leur art, sans qu'ils puissent être troublez ni empêchez pas nos suppotz de l'Université ».

2. On voit que les barbiers étaient exclus, et que les chirurgiens de Saint-Côme n'en voulaient à aucun prix.

3. Sans doute la banqueroute financière de Law, arrivée en 1720.

des tristes effets que produirait la négligence de ces exercices publics. Ceux des élèves qui étaient les plus instruits établirent entre eux des conférences réglées sur des matières de chirurgie. Ces assemblées devinrent bientôt nombreuses ; elles acquirent même assez de célébrité pour être connues sous le nom de *chambre d'émulation*... Les chefs de cette association se portèrent même à quelques excès que la fougue de la jeunesse ne rend point excusables : ils eurent la témérité d'afficher à la porte de nos écoles ces mots en gros caractères : *Amphithéâtre à louer*. Le mal était pressant, continue Louis. M. Petit trouva un expédient pour ramener ces jeunes gens à la vraie source des instructions. Il annonça un cours public sur les instruments, sujet alors tout neuf », dont il se chargea lui-même ; et, pour conquérir plus facilement les jeunes conférenciers de cette chambre d'émulation, qui sans doute avaient pris goût à se voir un instant professeurs, « il permit qu'on lui posât des objections, s'engageant à les résoudre sur le champ ». J.-L. Petit avait donné l'élan ; les maîtres-chirurgiens reconnurent l'utilité de se charger eux-mêmes de l'instruction des élèves et de ne la plus confier aux plus instruits d'entre eux, et Garengeot nous citera un certain nombre de ces démonstrateurs qu'il suivit : « Gigot, Chevalier, Poncelet, Bertrand, Petit, Puzos, Lapeyronie, Verdier ». L'amphithéâtre de Saint-Côme n'était pas du reste le seul endroit où les élèves en chirurgie pouvaient aller s'instruire, en dehors de l'instruction pratique qu'ils recevaient dans la boutique du maître auquel ils s'étaient attachés. Outre les consultations données aux pauvres dans un endroit voisin de l'église Saint-Côme et appelé « les charniers », ils avaient encore à leur disposition les cliniques des hôpitaux, cliniques dont nous allons bientôt parler. De plus, beaucoup de maîtres donnaient alors des leçons particulières dans leur propre maison, et ouvraient largement et généreusement leur cabinet aux élèves. Mareschal, Lapeyronie, J.-L. Petit, Verdier, Arnaud, etc. firent ainsi. Petit et Verdier, nous dit Louis, allaient même jusqu'à « donner des démonstrations sur la structure du corps humain dans les principaux collèges de Paris, à la fin de chaque cours de philosophie ». On le voit, bien que les cours faits par les chirurgiens ne fussent pas absolument autorisés par la loi avant les lettres patentes de 1725, qui établissaient les cinq démonstrateurs Royaux, ils ne se faisaient pas moins, et un peu partout; et l'étudiant en chirurgie qui allait se présenter pour subir le grand chef-d'œuvre, avait eu vraiment l'occasion d'acquérir des connaissances très suffisantes.

Le *grand chef-d'œuvre* se composait de différents actes. On commençait d'abord par subir sur les principes de la chirurgie un examen sommaire dirigé par les quatre prévôts. Si l'on était jugé capable, on était *immatriculé*, et l'on subissait la *tentative*, qui consistait à répondre aux interrogations de 13 maîtres, en présence du premier chirurgien du roi, de son lieutenant, des quatre prévôts, du receveur et du greffier. La tentative terminée, on se présentait au *premier examen*, où l'on devait répondre aux interrogations de 9 maîtres, puis à l'*examen de rigueur*, dans lequel 12 maîtres interrogeaient encore le candidat. Entre ce premier examen et l'examen de rigueur avait lieu l'*examen dit des* quatre *semaines*. La première semaine le candidat devait répondre dans une première séance sur l'ostéologie, et dans une seconde sur les maladies des os. La seconde semaine, dite d'Anatomie, durait « six jours et demi consécutifs, pendant lesquels, disent les statuts, l'aspirant travaillera sur un cadavre humain, soir et matin ». Le matin il faisait des opérations de chirurgie, le soir on l'interrogeait sur toutes les parties de l'anatomie. La troisième semaine, à deux reprises différentes, il devait s'occuper de la saignée, de ses accidents, des ligatures, et de tout ce qui s'y rapportait. Enfin la quatrième semaine était consacrée aux médicaments. Après cela, le premier chirurgien du roi, qui s'était contenté jusque-là d'assister aux réponses du candidat, le prenait lui-même à partie et lui faisait faire en sa présence *un rapport* |par écrit sur une maladie donnée. Le rapport terminé, le candidat le lisait à haute voix devant toute l'assemblée, et si cette dernière épreuve était jugée suffisante, l'élève était déclaré maître, et prêtait serment devant le premier chirurgien du roi. Il faisait dès lors partie de Saint-Côme, « il pouvait se dire un chirurgien de la bonne roche », suivant l'expression de Dionis, et il avait le droit de tenir boutique dans la ville et faubourgs de Paris. Pendant la durée de ces épreuves, qu'avait fait la Faculté, dont la communauté de Saint-Côme était légalement tributaire, bien qu'elle cherchât constamment, mais en vain, à s'exonérer de cette soumission? Trois de ses membres, le doyen et deux docteurs régents, devaient être présents : mais ils n'avaient pas voix délibérative. « Leur fonction principale, dit Verdier, un médecin, était d'empêcher que les interrogateurs ne s'échappassent sur des questions étrangères à la chirurgie »; car évidemment la théorie des maladies n'appartenait point à ces artisans du scalpel et du bistouri. Ambroise Paré n'avait-il point jadis été rappelé à l'ordre pour avoir osé, nous dit Malgaigne, abordé dans son ouvrage qui n'aurait dû traiter que de l'anatomie et de la chirurgie, « des choses essentiellement médicales, telles que menstrues, causes et signes de conception, humeurs, etc., chose que la faculté revendiquait comme étant en quelque sorte sa propriété ».

La seconde manière dont parle Morand pour arriver à la maîtrise, réservée aux étudiants plus aisés, était de faire service dans les hôpitaux pendant six ans, après quoi, sans faire le grand chef-d'œuvre, on subissait la légère expérience devant l'école de Saint-Côme et on était reçu maître. C'était là vraiment la façon la plus scientifique de se former à la pratique, celle que suivit pendant cinq ans Garengeot, en province, il est vrai dans les hôpitaux d'Angers, ville d'ailleurs importante, où existait déjà une Académie dès l'année 1685, celle que suivit également Ambroise Paré pendant trois ans à l'hôtel-Dieu de Paris. C'est la plus intéressante, celle sur laquelle nous avons trouvé de plus de documents. On y voit naître les cliniques chirurgicales. Aussi l'on nous permettra de nous y appesantir.

Dès l'année 1653, les documents de l'Hôtel-Dieu nous apprennent « qu'à l'advenir aucun garçon chirurgien ne sera reçu au service des pauvres malades de l'Hostel-Dieu, qu'il n'ait esté auparavant jugé capable après avoir été examiné par tous les médecins et chirurgiens du dit Hostel-Dieu, en présence des administrateurs ». L'article 30 des statuts de 1699 nous dit de plus, qu'il fallait que le candidat qui se présentait pour devenir « premier compagnon eût fait apprentissage chez les maîtres pendant quatre années », et qu'il promît de « panser les malades durant six ans entiers et consécutifs (1) ». On verra par la suite de notre récit que

1. *L'hôpital de la Charité par M. le professeur Laboulbène*, 1878 : « en 1612 des lettres patentes permirent que les garçons-chirurgiens se

les garçons chirurgiens des hôpitaux sont divisés en trois catégories : chirurgiens externes, chirurgiens internes ou premiers compagnons, et chirurgiens gagnant maîtrise ; au-dessus d'eux sont un ou plusieurs maîtres-chirurgiens. En 1662, ces élèves étaient encore en petit nombre, et l'administration de l'Hôtel-Dieu jugeait qu'il en faudrait « au moins vingt pour faire bien la besogne... tous les jours 400 saignées à faire et 400 blessés à panser soir et matin.... On en trouverait de savans si on leur donnait la nourriture ». En 1665 « les compagnons chirurgiens ordinaires demandent permission d'ouvrir les abcès et de faire les incisions nécessaires dans le pansement des malades, » disant que « cela ne blessera point l'autorité du maître-chirurgien, ni du premier compagnon gagnant-maitrise, à qui il reste les grandes opérations, trépans, amputations et autres ». La chose fut accordée aux six plus anciens compagnons. En 1670, de dix précédemment, leur nombre monte à douze. En 1670 « la compagnie arreste qu'il sera fait des *conférences de chirurgie*... comme cela a été pratiqué de tous temps, hormis depuis quelques années.., les lundis et jeudis de chaque semaine, de deux à quatre heures de l'après-midi, pendant le carême prochain seulement pour après. Pasques y délibérer de nouveau ». En 1679, l'administration demande de nouveau si l'on veut faire des *leçons* « une, deux ou trois par semaine.. et on délibérera ». En 1680, ils sont déjà plus de 45, et l'administration, qui les nourrit comme elle l'avait promis en 1662, trouve que c'est « une grande dépense ». Aussi n'accorde-t-elle plus la nourriture qu'à 5 d'entre eux : « scavoir, ceux aux

serviraient pendant six années consécutives sans salaire, seraient admis à la maîtrise et agrégés au corps des chirurgiens sans être sujets à aucun frais et après examen préalable ».

amputations, aux véroles, aux accouchées, et celui qui lit au réfectoire ». En 1706, l'enseignement va toujours progressant, et l'administration établit un véritable *réglement d'amphithéâtre* qui vient nous apprendre très exactement comment s'y faisaient les travaux pratiques d'anatomie. « Le maître chirurgien fera tous les ans l'exercice d'anatomie depuis la Toussaint jusqu'aux Rameaux... on fera les préparations de 8 à 11 heures du matin, et on donnera les démonstrations de 2 à 3 heures de relevée... Défense est faite à tous les compagnons de faire aucune préparation ou démonstration pendant la nuit ou ailleurs qu'à l'amphithéâtre. (On verra plus tard, quand nous parlerons des cadavres, que l'on avait eu à se plaindre de l'assiduité intempestive des étudiants)... Le maître-chirurgien et le gagnant-maîtrise feront disséquer les 6 premiers compagnons, dont chacun desquels fera venir ses propres externes pour être présents aux préparations, qui démontreront ensuite les parties préparées devant tous les autres compagnons externes... ils feront aussi disséquer et travailler les 6 derniers compagnons, qui seront pareillement obligés de faire venir chacun leurs externes pour être présents sans que néanmoins les 6 derniers puissent faire aucune démonstration... Si quelqu'un contrevient au réglement, il sera la première fois privé de la nourriture, et en cas de récidive congédié ». Tous ces élèves seront célibataires, est-il dit ailleurs (1640), et ne pourront tenir boutique en ville (1747) « afin de ne point être distraits du soin des pauvres malades (1) ».

1. Aimerait-on connaître l'emploi de la journée des chirurgiens, à cette époque dans les hôpitaux. Les documents de l'Hôtel-Dieu, les thèses de Boucher sur la Sépulture et celle de Guiller sur la Peste, étant muets sur ce point, je ne puis résister au désir de communiquer ici quelques extraits d'un petit livret que je possède, et que je crois assez rare.

En 1726, le nombre des élèves chirurgiens a augmenté à l'Hôtel-Dieu. Ils sont maintenant au nombre de 100 : ce sont un maître chirurgien, Boudou, qui est nourri et logé, reçoit 1600 livres de gages et en recevra 2.000 trois ans plus tard, un gagnant-maîtrise, 12 compagnons internes, 12 commissionnaires, et 74 chirurgiens externes. On le voit, les élèves chirurgiens qui passaient par les hôpitaux recevaient une instruction médicale vraiment sérieuse, et rien d'étonnant que la génération qui s'apprête ait donné des preuves de son savoir, lors de l'établissement de l'Académie de chirurgie quelques années plus tard. Ainsi préparés dans les hôpitaux, les chirurgiens revenaient devant Saint-Côme recevoir la sanction de leur travail en subissant la *légère expérience*.

Cet examen était beaucoup moins difficile que le grand chef-d'œuvre. Ce n'était guère qu'une simple formalité. « Cette légère expérience, disent les statuts, se composera de *deux examens* faits en deux jours différents, dont le premier sera sur la théorie, et le second sur les opérations ». Les can-

intitulé : *Journal de l'Hôtel-Dieu de Lyon*, 1762. « Le chirurgien principal et les huit garçons chirurgiens se lèvent en été à 4 heures 1/4, en hiver à 4 heures 1/2... A 6 heures ils assistent à la prière et à la messe de communauté, après laquelle 4 des plus anciens prennent des flambeaux pour accompagner le Saint-Sacrement qu'on porte aux malades, les autres suivent. La communion donnée, ils vont commencer les pansements... A 7 heures déjeuner au réfectoire. A 8 heures 1/2, MM. les médecins (ils étaient deux) arrivent pour faire la visite (on voit qu'ils ne logement pas à l'hôpital comme les chirurgiens) ; le chirurgien principal et les garçons chirurgiens les accompagnent. Après la visite, on fait les opérations, les saignées, etc. A 11 heures, dîner au réfectoire ; ils doivent garder le silence et y faire à leur tour la lecture. Après dîner, ils vont à l'Église rendre grâce à Dieu avec la Communauté... Les garçons chirurgiens peuvent sortir en ville deux fois par semaine, après le dîner, et être de retour avant 4 heures 1/2. A 4 heures ils font le pansement. A 6 heures souper ; ils y observent les mêmes règles qu'au dîner. A 7 heures 1/4 ils assistent à la prière commune, puis se retirent dans leurs chambres sans bruit, et sans y porter aucune chandelle éclairée, y ayant une lampe suspendue... Le temps de leur service dans l'Hôtel-Dieu est de 3 années entières et consécutives ».

didats feront en outre « en présence de l'assemblée *un rapport* en forme et par écrit sur l'état d'une maladie qui leur sera exposée par le premier chirurgien du roi... et sur ce seul rapport ils seront reçus et prêteront le serment en la manière ordinaire ». Quant aux *thèses* elles avaient été supprimées depuis le fameux procès de 1660, si funeste pour Saint-Côme, et ne devaient reparaître qu'en 1749 avec Antoine-Louis, qui fut le premier candidat.

L'aprenti ou le garçon chirurgien servant en boutique avait mis 6 à 7 ans avant de pouvoir se présenter au grand chef-d'œuvre, le compagnon gagnant maîtrise avait travaillé 10 ans avant de pouvoir faire la légère expérience, grades qui devaient donner à l'un et à l'autre le titre de maître en chirurgie (1).

1. D'après les statuts de 1699, le *candidat au chef-d'œuvre donnant environ :*

	Livres	Jetons d'argent de paris, pesant 30 à 35 au marc	Paires de gants, fins, simples, l'autre garnie.
À la communauté......	300		
Au 1er chir. du roi....	120	8	2
À son lieutenant.......	80	8	2
Aux 4 prévôts réunis.	207	32	8
Au receveur...........	43	8	2
Au greffier......	20 liv. 130 sols	8	2
À chacun des maîtres (150 environ).......	1 liv. 100 sols	2	
À chacun des 3 médecins...............	12		1
À la Faculté de méd.	1 liv. 12 sols 6 deniers.		

Le candidat à la légère expérience donnait :

	Livres	Jetons d'argent	Paires de gants
À la communauté.....	160		
Au 1er chir. du roi....	10	10	2
À son lieutenant.....	6	10	2
Aux 4 prévôts réunis..	21	12	2
Au receveur..........	6	8	2
Au greffier	6	8	2
À chacun des maîtres du conseil (12 pers.).		1	
À chacun des maîtres.		2	
À chacun des 3 médecins................	1		2
À la Faculté de méd..	3 liv. 12 sols 6 deniers.		

À l'opposé de la Faculté, les candidats n'étaient « tenus à faire aucune autre dépense ni festins ».

Là ne se bornait pas l'enseignement de l'école de Paris. La Faculté de la rue de la Bûcherie, la communauté de Saint-Côme de la rue des Cordeliers, les cours particuliers en ville, les hôpitaux de l'Hôtel-Dieu, de la Charité, de la Salpêtrière, etc., n'étaient pas les seuls lieux de travail. Le Jardin Royal et le Collège Royal venaient compléter cet enseignement déjà très-suffisant. Le *Collège Royal*, avec moins d'éclat, croyons-nous, et sur lequel d'ailleurs, pressé par le temps, nous n'avons pas eu le loisir de faire de longues recherches. Et d'ailleurs son enseignement n'était pas public. Dionis nous dit en effet qu'à cette époque, il ne se faisait « des démonstrations publiques qu'en trois endroits différents, au Jardin-Royal, à l'école de médecine, et à Saint-Côme ». Néanmoins nous devons nommer, depuis sa fondation sous François Iᵉʳ, en 1530, des hommes de valeur, le plus souvent des docteurs régents, quelquefois des médecins, non de Paris, mais nommés directement par le souverain. Citons Vidus Vidius, Jacques Dubois dit Sylvius, quatre des cinq Akakia, Goupil, Riolan le second, Pierre Seguin, Riolan le fils, Guy Patin, qui y enseigna la botanique, la pharmaceutique et l'anatomie de 1654 à 1672, enfin Nicolas Andry de 1701 à 1742, auquel succédera Ferrein.

Mais le véritable foyer d'enseignement, à l'époque où nous écrivons, celui qui attire le plus dans la capitale et les médecins de province et les médecins étrangers, c'est le *Jardin-Royal*. Créé par Louis XIII en 1626, et confié à Guy de la Brosse, il fut ouvert en 1640, avec cette inscription sur la porte « Jardin des Herbes médicinales ». Les docteurs régents auraient bien voulu conserver la haute main sur cet établissement, et en faire une annexe de la faculté pour les plantes. Ils tentèrent même de s'opposer à l'enregistrement de l'édit royal qui l'instituait. Mais Louis XIII ne l'entendit point ainsi, et voulut le confier à l'un de ses premiers médecins, Hérouard d'abord, puis Guy de la Brosse, qui y résiderait et en aurait la direction. Un édit de 1635 portait qu'on y ferait « la démonstration extérieure des plantes, de leurs vertus, usages, facultés et propriétés ; ensemble de toute sorte de matières de médecine et opérations pharmaceutiques », et ordonnait que « l'un des trois docteurs institués pour faire les dites démonstrations, serait particulièrement employé pour faire la démonstration oculaire et manuelle de toutes et chacune des opérations de chirurgie, de quelque nature qu'elles puissent être ». Mais « ce vice de confier l'enseignement de la chirurgie à un médecin, dit Louis dans son *Histoire de l'Académie de chirurgie*, 4° vol., ne pouvait échapper longtemps aux yeux des personnes éclairées », et on en chargea un chirurgien. Le 20 janvier 1673, Louis XIV déclarait que, « outre la démonstration des plantes médicinales, on y ferait toutes dissections et démonstrations anatomiques gratuitement, et qu'à cet effet le premier corps exécuté serait délivré au Jardin, de préférence même aux docteurs de la Faculté de médecine ». Dionis fut nommé professeur, et y enseigna l'anatomie et les opérations de chirurgie de 1673 à 1679, avec Arnaud et Lapeyronie pour démonstrateurs ; Duverney lui succéda jusqu'en 1730, avec son frère Pierre et son neveu Jacques comme démonstrateurs. Duverney fut le plus brillant professeur du Jardin. Reçu docteur à Avignon, arrivé à Paris en 1667, il commença par enseigner l'anatomie à Versailles « devant un auditoire redoutable, nous dit Fontenelle, composé du dauphin, environné du duc de Montausier, de Bossuet, l'évêque de Meaux, de Huet, l'évêque d'Avranches, de Cordemoy... tous gens forts savants et fort capables de juger même de ce qui leur eût été nouveau ». Nommé quelques années plus tard professeur d'anatomie au Jardin-Royal, « il y mit les exercices anatomiques sur un pied où ils n'avaient pas encore été ». Il était jeune, d'une figure agréable, et ne tarda pas à devenir à la mode. « Il s'exprimait avec tant de grâce que les plus fameux comédiens allaient l'entendre afin d'acquérir à son école le talent de parler en public... Il n'eût pas pu annoncer indifféremment la découverte d'un vaisseau ; ses yeux en brillaient de joie, et toute sa personne s'animait, communiquant ainsi sa chaleur à ses auditeurs... A mesure qu'il parvenait à être plus à la mode, il y mettait l'anatomie qui, renfermée jusque-là dans les écoles de médecine ou à Saint-Côme, osa se produire dans le beau monde, présentée de sa main ». Les grands seigneurs de la cour quittaient un instant leurs plaisirs pour aller l'entendre. Les grandes dames elles-mêmes ne dédaignaient point de se laisser initier par lui aux mystères curieux de l'anatomie. Les détails les plus techniques ne leur faisaient point peur, et elles cédaient volontiers à la curiosité de connaître certaines régions. « Je me souviens, continue Fontenelle, avoir vu des gens de ce monde-là qui portaient des pièces préparées par lui pour avoir le plaisir de les montrer dans les compagnies, surtout celles qui appartenaient aux sujets les plus intéressants ! » Dionis, un autre professeur du Jardin, et qui lui aussi s'acquitta avec distinction de son emploi, fait aussi lui la même remarque. Ouvrez son chapitre « des parties qui servent à la génération dans la femme ». Voici le début de sa conférence. « C'est avec juste raison que la journée d'aujourd'hui s'appelle la *belle* démonstration ; le nombre

des spectateurs y est toujours plus grand le jour
que l'on démontre les parties de la femme. Leur
curiosité semble s'augmenter à la vue de ces parties... empressement excusable, ajoute-t-il d'ailleurs, car il n'y a rien de si naturel à l'homme que
de vouloir savoir où et comment il a été formé ».
Il faut d'ailleurs avouer que l'orateur sait de temps
a autre émailler sa démonstration de réflexions
particulières, exprimées dans un style naïf et sans
apprêt, suffisamment décentes et n'allant pas jusqu'aux expressions Rabelaisiennes. Il faut égayer
son auditoire, puisqu'on lui fait l'honneur de venir
l'écouter en plus grand nombre ; mais l'esprit gau-
lois ne se trouve que dans les anecdotes, et non
dans la façon de les conter. Ce n'est ni du Rabe-
lais ni du Brantôme, c'est du Scaron ou du La-
fontaine. Cette petite digression, qu'on excusera,
nous l'espérons, n'a d'autre but que de montrer
combien le Jardin-Royal était couru à cette époque. Le même Fontenelle nous dit qu'on vit alors
« avec étonnement la foule des écoliers qui s'y
rendaient, et qu'en une seule année on y compta
jusqu'à 140 étrangers ». Qu'on souligne bien le
mot, étrangers, et non des Français. Et en effet,
si parmi les étrangers qui viennent à Paris vers la
fin du XVIIe siècle ou le commencement du XVIIIe,
nous voulons citer quelques noms, nous trouvons
Rau, Palfin, Peyer, Brunner, Heister, Jacobæus,
Homberg, Harder, Sloanne, Leclerc, Bernouilli,
Fantoni, Bartholin, Wolhouse, Neumann, etc. Dionis, d'autre part, nous dit que « le nombre des
spectateurs et auditeurs au Jardin atteignait jusqu'au chiffre de 4 ou 500 personnes... Le nombre
des étudiants y était si grand, continue-t-il, que
la plus grande salle destinée aux démonstrations
n'en pouvait tenir la moitié, et que l'on dut faire
distribuer des billets cachetés aux garçons chirur-

giens qui suivaient les maîtres, afin de leur permettre de prendre des places, dont les auraient privés ceux qui étaient en boutique chez les barbiers et ceux que la seule curiosité attirait ». Aussi s'écrie-t-il dans son enthousiasme : « Le Jardin du Roi est vraiment la plus belle école du monde ». Dionis et Duverney n'étaient du reste pas les seuls qui attiraient le public au Jardin. Lapeyronie, ce grand homme de bien qui, devenu premier chirurgien du roi, devait tant faire pour les institutions médicales de son temps, doté magnifiquement et Saint-Côme, et l'Académie de chirurgie, et Montpellier, sa ville natale, Lapeyronie, disons-nous, y enseigna aussi avec grand succès la chirurgie. Enfin, Arnaud, un des maîtres auxquels Garengeot s'attacha dans les premiers temps de son arrivée à Paris, et dont il fit connaître dans son *Traité des opérations* les procédés chirurgicaux qui sans lui auraient été perdus. « Arnaud, l'émule de Duverney dit Morand, ne se montrait sans doute point avec l'appareil pompeux du professeur ; mais, démonstrateur exact en anatomie, il donnait le ton sur les matières de chirurgie et parlait en maître également éclairé par la plus saine judiciaire et la plus grande pratique. Aussi n'est-il pas étonnant, continue Morand, que, placé dans cet état de splendeur, le Jardin du roi ait attiré tant d'étrangers et de compatriotes avides de bonnes leçons ». Par la suite, ces brillantes leçons d'anatomie et de chirurgie ne devaient du reste point péricliter entre les mains de Hunaud (1730-1743), de Winslow (1743-1758), qui avait même autrefois suppléé Duverney pendant quelque temps, de Ferrein (1758-1778), Antoine Petit, Portal, Vicq d'Azir, etc. Ajoutons enfin que la chaire d'anatomie et de chirurgie n'était par la seule qui attirât les auditeurs au

Jardin, deux autres chaires, l'une de chimie, dont Lemery sera un des plus brillants titulaires, l'autre de Botanique, avec Tournefort et les deux Jussieu, y étaient occupées avec un égal succès.

Nous avons essayé de retracer les éléments d'instruction médicale dont Paris disposait vers l'époque où Garengeot devait y arriver. Un point pourtant a été laissé dans l'ombre à dessein, celui qui concerne les *dissections*. Nous allons le reprendre dans une vue d'ensemble, car ici les écoles ne sont plus divisées.

Le vieux préjugé *« Ecclesia abhorret a sanguine »* régnait toujours. L'université, qui aimait à se dire la fille aînée de l'Église, n'avait admis dans son sein la Faculté de médecine, que sous la condition expresse que ses membres respecteraient le cadavre, de même qu'ils devaient ne point se souiller les mains en versant le sang du vivant dans les opérations chirurgicales. Les opérations étaient interdites aux docteurs régents ; ils ne saignaient même pas, et se déchargeaient de ce soin sur les barbiers, en même temps que comme dédommagement ils les autorisaient à « bailler et administrer emplâtres, onguements, et autres médecines convenables pour boces, apostèmes et toutes plaies ouvertes (1) ». S'ils craignaient autant de verser le sang du malade, à plus forte raison devaient-ils s'abstenir de toucher au cadavre, objet sacré. Sans doute les anciens avaient disséqué des cadavres. Celse raconte même qu'Érasistrate et Hérophile auraient osé porter le scalpel sur des esclaves encore en vie *« etiamnum spiritu remanente »* : l'assertion resterait à prouver. Mais, depuis des siècles, on ne pratiquait plus l'anatomie sur le cadavre humain. Ce fut l'école Italienne, nous dit Chéreau, qui au Moyen-Age ressuscita les

1. Édit de Charles V.

dissections. Dès 1230, un prince éclairé, Frédéric II, osa lancer un édit qui « défendait à ses sujets d'exercer la médecine si l'on n'avait étudié au moins un an l'anatomie sur les corps humains ». A partir de cette époque, voici par ordre chronologique les quelques cas de dissection de cadavres humains que l'on trouve dans la science. C'est, en Italie, Mundini, qui ouvre deux cadavres dans le but d'étudier la matrice (1356), Hugues de Sienne et Léonard de Bertapleia un condamné et une femme (1430), qui d'ailleurs sont disséqués, secrètement et sont ensuite inhumés dans l'Église de Padoue. En France, les premiers cadavres disséqués le furent à Montpellier. On trouve des tres patentes en 1376, 77, 90, ordonnant aux juges de Montpellier de « donner une fois l'année à la Faculté de médecine le cadavre d'une personne condamnée au dernier supplice pour faire une démonstration d'anatomie…, *unam personam condemnatam ad mortem vel ultimum supplicium pro anatomia facienda tradere et deliberare* ». A la Faculté de Paris, on dissèque publiquement un cadavre en 1479; mais on décide bientôt (1406) que les cadavres seront inhumés en Terre-Sainte après dissection, et que même on célébrera une grand'messe en leur honneur. En 1526, écrit Chéreau, le corps d'un détenu à la Conciergerie est demandé par la Faculté au Parlement « pour faire aucune expérience concernant l'art et la science de la médecine » : on le lui accorde, mais avec cette restriction que les droits de juridiction de l'évêque de Paris seront sauvegardés et que le prélat sera remis en possession du cadavre après dissection et le fera pendre aux Fourches Patibulaires de Saint-Clou. En 1551, le Parlement défend « d'enlever les cadavres sans la permission du doyen de la Faculté », nous dit M. Corlieu. Nouvel arrêt sem-

blable en 1615. En 1630 « défense aux chirurgiens,
barbiers-chirurgiens, écoliers, de prendre et enlever les corps sans permission signée du doyen,
à peine de 400 livres d'amende et de faire fermer
les boutiques » ; et en 1632 l'amende est même
portée à 1000 livres, avec « défense aux pages, la-
quais, d'enlever les cadavres, sous peine de vie ».
On le voit, la Faculté tenait à son privilège. Mais
les chirurgiens passent outre, et cherchent par tous
les moyens licites et illicites de se procurer des
cadavres, lorsque le doyen ne veut pas leur en
accorder, bravant gaillardement les agents du
guet ainsi que les amendes. C'est le chirurgien
de la Noue qui est condamné à 60 livres d'amende, pour avoir disséqué un cadavre sans l'autorisation du doyen (1653) ; c'est Granger qui, surpris dans sa chambre en train de disséquer un
cadavre, reçoit ordre de « rendre le dit corps, si
non, on fera ouvrir sa porte par un serrurier ».
L'immortel Vésale, le restaurateur de l'anatomie, n'avait-il pas maintes fois ravi au gibet de
Montfaucon des cadavres de suppliciés? N'avait-
il pas même été condamné à aller faire un pè-
lerinage en Terre-Sainte, parce qu'il avait autop-
sié un gentilhomme, dont les assistants préten-
daient avoir vu le cœur palpiter encore (1564) ?
Sans Charles-Quint, qui le sauva, on lui eût sans
doute affligé une bien autre condamnation. En
1672, l'amphithéâtre de Saint-Côme est le théâtre d'une véritable lutte. Le doyen apprend que
les chirurgiens y cachent un corps qui leur a
été fourni par le bourreau. Il dépêche un huissier
pour l'aller réclamer. Mais on tergiverse à la
porte, et on a le temps de faire disparaître le cadavre ; et quand l'huissier pénètre dans l'amphithéâtre, il ne voit rien d'anormal. Le lendemain
le doyen renvoie l'huissier à nouveau, cette fois

avec 6 archers qui forcent la porte. Mauriceau apparaît avec deux autres maîtres, faisant des démonstrations sur ce cadavre. Réclamation de l'huissier, refus de la part de Mauriceau. On se livre même à un pugilat en règle, et les 6 archers sont repoussés par les chirurgiens. Mais 70 autres viennent les soutenir, il faut céder à la force, et les lambeaux du cadavre sont pris et portés triomphalement à la Faculté.

Pourtant, à la fin du XVII° et au commencement du XVIII° siècle, les autopsies devenaient plus fréquentes et plus faciles. On ne se contentait plus seulement du corps des suppliciés, on autopsiait dans les hôpitaux, et on y prenait des sujets pour les démonstrations données dans les différentes écoles. Les autopsies s'élèvent même parfois à un chiffre très respectable, puisque Littre disséqua à la Salpêtrière plus de 200 cadavres dans le seul hiver de 1684. Cependant il ne faudrait pas croire que l'on se procurait aussi facilement des cadavres que semblerait le faire supposer le nombre relativement considérable donné pour la Salpêtrière. Dionis nous apprend que de son temps (1673 à 1679) « chaque hiver au Jardin-Royal on commence par l'anatomie sur le premier cadavre qui se présente, et ensuite sur un autre on fait les opérations de chirurgie ». Deux cadavres, ou à peu près, c'était bien peu pour démontrer toute l'anatomie et toutes les opérations de chirurgie. Le nombre n'en était encore guère plus élevé en 1717, car les documents de l'Hôtel-Dieu nous disent pour cette époque que « le sieur Duverney a la permission de n'y prendre qu'un corps mort pendant l'hiver seulement pour faire l'anatomie au Jardin... quelques bras et jambes en été ». En 1740, un autre démonstrateur du Jardin, Mertrud, demandait au bureau de l'Hôtel-Dieu de « prendre deux cadavres par semaine pour ses leçons d'anatomie ». Il essuie un refus, comme l'avaient essuyé Mareschal en 1731 et 1733 pour le démonstrateur d'anatomie de Saint-Côme, ainsi que les anatomistes de l'Académie des Sciences en 1719; et le bureau donne pour raison que « si on lui accorde ce qu'il demande, il s'ensuivra que d'autres feront les même sollicitations... ce qui fera murmurer les pauvres ». C'est que les membres du bureau de l'Hôtel-Dieu se montrent rigides sur ce sujet, et, quand ils donnent l'autorisation, il faut encore se faire agréer par les « messieurs du spirituel ». En 1606, le bureau ne murmura-t-il pas contre des chirurgiens du Châtelet, qui étaient venus accompagnés d'un commissaire de police faire une autopsie judiciaire? Ce commissaire, « qui avait souffert contre l'ordre de la religion que les dits chirurgiens aient emporté les entrailles du susdit corps », ne mériterait-il pas « vraiment une réprimande »? Aussi, puisque l'on voulait se montrer si parcimonieux de ses cadavres, il fallait bien enfreindre les réglements. Et on ne se gêna pas.

C'est le plus souvent Clamart, le cimetière de l'Hôtel-Dieu, qui est le lieu où l'on s'adresse pour trouver des cadavres, quelquefois l'Hôtel-Dieu lui-même en soudoyant les garçons. En 1624, le bureau de l'Hôtel-Dieu se plaint de ce que « le corps d'un défunt enseveli et mis au chariot pour être mis aux sépultures », a été livré par les emballeurs à un chirurgien, aux portes mêmes de l'Hôtel-Dieu. En 1682, il se plaint de nouveau que « le fossoyeur lui-même du cimetière Clamart vend des corps morts à des chirurgiens, et que depuis peu il en avait vendu un au Jardin-Royal ». En 1703, ce sont les chirurgiens

mêmes de l'Hôtel-Dieu qui « dérobent et enlè-
vent des corps morts, et de leurs membres, pour
travailler à l'anatomie dans leurs chambres, et les
portent même en ville pour instruire d'autres chirurgiens ». Défense expresse leur est faite de ne
plus faire d'anatomie dans leurs chambres, ni autres endroits que la salle des morts. On sait en effet que Méry, « non content de ses exercices du
jour, dérobait subitement un cadavre quand il le
pouvait, l'emportait dans son lit, et passait la nuit
à le disséquer secrètement ». En 1716, c'est « le
fossoyeur qui vend des corps morts à des chirurgiens... et les voisins qui s'en sont aperçus portent
plainte ». En 1717, « le maître au spirituel de l'Hôtel-
Dieu vient réitérer ses plaintes sur ce que le garçon de M. Duverney continue de prendre dans
le cimetière de Clamart des corps morts, entiers
souvent, des membres, et plusieurs parties du dedans des cadavres, au grand scandale du peuple,
qui ne peut voir sans horreur un tel spectacle...
et il prie le bureau de faire cesser cet abus qui
intéresse la religion ». Enfin ces larcins de cadavres durent ainsi continuer longtemps sans doute,
car si l'on nous permet de sortir un peu de la période dans laquelle nous essayons de nous tenir,
« en 1771, dit M. Corlieu, deux chirurgiens par-
viennent à s'introduire dans le cimetière. Une lutte
s'engage entre eux et le fossoyeur soutenu par
son garçon, lesquels sont blessés. Le chirurgien
qui portait le cadavre est arrêté et mis en pri-
son ». Aussi jugea-t-on convenable de donner des
chiens au fossoyeur pour l'aider à faire bonne
garde. Cela ne réussit point à faire peur à nos
chirurgiens, ou aux hommes qu'ils employaient,
car dans la nuit du 10 décembre 1778 « vingt particuliers s'introduisent avec des échelles par dessus les murs du cimetière ». Les chiens aboient,

le concierge se lève et tente de s'opposer au vol,
« il est repoussé, lui et ses chiens à coups de pierres et de bâtons... et six cadavres sont enlevés ».
Trois semaines après, « une nouvelle troupe s'introduit par-dessus les murs, avec des bâtons, des
épées et des sabres ». Ils sont une trentaine environ. Le concierge lâche ses chiens ; mais lui et ses
chiens sont blessés, et le concierge doit se retirer
devant cette force armée ; douze cadavres sont
ainsi enlevés. Le surlendemain, les trente mêmes
gaillards tentent une nouvelle escalade, et réussissent encore à enlever douze cadavres ; et le bureau ajoute : « Les gens qui se livrent à ces bri-
gandages sont des étudiants en chirurgie qui se
font soutenir par des soldats ». Nous croyons
qu'il avance là une accusation non justifiée, puisque, expliquant le pourquoi de ces larcins, il
avoue que « le commerce de ces cadavres se fait
à raison d'un louis la pièce ».

Nous ne ferons pas de commentaires. Les chirurgiens voulaient disséquer et se faire la main,
ils manquaient de cadavres, la Faculté ou les administrateurs des hôpitaux leur en refusaient, et
il leur fallait en trouver. Pas de chirurgiens sans
anatomie. A ceux qui seraient tentés de blâmer
ces larcins, nous donnerons la réponse du Grand
Fontenelle : (1) « Qui n'est pas du corps des médecins, qui seuls ont le privilége des dissections, ne
fait guère de grands progrès en anatomie qui ne
soient en quelque sorte illégitimes. On est réduit
à frauder les lois et à ne s'instruire que par artifice par surprise, à force de larcins, larcins, ajoute-
il, qui sont toujours dangereux, mais qui ne
sont jamais assez fréquents ».

Tels étaient les éléments d'Instruction médicale
au commencement du XVIIIᵉ siècle. Tels étaient les

1. Éloge de Littre.

hommes avec lesquels le petit chirurgien de province, Garengeot, allait avoir à se mesurer.

Ce fut en 1711 que notre chirurgien prit le chemin de la capitale. Peut-être comme Mareschal, qui devait plus tard devenir premier chirurgien du roi, et qui était venu à pied de Calais à Paris, se vit-il obligé aussi, lui, de faire le voyage de la même façon, car ses ressources pécuniaires étaient bien minimes, nous dit Morand. Il avait alors 23 ans. Venir, si jeune, tenter la fortune dans la brillante capitale, c'était bien se hasarder. Il n'était que chirurgien de province, il ne l'était point de Saint-Côme. Il n'avait pas fait le grand chef-d'œuvre, et ne pouvait avec orgueil se dire « un chirurgien de la bonne roche ». Sans doute il avait bien quelques connaissances chirurgicales, puisqu'il avait travaillé chez son père à Vitré, qu'il avait passé 5 ans dans les hôpitaux d'Angers, qu'il avait fait deux campagnes dans la chirurgie de marine. Mais ce n'était point suffisant pour ouvrir à Paris une boutique de chirurgien avec une belle enseigne à sa porte. Faire, lui, le fils d'un chirurgien privilégié de province, chirurgien lui-même, comme les barbiers et les empiriques, de la petite chirurgie en cachette ! Il avait le cœur trop haut placé, et il avait trop conscience de la dignité de son art pour le ravaler ainsi. Et d'ailleurs, l'eût-il fait, que cela ne l'eut vraiment guère avancé. Sans fortune, sans protection, il demeurerait longtemps, peut-être toujours, un inconnu, et la clientèle choisie ne viendrait point frapper à sa porte. Écoutons Dionis (1) avertir les pauvres chirurgiens de province de ne point trop se hasarder à venir tenter la fortune dans la brillante capitale, et leur faire pressentir combien il est difficile de s'y faire un

1. Dionis, Opér. de chir. 5e éd., p. 696.

nom au milieu de tous ces gens arrivés, et jaloux de leurs prérogatives. « Quand on a été assez heureux, dit-il, pour se distinguer des autres dans un endroit où il ne manque rien des commodités de la vie, il faut y rester et y jouir paisiblement de l'état où l'on se trouve placé. La Faculté de médecine de Paris est composée de plus de 100 Docteurs, tous très habiles, et la Compagnie de Saint-Côme de plus de 200 maîtres-chirurgiens qui tous ont donné des marques de leur habileté par un chef-d'œuvre de 25 actes, tant sur la théorie que sur la pratique, qu'ils ont fait avant d'être incorporés dans cette célèbre compagnie. Ces deux corps fertiles en gens doctes et expérimentés, ont toujours surpassé tous les autres de l'Europe, et tous ceux qui par un esprit de présomption se sont voulu mesurer avec eux ont été obligés d'en reconnaître la supériorité ». Il était prévenu, et s'il s'aventurait, il savait qu'il courait le risque de recueillir du désenchantement et de la désillusion là où il était venu chercher de la gloire, et de se voir par dessus le marché traité comme un chirurgien de robe courte, comme un de ces barbiers-chirurgiens exerçant en dehors des réglements et à la faveur des docteurs régents, qui les protégeaient. Et puis, la menue clientèle à laquelle il serait réduit, s'il voulait en faire, l'empêcherait d'étudier davantage. C'était pour suivre les maîtres qu'il était venu à Paris, écouter leurs leçons, apprendre à leur école. Le moment n'était point venu de songer à la fortune. Elle viendrait plus tard, quand il se serait fait connaître et apprécier. Il prit donc le parti de redevenir étudiant.

Pour être plus à portée de l'enseignement qu'il désirait tant recevoir, il ne trouva rien de mieux que de se placer chez un barbier-chirurgien, toléré dans l'enceinte même de la faculté, rue de la Bûcherie, saigneur et ventouseur pour le compte des docteurs régents. Ce n'était point qu'il consentît à se charger des menus soins que devait donner aux illustres clients des docteurs régents ce simple barbier ; mais il pourrait ainsi approcher les docteurs, suivre leurs leçons, se parfaire à leur école. « L'air que Garengeot respira dans cette infime boutique, nous dit Morand, n'affaiblit point en lui le zèle qu'il se sentait pour l'honneur de son art ». Ce voisinage de la faculté lui fut au contraire fort avantageux. Winslow, le grand anatomiste de l'époque, faisait en ce moment des cours fort suivis dans l'amphithéâtre de la rue de la Bûcherie, dans ce vieil amphithéâtre de Riolan, élevé en 1617, et qui fut remplacé par l'amphithéâtre que nous pouvons voir encore aujourd'hui, et que les démolitions nécessaires au prolongement de la rue Monge vont heureusement respecter, et que ce même Winslow, toujours en place, inaugura en 1745. Garengeot sut par son assiduité et son intelligence se faire bien voir du maître, et c'est près de lui, et aussi près de Verdier, à Saint-Côme, qu'il puisa les notions d'anatomie dont on trouve le reflet dans sa planchnologie et sa myologie. Il était là au centre des écoles. L'Hôtel-Dieu était proche. Il ne manqua pas d'y suivre fréquemment les visites de Méry et de Thibaut, les chirurgiens de cet hôpital, de ce Méry qui a laissé un nom illustre dans l'histoire médicale et sur lequel récemment un de nos sympathiques bibliothécaires vient de rappeler l'attention. Il ne se contenta pas des leçons de la faculté et de celles de l'Hôtel-Dieu, il voulut encore suivre dans leur clientèle en ville les maîtres les plus accrédités de l'époque. C'est ainsi que nous le voyons s'attacher à

Arnaud, qui « donnait alors le ton sur les matières de chirurgie », puis à J.-L. Petit, « le plus grand chirurgien du XVIIIe siècle », dit Daremberg. D'autre part, il ne négligeait point non plus les leçons de l'école de Saint-Côme, ni celles du Jardin Royal et des différents hôpitaux.

Garengeot suivait les maîtres du jour, Arnaud, J.-L. Petit, Mareschal, Lapeyronie, Guérin le père, etc., avec une assiduité extrême. « On le voyait sans cesse, nous dit Morand, dans les amphithéâtres, dans les écoles », dans les hôpitaux, aux leçons particulières en ville. Il était à l'affût de toute opération qui promettait d'être intéressante, de toute démonstration sur un sujet un peu neuf. Parmi ces chirurgiens en renom, beaucoup, absorbés par la clientèle et leurs fonctions, n'ont jamais trouvé le loisir de se livrer à un travail de longue haleine. J.-L. Petit avait bien donné son *Traité des maladies des os;* mais son *Traité des maladies chirurgicales,* dont il amassait alors les matériaux, il ne jugeait point encore à propos de le faire paraître, et d'ailleurs il ne put jamais parvenir à le compléter ; son élève, Nesle, ne s'en chargea que 34 ans après sa mort, en y ajoutant souvent ses notes personnelles. Arnaud, Mareschal, Lapeyronie, n'ont jamais trouvé le temps de publier. Sans doute quelques-uns adressaient bien de temps à autre leurs observations et leurs remarques à l'Académie des sciences ; mais il fallait que le sujet en valût réellement la peine, car l'Académie était bien loin de s'occuper exclusivement de chirurgie. L'académie de chirurgie, où chacun put dans une courte note consigner ses observations intéressantes, faire part des légères améliorations apportées à un procédé chirurgical, mais trop peu importantes pour être communiquées à l'Académie des sciences, l'Académie de chirurgie, disons-nous, n'était point encore fondée. Écoutons Louis se plaindre dans sa courte histoire, mais si parfaite dans sa concision, qu'il donna de l'Académie de chirurgie (4ᵉ vol. p. 20), de cette perte irréparable de tant d'observations intéressantes : « La chirurgie était cultivée dans nos écoles, et exercée dans le public par des hommes excellents, dont le nécrologe des chirurgiens de Paris nous a conservé la mémoire ; tel que Paris, Passerat, Roger et tant d'autres. Beissier, Haustome, Triboulleau avaient la plus grande réputation dans les armées... Malheureusement il ne nous reste aucun vestige de leur capacité. Nous sommes privés des observations par lesquelles ils auraient dû enrichir l'art. Ces précieux restes de l'ancien collège de chirurgie, dans la douleur de se voir confondus avec de vils artisans (1), ne songeaient qu'à être utiles par leurs talents particuliers dans l'exercice de l'art... Les lectures et les leçons publiques étant interdites, on n'avait d'autre moyen que la tradition pour faire passer aux élèves les connaissances de la chirurgie ». Garengeot comprit qu'il ne fallait point laisser perdre toutes ces précieuses remarques de ces maîtres, et, devançant l'idée qui présida à la fondation de l'Académie de chirurgie 11 ans plus tard, il se chargea d'être leur interprète en publiant la première édition de son *Traité des opérations* (1720). « Je n'ai d'autre but, disait-il, dans sa préface, que de donner lieu aux élèves de faire de sérieuses réflexions sur ce qu'ils ont quelquefois entendu, et à ceux qui n'ont pas eu l'avantage de voir opérer les fameux chirurgiens de Paris, ni de s'éclairer avec eux de leurs doutes, de tirer

---

1. Il fait allusion aux barbiers, qui tantôt devinrent élèves de la faculté et tantôt furent réunis à l'école de Saint-Côme, suivant les différentes époques.

par mon faible canal quelque profit des sentiments et des procédés de ces excellents modèles ». Les traités de chirurgie que l'on avait alors, de Lacharrière, Lavanguyon, Leclerc, Verduc, écrits par des médecins et non par des chirurgiens, étaient imparfaits. Celui du chirurgien Dionis, plus complet sur beaucoup de points, portait néanmoins les marques d'une époque antérieure de quelque vingt ans. Le travail de Garengeot arriva donc à point. M. Daremberg dans son *histoire des sciences médicales*, a fort mal traité notre auteur, n'ayant sans doute pas fait réflexion sur l'utilité qu'il a eu à cette époque qui précède l'Académie, et le jugeant comme nous le ferions d'un livre en un autre temps. « Garengeot, dit-il, a été plutôt par sa jactance et sa mauvaise foi une honte qu'une gloire pour la chirurgie française. Il a audacieusement pillé une grande partie de ce qu'il rapporte d'important en ses opérations de chirurgie.... Cependant, ajoute-t-il, il n'était pas assez pauvre de son propre fonds, pour en être réduit à chasser ainsi sans permis sur les terres d'autrui, car, outre qu'il était un opérateur adroit, on trouve dans son livre plusieurs bonnes choses qui lui appartiennent légitimement ». Et plus loin il dit « qu'on lui doit la clef qui porte son nom et qui sert à arracher les dents ». Or, c'est là précisément où l'on s'aperçoit que l'excellent historien, à qui l'on est redevable de tant de recherches savantes et judicieuses, mais qui sans doute n'a pas eu le temps de tout consulter, fait erreur, car, et nous le dirons en son lieu quand nous parlerons des instruments, cette fameuse clef que tout le monde accorde aujourd'hui à Garengeot, on ne la trouve dans aucun de ses ouvrages ni dans aucune de ses communications aux Académies. Les plus grands talents ont ainsi parfois de ces égarements. Ils relatent ce qu'ils ont trouvé écrit ailleurs, et ainsi l'erreur va se propageant, parce qu'on ne s'est pas senti le courage de recourir aux sources, de lire et de juger par soi-même. Non, Garengeot n'a point pillé. Il a compris les besoins de son époque, et il a simplement relaté les observations de ses maîtres, les accompagnant de ses remarques personnelles. Que l'on juge plutôt. « Pendant neuf années, dit-il, nous n'épargnâmes ni soins, ni peines pour nous instruire. Nous avouons même que nous suivîmes avec un tel empressement ces héros de notre art, que voyant notre ardeur et notre vivacité à recevoir leur avis et à étudier leurs démarches, soit dans les hôpitaux, ou partout ailleurs, ils eurent la bonté de nous souffrir auprès d'eux, de lever nos doutes, d'éclaircir nos difficultés, et de nous point cacher les puissants motifs qui les obligeaient souvent à s'écarter des routes ordinaires dans le traitement des maladies, dont les circonstances toutes singulières leur faisaient prendre des indications, différentes de celles que le caractère et les causes de ces maladies auraient paru devoir les engager de suivre ». Et c'est ici la réponse : « *Je tiens tout ce que je propose de nouveau de ces excellents praticiens qui ont bien voulu me permettre de les nommer à l'occasion, afin d'être les garants de ce que j'avance* ». Quant aux approbations, en voici quelques-unes. Elles répondent assez clairement, si nous ne nous abusons. Nous tenons à citer, pour que l'on ne nous accuse pas à notre tour de vouloir relever outre mesure notre auteur. On peut ménager les vivants ; mais on doit rendre justice aux morts. « Ce recueil, écrit Winslow, est le fruit d'une grande assiduité aux démonstrations publiques et d'une attention continuelle aux exercices particuliers de chirurgie. En effet, l'auteur

m'en a donné des preuves constantes dans plusieurs
occasions, où j'ai reconnu en lui de l'ardeur pour
se rendre habile, de l'industrie en profitant des observations journalières, et du zèle de vouloir être
utile au public. Ainsi cet ouvrage est très recommandable par son fonds, qui est tiré de la pratique
des plus excellents chirurgiens de Paris; et *l'auteur
digne de louanges d'y avoir employé tous ses soins
possibles, en leur rendant justice*, en y joignant
ses propres remarques avec quelques réflexions ingénieuses. — M. Garengeot, écrit Silva, mérite des
éloges d'autant plus grands qu'il y a peu d'auteurs
en chirurgie qui aient pu lui servir de modèle, et
*qu'il a la modestie et la sincérité de ne s'attri-
buer rien de ce qui appartient aux autres* ». Enfin voici celle de J.-L. Petit : « J'ai cru qu'il me
convenait moins d'approuver tout l'ouvrage, attendu le nombre de mes observations qu'il y insère,
et les descriptions des instruments qui me sont
propres, que de consentir à l'impression des unes
et des autres ; secondant en cela le dessein que
l'auteur a d'être utile et agréable au public : en
quoi il réussira sans doute, si les choses qui viennent de moi ne dépassent point les excellentes auxquelles il les associe ». Et les docteurs Michel
Peaget et Louis de Santeul, qui approuvent pour
la Faculté, prévoyant sans doute le cas, concluent :
« Nous ne craignons point que l'on taxe ce livre
de larcin ; après tout s'il en est un, il serait à
souhaiter qu'il s'en fît souvent de pareils ». Voici,
d'autre part, le jugement qu'en porta Morand dans
l'éloge qu'il prononça aux écoles de chirurgie :
« M. de Garengeot peu connu et ne travaillant que
sous la mince autorité d'un privilége n'était pas
encore en état de nous endoctriner par lui-même.
Aussi ne trouve-t-on dans cet ouvrage (1) que les

1. Morand n'a en vue ici que la première édition, la seule d'ailleurs

observations des grands chirurgiens de ce temps-
là, etc. M. de Garengeot n'avait pour lors aucun
titre à ajouter à celui de chirurgien qu'il prend à
la tête de son ouvrage. *Il y déclare tout uniment
dans sa préface les sources fécondes où il avait
puisé de si excellentes observations.* Y joignant
les réflexions, il en fit un corps de doctrine
dont les chirurgiens même étrangers sentirent le
prix, et qui fut traduit en Anglais ». Nous n'insisterons pas davantage, ayant plus loin longuement analysé l'ouvrage tout entier, avec nombreuses notes à l'appui. L'historien ne doit forcer le
jugement de personne, son rôle est de se borner
à l'éclairer en lui fournissant des matériaux. En
1720, il fit paraître un nouvel ouvrage, intitulé :
« *Myotomie humaine et canine* », dont plus loin
nous dirons également quelques mots. Contentons-
nous pour le moment de citer le jugement qu'emporta Morand : « Jusque-là on n'avait sur la myotomie, dit-il, que les administrations anatomiques
de Léonard Tassin, imprimées en 1688, et il faut
convenir que c'est un ouvrage fort médiocre au
prix de celui de M. de Garengeot, dont il y a sorti
éditions. Avec une telle provision de connaissances en anatomie, ajoute Morand, il ne lui était pas
difficile d'en donner des leçons. On le voyait sans
cesse dans les amphithéâtres, dans les écoles. »
Enfin vers la même époque il donnait la première
édition du *Traité des Instruments*, dont il avait
déjà donné un aperçu à la fin de la première édition de son *Traité des opérations.*

Les ouvrages avaient été goûtés du public médical, Mareschal, premier chirurgien du roi, « savait tendre la main au mérite, lorsqu'il était privé
de la fortune », et il fit agréger notre auteur à l'é-

qui soit à notre bibliothèque de la faculté, j'ai le bonheur, assez *rare*, de
posséder la deuxième (1738) et la troisième édition (1749).

cole de Saint-Côme. L'article 27 des statuts de 1699 assimilait aux compagnons gagnant-maîtrise dans les hôpitaux les chirurgiens de province qui voulaient se faire recevoir maîtres de Paris. « Pourront, y est-il dit, les maîtres reçus dans les villes où il y aura parlement et archevêché, qui auront vingt années de réception dans leur communauté, et qui auront pratiqué la chirurgie avec réputation, dont ils rapporteront attestations, se faire agréer dans la communauté des maîtres de Paris, en faisant la légère expérience et en payant les droits (1) ». Notre auteur avait à peu près les vingt années de réception réclamées, et surtout « il avait pratiqué la chirurgie avec réputation ». Mareschal leva les frais, ou paya lui-même. Garengeot se soumit donc à la formalité de la légère expérience et devint maître chirurgien de Paris, dans le courant de l'année 1725.

Faire enfin partie de la communauté de Saint-Côme, avoir droit de prendre un établissement dans la capitale, en langage plus simple, tenir boutique comme tous les chirurgiens, ce fut sans doute pour Garengeot, qui depuis 14 ans vivait misérablement à Paris, une grande satisfaction et aussi un grand honneur, car alors l'École de Saint-Côme, que l'Université, la faculté et le Parlement avaient si longtemps tenue dans une situation inférieure, commençait à relever la tête. Les chirurgiens avaient été altérés par le grand procès de 1660 ; mais déjà dans les quelques années qui suivaient, Félix opérait heureusement Louis XIV de sa fistule à l'anus, et le roi retirait à son premier barbiersa prépondérance sur la chirurgie pour la donner à son premier chirurgien, qu'il

1. Ils payaient à la Communauté mêmes droits que les gagnants-maîtrise ; mais ces droits étaient doubles à l'égard des dignitaires et des maîtrises. (V. p. 52.)

créait ainsi « chef et garde des chartes et priviléges de la chirurgie et de la barberie du Royaume » (1668). Ce Félix avait même fini par être
si bien en cour que sa mort, lorsqu'elle arriva,
arrachait au roi le mot suivant : « ce n'est pas
seulement un bon chirurgien que j'ai perdu en
Félix, c'est un ami. » Mareschal, qui lui succéda
(1702), suivit les traditions de son prédécesseur, et
comme lui, rendit des services au souverain. Il l'a-
vait guéri d'une formidable authrax à la nuque ; il
avait fait de temps à autre de petites opérations,
toujours heureuses, aux princes et princesses du
sang royal ; il avait paré aux accidents de la balle
qui atteignit au genou le Maréchal de Villars à
Malplaquet, et conservé ainsi à la Royauté celui
qui, quelques années plus tard, devait à Denain
sauver la France aux abois ; il avait heureusement
opéré de la taille le premier médecin Fagon ainsi
que le comte de Toulouse. En reconnaissance de
tant de services, le roi pouvait-il se montrer in-
grat ? Il ne le voulut pas. Et bientôt il gratifiait
son premier chirurgien de lettres de noblesse (1)
et lui octroyait généreusement la terre seigneu-
riale de Bièvre. Lapeyronie, l'adjoint en survivance de Mareschal, devait lui aussi suivre la
même tradition et de services rendus et de récompenses accordées. Les premiers chirurgiens étaient
appréciés et estimés à la cour ; l'école de chirurgie,
placée désormais sous leur égide, ne pouvait
manquer de s'en ressentir par un heureux rico-
chet.

Saint Côme maintenant réparait ses forces et
s'apprêtait à tenir saint Luc en respect.

En 1691, le roi accordait aux chirurgiens l'autorisation de bâtir, sur un terrain acheté aux Cor-

1. D'autres chirurgiens furent aussi ennoblis : tels Félix de Tassy,
Beissier, Gigot de Lapeyronie, Quesnay, Germain de la Matinère, etc.

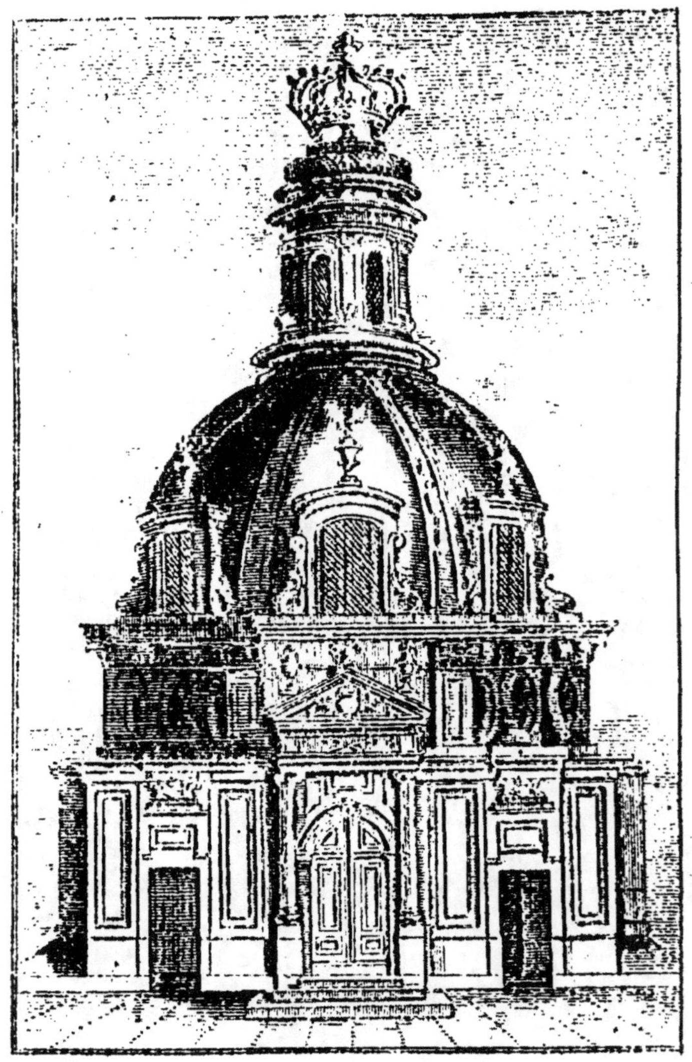

Anphithéâtre des Écoles de chirurgie de Saint-Côme (1694).

deliers, l'amphithéâtre que nous voyons aujour-
d'hui occupé par l'École de dessin des Arts Dé-
coratifs, rue de l'École de médecine (autrefois
rue des Cordeliers). Auparavant on était obligé
de louer des maisons en ville pour faire les démonstrations, tant on était à l'étroit; et lorsqu'on
conservait longtemps un cadavre « dans des cu-
ves de vinaigre », comme le faisait encore Lapeyronie, nous raconte Morand (1), on voit d'ici
l'odeur qui se répandait dans le voisinage. Aussi
les voisins se plaignaient-ils, et c'était nouvelle
matière à procès. L'amphithéâtre, dont la pierre
avait été posée le 2 août 1691, fut terminé en 1695.
Les deux frères Charles et Louis Joubert en
avaient été les architectes. Il fallut compter avec
la petite étendue de terrain que l'on avait à sa
disposition, et l'on ne put lui donner que 30
pieds de diamètre. Malgré cela 750 personnes,
dit Blondel, pouvaient y trouver place à l'intérieur. Il était de forme octogonale. Une voûte
sphérique, construite de charpente et enduite de
plâtre à l'intérieur, le surmontait. Au centre de
cette voûte, une lanterne laissait arriver la lumière
par en haut. Au levant, une large porte, qu'on
voit encore aujourd'hui, mais dont la décoration
a subi des changements assez notables, comme
presque tout le monument d'ailleurs, donnait sur
la cour intérieure de Saint-Côme, et servait à
introduire les démonstrateurs et les dignitaires
de la Communauté. Deux autres portes, plus petites, furent percées plus tard, à l'usage des étudiants. A l'intérieur, des gradins en amphithéâtre.
Au bas des gradins, la table et le siège du démonstrateur. En face, et tout autour, des places
réservées pour le premier chirurgien, son lieutenant, les 4 prévôts, les 32 conseillers et les fils

1. Morand, Éloge de Verdier.

des maîtres. Sur les degrés plus élevés, des places spéciales affectées aux étrangers, et séparées des bancs des étudiants par une balustrade en fer. Derrière la place du démonstrateur, un réduit pour déposer les pièces anatomiques. Le long des murs, diverses inscriptions rappelaient les noms des hommes illustres qui avaient appartenu à Saint-Côme, Jean Pitard, Lanfranc de Milan, A. Paré, Guillemeau, Pigray, le premier Collot, les rois Charles V et Louis XIII, etc., et de ses bienfaiteurs, Langlois, Roberdeau, Bienaise, etc. A la mort de Lapeyronie, le buste de ce généreux donateur fut placé à mi-hauteur dans une niche en face la porte d'entrée, bien en évidence. Enfin un christ « d'une certaine valeur ». Tel quel, « ce monument contient des beautés assez estimables », dit Blondel. Les chirurgiens étaient bien fiers de leur bel amphithéâtre. Un membre de Saint-Côme, Meurisse, avait voulu en conserver le souvenir aux générations futures en en faisant graver une superbe estampe, avec explications à l'appui. Il avait représenté 4 génies. « Apollon, dieu de la médecine et de la chirurgie était là, la tête haute, toute rayonnante de lumière, attentif à en considérer la beauté ». La chirurgie représentée sous les traits « d'une personne jeune, bienfaisante et majestueuse » tout à la fois, le contemplait « l'air radieux, marquant ainsi combien le sort lui souriait depuis que le monarque daignait enfin la protéger ». De la main droite elle présentait au monde le monument, et le malicieux peintre avait jugé bon de placer au centre de cette main un œil grand ouvert, pour bien montrer que la chirurgie n'était point simplement un art manuel comme le laisserait supposer son étymologie (χείρ, main) et ne marchait point en aveugle, « à tâton, suivant les expressions naïves de celui que nous citons, mais que les opérations qu'elle entreprenait était éclairées par le flambeau de l'intelligence ». Les chirurgiens n'avaient-ils pas pris pour devise de leur blason : *consilio manuque?* De l'autre, elle tenait en guise de sceptre « le bâton d'Esculape, emblème de la Raison, de la Réflexion et du Jugement », tout hérissé de nœuds, afin de ne point cacher « les aspérités et les difficultés de l'art chirurgical ». Une agrafe, au centre de laquelle on voyait une fleur de lis lumineuse, retenait son corsage, autre souvenir qui rappelait la fleur de lis qu'avait ajouté au centre du blason des chirurgiens, Louis XIII, un roi qui avait tenu à honneur de se faire admettre dans la Communauté, parce qu'il était né le jour de la Saint-Côme, et dont on trouve le nom à l'*Index funereus chirurgicorum Parisiensium* de Devaux. Un troisième génie, la chirurgie encore, cette fois en homme adulte, afin de montrer que cet âge « est le plus propre aux productions de l'esprit », portant « des ailes au dos, pour indiquer que cet art domine tous les autres par son utilité, puisqu'il a pour objet l'homme lui-même, et aussi que rien ne saurait entraver sa marche ». Sa robe « d'un vert naissant, annonçait l'espérance de la perfection », à laquelle on essaierait d'atteindre. Enfin un dernier génie, la Renommée, allait à son de trompe « publier partout les nouvelles découvertes de l'art chirurgical ». Santeuil, le poëte d'alors qui se chargeait des inscriptions pour les monuments publics, avait adressé au nouvel édifice ce distique, qu'on grava en lettres d'or sur une table de marbre surmontant le portail d'entrée,

> « Ad cædes hominum prisca Amphitheatra patebant,
> « Ut discant longum vivere nostra patent,

distique que plusieurs gens de lettres cherchèrent

à rendre en vers français, entr'autres l'Académicien Perrault qui envoya le suivant :

> On élève en nos jours un vaste amphithéâtre
> Pour le bel art qui sçait guérir :
> Rome en faisait construire en son culte idolâtre
> Pour des gladiateurs qu'elle y faisait mourir :
> Redoublez votre ardeur, signalez votre zèle,
> Vous qu'à ce grand dessein appelle un heureux sort.
> On doit une gloire immortelle
> A l'art qui surmonte la mort.

En 1699, les statuts étaient remaniés, et recevaient la sanction royale par lettres patentes enregistrées en parlement le 3 février 1701.

La communauté de Saint-Côme (1) se composait du premier chirurgien du roi, de son lieutenant, de 4 prévôts, d'un receveur, d'un greffier, et de tous les maîtres, au nombre d'environ 300 (2). Elle était divisée en quatre classes, ayant chacune à leur tête un prévôt élu tous les deux ans à la pluralité des voix. Ces prévôts n'étaient éligibles qu'après 12 ans de réception, et devaient : garder le secret des affaires intérieures; observer et faire observer les statuts sans y rien innover; soutenir les droits, les priviléges, la liberté et l'honneur de l'école; prévenir la communauté des choses qui intéresseraient sa réputation, son intérêt ou sa discipline; exécuter et faire exécuter fidèlement tout ce qui était voté dans les assemblées; visiter les lieux privilégiés ou non privilégiés où se pratiquait la chirurgie; visiter les boutiques, pour examiner si elles étaient munies des instruments et médicaments nécessaires, et s'il ne s'y passait point quelque abus : faire poursuivre en justice les empiri-

---

1. Qui tirait son nom de la petite église Saint-Côme, placée près des écoles de chirurgie, et où l'on se réunissait pour les offices divins.

2. En 1725 ils sont au nombre de 210, y compris les dignitaires, d'après l'almanach royal, etc., 251 en 1735.

ques et tous autres exerçant la chirurgie sans qualité : punir et infliger des amendes aux maîtres qui contrevenaient au réglement. La communauté se suffisait à elle-même, et ne recevait rien du trésor, tout comme la faculté, qui parfois même eut la généreuse fierté de lui en prêter ; et le receveur était chargé de percevoir les deniers qui provenaient : de l'incorporation des élèves, des frais d'examens, des amendes, des redevances à la communauté, sorte de dîmes qu'elle prélevait sur les bandagistes, les herniaires, les sages-femmes, etc., auxquels elle avait donné droit de pratiques après un examen préalable, de la cotisation annuelle des maîtres, des dons qui pouvaient lui être faits, comme ceux qu'elle dut à la générosité de Lapeyronie en 1747. Le greffier tenait les registres, transcrivait les actes, délivrait les exceptions. Quant aux maîtres, il leur était interdit « de consulter avec d'autres médecins que ceux de la faculté de Paris, les médecins de sa majesté et ceux de la famille royale... sous peine d'amende et interdiction ». Il leur était de plus « très expressément défendu de lever aucun appareil posé par d'autres maîtres, sauf en leur présence, ou après une sommation bien et dûment faite, à peine d'interdiction et de 500 livres d'amende ». Si un maître venait à mourir, pour ne point laisser sa veuve dans le besoin, on lui permettait de faire tenir la boutique du défunt par un élève chirurgien, qu'on autorisait pour cela, sans frais. Tous les premiers lundis du mois, « après le service divin », qui se faisait à quelques pas de là en l'Eglise Saint-Côme et Saint-Damien, et la visite des pauvres malades », qui avait lieu en un endroit voisin appelé les « charniers », on se réunissait en assemblée générale, et tous les mercredis en assemblée particulière. Le conseil, au nom-

bre de 32 personnes, était composé des plus grands
dignitaires, et les anciens y avaient voix prépon-
dérante. « En toutes les assemblées, les opinions
seront prises en commençant par les anciens maîtres ; et néanmoins les chirurgiens du Châtelet (1)
(Garengeot le fut par la suite) oppineront avant
l'ancien des prévôts, et immédiatement avant le
lieutenant du premier chirurgien du roi ». Dans
les grandes réunions, le premier chirurgien du
roi et son lieutenant occupaient la première place. Venaient ensuite les quatre prévôts, le receveur, le premier chirurgien de la reine, les chirurgiens ordinaires du roi (par quartiers trimestriels), le
premier chirurgien des enfants de France, enfin
les autres maîtres suivaient dans l'ordre de leur
réception. Quant aux chirurgiens du Châtelet, ils
se plaçaient à gauche du président, tandis que les
docteurs régents, s'ils y assistaient, prenaient place
à la droite. La communauté avait des armes et
portait « d'azur aux trois boîtes d'argent posées
2 et 1, avec une fleur de lys d'or en abime ». On
avait même pris une devise : *consilio manuque* (1).

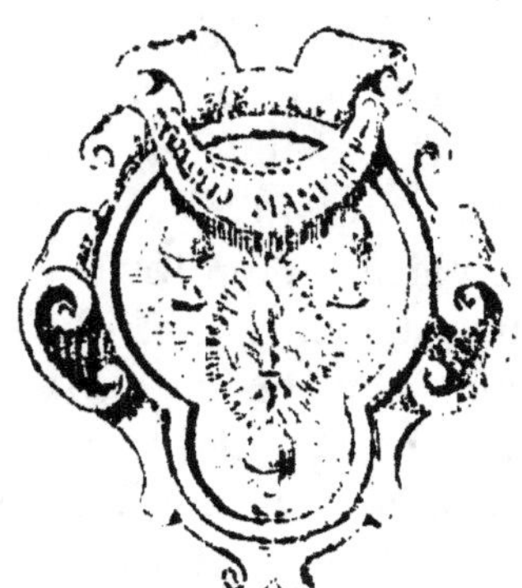

Les chirurgiens de Saint-Côme avaient le droit
de tenir boutique ouverte dans Paris et ses fau-
bourgs, et jouissaient de certains priviléges à

____
1. Dans les anciens statuts les chirurgiens du Châtelet présidaient les
assemblées de Saint-Côme.

l'égal des notables bourgeois de Paris, entr'autres de l'exemption du guet et de la garde, de certaines charges et impôts.

En 1725, les leçons à Saint-Côme qui s'y faisaient pour ainsi dire depuis un temps immémorial, allaient être officiellement autorisées. Jusqu'alors ces leçons n'avaient été en quelque sorte que tolérées, et de plus, depuis Roberdeau et Bienaise, il n'y avait que deux professeurs payés ; le fond du legs avait même été englouti dans quelque krach financier, si bien que parfois l'enseignement languissait, les chirurgiens préférant souvent donner des leçons, probablement rétribuées, dans leurs propres maisons. Sous l'instigation de Mareschal et de Lapeyronie, Louis XV résolut de créer cinq démonstrateurs royaux, et il leur attribua à chacun d'eux une gratification annuelle de 500 livres. Jean-Louis Petit fut nommé pour le cours de Principes de chirurgie, comprenant « playes, ulcères, et aposthèmes ». Andouillé fut chargé du cours « d'ostéologie, des maladies des os, et des opérations qui y conviennent ». Verdier enseigna l'anatomie, qui devait se faire « sur un cadavre humain qui sera remis à cet effet, disent les lettres patentes, par nos juges ». Morand, fils de l'ancien chirurgien des Invalides et qui lui succéda dans cette place, et qui joua le rôle que l'on sait à l'Académie de chirurgie, obtint « le Cours des maladies chirurgicales en particulier, et des opérations qui conviennent à leur cure sur un cadavre humain ». (On voit que le roi prenait soin de spécifier que les chirurgiens opéraient sur un cadavre humain, et non plus sur des animaux, comme c'était un peu l'habitude à Saint-Côme, du moins d'après l'autorisation légale). Le cin-

---

1. La corporation des apothicaires et des épiciers avait aussi des armes. Les sages-femmes, plus modestes, n'avaient pas de blason.

quième cours « traitant de la saignée, de l'application des cautèrs, des ventouses, des sangsues,
des vésicatoires, et des médicaments », échut à
Malaval. Mais, malgré l'édit du souverain, les
choses n'allaient pas toutes seules. Les docteurs
régents s'opposèrent autant qu'ils le purent à l'ins-
tallation définitive de ces professeurs. « La Cour,
avait dit maître Chenvot, plaidant pour la Faculté
dans le procès de 1660, a fait le partage entre les
médecins et les chirurgiens ; aux uns la science,
aux autres l'Art ; aux uns la théorie, aux autres la
pratique ». Mais, à 45 ans de distance du fameux
procès, les docteurs comprenant que les chirurgiens
étaient maintenant soutenus par la faveur royale,
n'osaient plus comme jadis faire la loi, de concert
avec le parlement, et lancer sur leurs adversaires
des menaces qui n'avaient plus chance de réussir.
Aussi préfèrent-ils employer la ruse et les cares-
ses. Le malicieux Quesnay « décrit d'une manière
fort plaisante l'assaut que livrèrent aux portes de
l'amphithéâtre de Saint-Côme les docteurs en robe
et en bonnet, suivis de leurs écoliers, ayant en
tête le doyen de la Faculté, orné des insignes de sa
dignité, un professeur armé d'un squelette, et un
huissier, qui frappant à la porte à coups redoublés
et menaçant de la faire enfoncer, criait : voici vos
seigneurs et maîtres de la Faculté qui viennent
réclamer le droit de vous instruire. Ils viennent
s'emparer de l'amphithéâtre que vous n'avez pu
bâtir que pour eux ; ils vous portent tout le savoir qui est renfermé dans leurs livres. Les huées
du peuple, que la curiosité avait rassemblé, cou-
vrirent la voix du bedeau, et les seigneurs et
maîtres furent reconduits au bruit des sifflets (1)».
Bientôt même, vers 1740, aux démonstrateurs
royaux on donna des adjoints, adjoints qui furent

1. Dezeimeris, Art. chirurgie.

dotés, à la mort de Lapeyronie (1747), comme les professeurs eux-mêmes, grâce à la libéralité de cet homme de bien, qui fit tant pour Saint-Côme, et qui créa même une sixième chaire, celle d'accouchements, qu'il dota de la même façon. Nous ne pouvons sans nous arrêter un instant prononcer le nom de ce grand et généreux chirurgien, Lapeyronie. « Né à Montpellier le 15 janvier 1678, où son père exerça la chirurgie, dit M. le professeur Laboulbène dans son Cours d'ouverture, il y étudia et fut reçu maître à 19 ans avec une dispense d'âge. Chirac conseilla de l'envoyer à Paris. Là il devint l'élève et le commensal de Mareschal. De retour à Montpellier, sa réputation grandit ; il fut professeur public aux écoles de médecine, chirurgien de l'Hôtel-Dieu, de Saint-Éloy, puis chirurgien-major de l'armée des Cévennes. Le duc de Chaulnes se trouvant atteint d'une fistule regardée comme incurable, Chirac fit appeler Lapeyronie qui guérit le malade, et qui fut retenu à Paris par ses protecteurs. Agrégé au collège de Saint-Côme, Lapeyronie fut quelque temps après nommé chirurgien de la Charité, puis à la fois démonstrateur au collège des chirurgiens et au Jardin du roi ». Devenu premier chirurgien du roi en survivance il ne cessa, de concert avec Maréchal, d'appeler l'attention de Louis XV sur la chirurgie et obtint pour elles des faveurs exceptionnelles : « Quiconque excelle dans son état, dit Dezeimeris, montre d'heureuses dispositions, ou éprouve des besoins, est assuré de sa protection, a droit à ses bienfaits, à son amitié. Aux uns il ouvre la carrière de la fortune, aux autres il montre le chemin des honneurs. Il aide le plus grand nombre de ses conseils et de sa bourse ; il les encourage, les anime, les excite par la plus noble des passions, l'amour de la gloire. Il serait trop long, continue Dezeimeris, d'indiquer en détail tout ce que cet homme immortel fit pour la chirurgie ».

Plus tard enfin (1750), une véritable *école pratique* commençait à fonctionner. « Le roi, dit Morand dans son éloge de Verdier, a de plus ordonné l'établissement d'une école pratique sur les fonds qu'a laissé, M. de Lapeyronie. Les élèves qui pendant le cours des principes ont satisfait aux interrogations de leurs démonstrateurs y sont admis à faire les dissections anatomiques et les opérations chirurgicales, sous les yeux des démonstrateurs en cette partie ».

Vers 1730, les chirurgiens de Saint-Côme gravissaient un nouvel échelon qui tendait à les mettre de pied d'égalité avec la faculté, leur terrible dominatrice. Ce fut précisément le *Traité de splanchnologie* de Garengeot qui fut l'occasion de cette nouvelle conquête. Nul ouvrage d'anatomie ou de chirurgie ne pouvait être imprimé sans recevoir l'approbation de deux censeurs médecins. On prévoit d'ici, étant donné la rivalité des deux corporations, combien souvent l'approbation devait être refusée. Nous laisserons Garengeot nous raconter lui-même comment la chose fut obtenue : « Dans le temps que je composais ma première édition, les chirurgiens ne pouvaient obtenir l'approbation aux répliques qu'ils faisaient à leurs adversaires, parce qu'alors ils n'y avait que deux censeurs médecins. Pour secouer ce joug, j'obtins de M. le Garde des Sceaux un ordre qui commit M. Mareschal, premier chirurgien du roi, censeur de mon ouvrage. Dès qu'il fut imprimé, la faculté n'y voyant point d'approbation de médecin, en fit des plaintes au magistrat, et les appuya de tant d'allégations, que le magistrat crut qu'il était de l'équité d'entendre les deux partis, et par prévision il suspendit la vente du livre. Deux jours après, les chirurgiens suivants furent chez M. le Garde des Sceaux, scavoir MM. Mareschal, Lapeyronie, Lafosse, Petit, Peyrat et moi. Il nous fit part des allégations de la Faculté, auxquelles nous répondîmes sur-le-champ. Il nous ordonna de mettre nos réponses par écrit, et je fus chargé de la commission. Après 10 à 12 jours, notre mémoire fut trouvé si solide par ce magistrat qu'il donna main levée de la défense à la vente de mon livre, décida qu'à l'avenir les ouvrages d'anatomie et de chirurgie seraient examinés par deux censeurs, l'un médecin et l'autre chirurgien, et me nomma sur-le-champ pour approuver, conjointement avec M. Burette, le *Traité des saignées* de M. Quesnay ». Garengot ajoute même que par la suite les deux censeurs furent deux chirurgiens. La chose ne nous semble pas très certaine. Nous dirons même que quelquefois les livres de cette époque ne portent aucune approbation. Quoi qu'il en soit, nous continuerons de le citer : « Les choses furent restées dans cet état, si la faculté avait voulu s'en tenir à une décision si sage; mais elle y donna des atteintes. M. le chancelier, aussitôt que le roi lui eût remis les sceaux, faisant droit sur les remontrances des chirurgiens, décida que les livres d'anatomie et de chirurgie seraient examinés par les seuls chirurgiens, et conserva pour censeurs royaux en cette partie, MM. Petit et Morand, que M. Chauvelin avait déjà nommés ».

En 1730, la première Académie française de chirurgie allait ouvrir sa première séance. Nous y reviendrons

Enfin, et là nous bornerons cette série de faits qui marquent le relèvement de Saint-Côme à cette période, l'obligation du titre de maître ès-arts devait encore rehausser l'art chirurgical et l'assimiler officiellement à une science, en même temps

qu'il plaçait pour les barbiers-chirurgiens illettrés
une barrière que ces derniers ne franchiront plus.
Déjà bien malades depuis que la Faculté ne les
soutenait plus, ces pauvres barbiers étaient maintenant condamnés à s'éteindre, de par les lettres
patentes du roi du 23 avril et enregistrées en Parlement le 7 mai 1743. Les chirurgiens de Saint-
Côme au contraire, grâce à l'heureuse influence
des premiers chirurgiens du roi, avaient considérablement gagné du terrain, tandis que la Faculté
stagnait dans son immobilité, ses sujets du mérite
le plus élevé passant maintenant pour la plupart
au Jardin-Royal, comme Buffon, Vicq d'Azir, etc.

Mais ces avantages, on ne les obtint pas sans
coup férir. Les pamphlets nombreux de la littérature médicale de ce temps dénotent combien la
lutte fut souvent animée, l'attaque ardente et la
riposte vive. Le chirurgien praticien ose-t-il bien
aspirer aux vues élevées où l'esprit du médecin-
théoricien peut seul atteindre, disaient les docteurs régents (1)? Le médecin, qui se tient dans
les splendeurs de la théorie, et qui dédaigne de
conduire lui-même le bistouri, peut-il donc espérer apprendre dans ses livres à connaître les détours d'un chemin où il ne s'aventure pas, répon-
daient les chirurgiens?

Garengeot, comme tous les chirurgiens de son
temps, entra lui aussi dans l'arène, et contribua
pour sa part au relèvement de la chirurgie décon-
sidérée. « Dans un temps de fermentation, dit le
chirurgien Morand, où les médecins de Paris n'é-
taient point accoutumés à regarder les chirurgiens
comme leurs égaux (nous sommes en 1750), et les

chirurgiens possèdent leur Académie), Garengeot fut un des plus ardents défenseurs de nos droits. Il s'en fait gloire dans une dissertation sur l'origine de la chirurgie et de la médecine et le partage survenu par la suite entre ces deux sciences ». A la vérité, cette dissertation à laquelle fait allusion Morand, et que l'on trouve à la fin de la splanchnologie, n'est pas d'une composition bien remarquable. On y voit l'excellente intention, dont alors étaient animés tous les chirurgiens, de défendre la chirurgie attaquée par les médecins, comme le fit Quesnay dans son ouvrage ; mais l'intention doit seule être retenue, car les arguments invoqués ne nous semblent guère devoir entraîner la conviction. Qu'on en juge plutôt : « C'est la chirurgie, dit Garengeot, qui a été inventée la première, et lors du partage des deux sciences, de la médecine et de la chirurgie (fondation de l'Université, xII^e siècle), qui s'est fait par les circonstances et sans aucune autorité, la chirurgie n'a nullement été assujettie à la médecine ». Pour étayer sa thèse, il remonte bien loin dans la nuit des temps, faisant intervenir Apollon, Esculape, le centaure Chiron « qui soignait plaies et ulcères, et dont le nom Chiron (χειρ, main, chirurgie), marque bien qu'il fut plutôt chirurgien que médecin », les trois Esculapes de la Grèce, puis Machaon, Podalire. Ne voit-on pas que ces derniers ont été des chirurgiens bien plus que des médecins, dit-il. Écoutez son raisonnement : « Au siége de Troie, la fille du roi Damœthus étant tombée du haut d'une maison, Podalire employa dans cette occasion le remède que les meilleurs chirurgiens du siècle où nous vivons prescrivent pour les chutes qui causent des commotions, des étourdissements ». que fit-il ? « Il la saigna tout simplement aux deux bras !... et il la guérit !!

Aussi, en récompense d'une si belle cure, le roi lui donna-t-il sa fille en mariage. Cette première saignée ne prouve-t-elle pas sans réplique que la chirurgie a existé avant la médecine? Car on sait que la saignée est du seul domaine du chirurgien ». Nous ne suivrons pas plus longtemps Garengeot dans cette fameuse dissertation, qui ne réussit qu'à nous faire sourire aujourd'hui. Contentons nous de dire qu'il ne se montra d'ailleurs pas plus que la plupart de ses contemporains au-dessous de la tâche qu'il avait entreprise, de démontrer la préséance de la chirurgie sur la médecine. Bien d'autres écrits du temps sur ce sujet, portent la même empreinte. Chirurgiens et médecins frappaient d'estoc et de taille les uns contre les autres ; et lorsque nous jugeons, nous, spectateurs sans parti-pris de leurs luttes, et placés à près de deux siècles de distance, les coups que se portèrent les combattants, un sourire, qui n'exclut d'ailleurs point la sympathie, vient seul naître sur nos lèvres et nous empêcher de prendre parti pour l'une ou l'autre corporation. Nous dirions volontiers avec Maurice Raynaud, comparant ces hommes d'un autre âge avec leurs rivalités perpétuelles à de braves gens de province : « Leurs modes sont arriérées, leur langage n'est plus le nôtre ; ils dinent encore à midi et se couchent à neuf heures, ce qui jure avec toutes nos habitudes de citadins; ils ont des idées toutes faites qui nous étonnent, de petites rivalités locales auxquelles nous ne comprenons rien. Et pourtant ils sont si candides, si simples, si respectables, que malgré tout l'on se sent porté vers eux, leur société a quelque chose d'agréable ».

Garengeot fit d'ailleurs mieux que d'essayer de prouver par des raisons oiseuses, comme celles dont sa dissertation précédente nous donne une

idée, l'excellence de son art, et ce fut par ses travaux scientifiques qu'il y contribua. Il était maintenant maître chirurgien de Saint-Côme, il avait
le droit de se montrer en public. En 1727, la
faculté, qui savait pourtant quelquefois apprécier
comme ils le méritaient la valeur scientifique des
chirurgiens, n'oublia point que Garengeot s'était,
à son arrivée à Paris logé, près d'elle et placé sous
son égide ; et elle le choisit pour faire un Cours
d'Anatomie à ses écoles de médecine, « dans un
temps où depuis plus de 3 ans aucun chirurgien
n'avait travaillé à la faculté », nous dit lui-même
notre auteur. Ce fut sans doute la protection de
Winslow, et celle de Elie Col de Villars, un autre
docteur régent qui lui donna pour son *Traité des
opérations* une approbation élogieuse, qui lui
valurent cet honneur, alors que les autres membres
de Saint-Côme, à qui l'on ne pardonnait pas d'a-
voir obtenu du Souverain 5 places de démonstrateurs, étaient laissés à l'écart. Garengeot du reste
tenait à montrer que les honneurs qu'on lui faisait,
il les devait à son travail. Et en 1728, il publiait
un nouvel ouvrage, son *Traité de splanchnologie*
dont l'édition fut enlevée en 6 mois, et qui fut traduit en allemand, en même temps qu'il donnait
une deuxième édition de sa *myotomie*. Winslow
ne devait faire paraître son anatomie que 4 ans
plus tard, 1732. L'étranger lui-même tint à rendre
hommage au mérite de notre auteur, et la société
royale des sciences de Londres, qui en 1750 ne
comptait encore dans son sein que les chirurgiens français J.-L. Petit, Faget, Morand, Ledran,
Sue, Lecat, Quesnay, lui fit l'honneur de l'admettre au nombre de ses associés étrangers. Il
fut également membre de la Société Académique
des Arts de Paris, fondée en 1730, nous dit Louis
(1), et qui compta 3 anatomistes chirurgiens,

1. V. l'éloge de Bassuel par Louis.

Bassuel, Ledran et Quesnay, mais qui embrassant les mêmes objets que l'Académie des Sciences, fut bientôt tuée par sa rivale. La même année, Malaval, celui-là même qui plus tard deviendra vice-directeur, puis directeur de l'Académie de chirurgie, enfin lieutenant du premier chirurgien, donna sa démission de démonstrateur à Saint-Côme pour la petite chirurgie : Maréchal lui donna pour successeur Garengeot, qui professa ainsi cette branche de la science médicale pendant 10 ans, de 1728 à 1738, époque à laquelle lui succéda Quesnay, l'auteur du *Traité de la saignée*, opération du ressort de ce cours. En 1730, alors que tous les chirurgiens s'occupaient de la taille, que Morand allait en Angleterre étudier la méthode de Cheselden, Garengeot travailla aussi lui, cette question, et fit paraître sur ce sujet un petit ouvrage que nous n'avons pu nous procurer à la bibliothèque nationale elle-même, mais que notre auteur, croyons-nous, inséra dans la deuxième édition de son *Traité des opérations*, qu'il donna en 1731, et dont on trouvera plus loin l'analyse détaillée.

1731 ! Date illustre, date à jamais mémorable dans les annales de la chirurgie française. La première Académie de Chirurgie vient en effet de se fonder, grâce au zèle des premiers chirurgiens, l'un de fait, l'autre en survivance, Maréchal et Lapeyronie. Notre auteur eut la gloire de compter parmi ses membres fondateurs : « L'institution d'une Académie parmi les chirurgiens parisiens, disait M. le professeur Laboulbène dans son Cours d'ouverture de l'année courante (1), eut lieu

1. Voyez l'Ancienne Académie de chirurgie par M. le professeur Laboulbène (*Revue scientifique* du 8 décembre 1883). On lira également avec grand fruit les quelques pages qui en précèdent l'histoire et qui font connaître à quel moment elle s'est produite, quelle a été sa raison

le 12 décembre 1731. Elle tint sa première séance
le 18 décembre de la même année, sous la prési-
dence de Maréchal, » et l'on continua ainsi de
s'assembler une fois par semaine, de trois à cinq
heures, dans la grande salle de Saint-Côme(2). « Une
liste de 70 membres fut présentée ». Par voie du
scrutin, on désigna 6 officiers, qui furent nommés
par le roi. Ce fut un directeur, J.-L. Petit; un
vice-directeur, Malaval ; un secrétaire, Morand ;
un commissaire chargé des correspondances, Ledran; un commissaire chargé des extraits, Garengeot; et un trésorier, Bourgeois. « En 1739, continue M. Laboulbène, les statuts furent renouve-
lés, le nombre des maîtres résidents fixés à 60,
sans compter les officiers ; le 3 mai 1742, eurent
lieu des élections nouvelles. Mais l'Académie,
jusqu'en 1748, n'eut pas d'existence légale, elle
portait le titre de Société Académique des chirurgiens de Paris. Devenue en 1748 l'Académie
royale de chirurgie, elle reçut des statuts défini-
tifs le 18 mars 1751.... Chirac avait conçu la pensée d'une Académie de médecine qui aurait cor-
respondu avec les médecins de tous les hôpitaux
du royaume, mais il était mort sans en avoir vu
la réalisation. La réunion de tous les chirurgiens
de France, concourant au progrès, était un fait
accompli. Les chirurgiens de la Cour avaient
relevé l'art, et aussi les praticiens illettrés exerçant une sorte de métier manuel et mécanique.

d'être, pourquoi et comment elle s'est constituée ». Nous prévenons que
les nombreux emprunts que nous ferons à notre savant maître, au sujet
de l'Académie, et mis entre guillemets, doivent lui être rapportés.

2. Cette grande salle de Saint-Côme, où se tinrent les séances de
l'Académie jusqu'au moment où l'on bâtit en 1774, sur l'emplacement
du collège de Bourgogne, les nouveaux bâtiments, occupés par notre
faculté actuelle, se trouvait rue des Cordeliers au 1er étage du bâtiment
situé en face la porte d'entrée de l'amphithéâtre anatomique, à gauche
de la Cour actuelle de l'École de Dessin.

Les médecins lettrés ne possédaient pas d'Académie (1). Il avait été hardi d'en créer une en luttant contre la faculté. Tous les chirurgiens, sans exception, étaient conviés à un travail rénovateur; l'Académie siégeant à Paris concentrait les observations de délégués appartenant à toutes les provinces et surveillant les corporations locales facilitant, provoquant au besoin les communications. L'Académie accueillait tout, examinait tout, choisissait les documents et avec eux élaborait des mémoires qui composent une sorte d'encyclopédie chirurgicale. Suivant la juste expression de M. le professeur Verneuil, l'Académie de Chirurgie a été la première réunion homogène, composée d'égaux poursuivant le même but et associant leur activité, leurs aptitudes, et jusqu'à leurs qualités contraires, pour atteindre la plus haute expression du travail collectif. L'Académie avait compris son devoir d'une manière supérieure : elle proposa des prix, provoquant une série de travaux individuels, mettant en lumière des inconnus. Finalement, la chirurgie était émancipée par une institution sans pareille; les méprisés furent relevés, les démonstrateurs de chirurgie, les membres de l'Académie luttèrent avec succès contre l'enseignement médical officiel, les seigneurs et maîtres des chirurgiens » eurent à se réformer sur le modèle de leurs affranchis.... Lisez et méditez les mémoires et les prix, continue plus loin le professeur. Vous verrez que toutes les parties de la chirurgie ont été traitées par l'Académie et se trouvent dans ses recueils ; la pathologie chirur-

1. Les médecins de province avaient bien essayé de constituer vers 1071 une société en dehors de la Faculté, d'une *Chambre Royale*, mais elle fut supprimée en 1004. — La première Société de médecine en France, méritant vraiment ce nom, fut la *Société Royale de médecine* qui date de 1776.

gicale, les lésions, les vices de conformation ; les appareils, instruments et machines, et aussi l'action des topiques et médicaments externes, sans oublier l'hygiène chirurgicale, l'influence de l'air, de l'alimentation, des exercices, venant en aide à la chirurgie proprement dite. L'Académie représentait ainsi la chirurgie, non seulement pour Paris, mais pour l'extérieur. Vous trouverez ses membres titulaires les plus éminents, ses associés rivalisant tous de zèle, résidents et régnicoles, contribuant ensemble au progrès de l'art... » La fin de l'Académie ne répondit malheureusement pas au commencement. Brillante sous ses présidents les premiers chirurgiens Mareschal, La Peyronie, la Martinière, « elle avait eu Andouillé, presque un inconnu, pour président : ayant brillé d'un si vif éclat, elle vivait sur les souvenirs du passé. Des discussions intestines la minaient ; le grand secrétaire, Antoine-Louis ayant disparu, elle allait péricliter ; Pierre Sue était nommé secrétaire par interim. Mais le collège des chirurgiens florissait dans son bel édifice (1) tandis que la Faculté de médecine était obligée d'aller se réfugier aux vieilles écoles de droit, rue Jean-de-Beauvais, abandonnant les locaux de la rue de la Bûcherie, qui menaçaient ruine. D'autre part, la Société royale de médecine, n'ayant que quelques années d'existence avec Vicq d'Azir pour secrétaire, luttait contre elle. Une loi de l'Assemblée législative du 17 août 1792, puis un décret de la Convention du 8 août 1793 renversèrent et détruisirent à la fois l'ancienne Faculté et le collège de Saint-Côme, l'Académie royale de chirurgie et la société royale de médecine ».

Quel rôle joua Garengeot à l'Académie de chi-

1. Notre faculté actuelle, dont la première pierre fut posée le 14 décembre 1774.

rurgie? Nous avons vu que lors de sa fondation, il fut chargé des extraits. Il y conserva cette fonction jusqu'en 1742, époque à laquelle il fut nommé chirurgien-major du régiment infanterie. Les conseillers du comité, portant l'article 15, étaient tenus de fournir chaque année un ou deux mémoires. Garengeot était trop fanatique du réglement pour se dérober à cette tâche, et trop bon praticien d'ailleurs pour n'avoir pas à présenter quelques observations intéressantes. Aussi communiqua-t-il à l'Académie plusieurs mémoires, qui ne sont pas sans valeur. En voici les titres : *Une contusion à la tête suivie d'épanchement et de mort; une fracture intéressant la suture sagittale, où l'on trépana sur le sinus longitudinal; extraction d'une pierre enkystée de la vessie par l'appareil latéral; arête de poisson avalée et trouvée dans un abcès à l'aine; une plaie au larynx et à l'œsophage; plusieurs hernies singulières; épanchements dans le bas-ventre; amputation à lambeaux; opération de la cataracte par l'extraction du cristallin; une plaie à la lèvre supérieure; une plaie à la trachée-artère; une affection du sinus maxillaire* (1).

Pendant cette première période de l'Académie Garengeot, constamment appliqué à l'étude, continuait à parfaire ses premiers travaux, et donnait des éditions nouvelles. En 1731, il publiait une deuxième édition de son *Traité des opérations*, et remerciait Mareschal dans une épitre qu'il lui adressait, des faveurs dont il l'avait honoré. « La première édition de cet ouvrage, lui disait-il, fut tellement heureuse pour moi qu'elle m'attira non seulement l'honneur de votre amitié, mais même

1. Il communiqua également à l'Académie des sciences une observation de parties musculeuses ossifiées dans le cœur, des remarques sur les sinus du cerveau; des remarques sur les artères intercostales.

celui de votre protection ». Et, faisant allusion à cette générosité dont les premiers chirurgiens du roi donnèrent si souvent des preuves à l'égard des membres de Saint-Côme, leurs subordonnés : « J'en reçus dès ce moment des marques également honorables : vos libéralités me prévinrent. C'est à vous, Monsieur, et ma reconnaissance le doit publier, que je suis uniquement redevable de mon établissement dans cette ville; c'est à vous que je dois la place que j'ai l'honneur d'occuper parmi mes confrères, et j'en conserverai un éternel souvenir ». Il remerciait de même Lapeyronie lors de la 2ᵉ édition de sa splanchnologie (1742). « En vous offrant le fruit de mon travail, lui disait-il, c'est un tribut dont je m'acquitte, et que je vous dois depuis longtemps. Je sais tout ce que je dois en mon particulier aux bontés singulières dont vous m'avez toujours honoré ». Et voilà l'homme dont on a dit qu'il fut par sa jactance et sa mauvaise foi une honte plutôt qu'une gloire pour la chirurgie française. Nous ne trouvons rien dans son existence qui puisse autoriser de semblables paroles. Nous le voyons au contraire remercier publiquement ses bienfaiteurs, comme c'était son devoir, de même que nous l'avons vu dans ses ouvrages rendre à autrui ce qui lui appartenait.

En 1735, il fut nommé chirurgien du Châtelet, médecin légiste dirait-on aujourd'hui : fonction qui n'était pas toujours agréable, et qui demandait de plus du savoir et du jugement pour les rapports de justice dont on était chargé. Notre auteur semble s'être acquitté avec tact de cette fonction, puisqu'il en demeura chargé pendant 22 ans. La 3ᵉ édition de ses opérations (1748) contient d'ailleurs quelques observations judiciaires de médecine légale.

En 1739, il cessa de professer la petite chirurgie à Saint-Côme et succéda à Morand dans la démonstration des opérations chirurgicales, place qu'il conserva jusqu'à sa mort, ayant Lafaye comme adjoint. Disons d'ailleurs en passant que les remarques de ce dernier auteur ajoutées au traité de Dionis, et auxquelles on s'accordait à trouver de la valeur, semblent avoir été copiées sur la pathologie de Garengeot, lequel pourtant s'y trouve bien rarement cité. Nous avons assez parcouru l'un et l'autre ouvrage pour pouvoir l'affirmer ici. Lafaye dans sa préface s'est contenté de dire que « ses additions sont tirées de la lecture des meilleurs auteurs, des *leçons* et de la *conversation* des plus grands maîtres de son temps ».

En 1742 il donna une 2° édition de sa *splanchnologie*, en 1748 une 3° édition de son *Traité des opérations*, enfin en 1750 une 3° édition de sa *myotomie*.

On le voit, Garengeot composa d'assez nombreux ouvrages, embrassant presque toutes les parties de la chirurgie, médecine opératoire, instruments de chirurgie, anatomie des viscères et des muscles. « Il avait la démangeaison d'imprimer, ce qui ne lui laissa pas toujours le temps d'approfondir les questions qu'il traitait », ajoute Morand, dont ces dernières paroles, il est vrai, laissent deviner qu'il se rappelle que notre auteur

1. Éloge de Malaval, par Louis: « Cette place a des fonctions communes et ordinaires. Tel est le soin des prisonniers malades à la Conciergerie. Elle en a qui font souffrir l'humanité, telle que l'obligation d'assister à la question donnée aux criminels. Le chirurgien est alors un juge établi par la sagesse de la loi, pour réclamer les droits de la nature contre la rigueur des ordonnances. Mais il y a des cas où l'on requiert des rapports qui demandent de la prudence, du savoir, de l'intelligence. » Pendant longtemps il n'y eut que 2 chirurgiens et deux médecins au Châtelet. À ce moment, les chirurgiens sont au nombre de 4, (V. l'Almanach royal).

publia avant lui son *Traité de la taille.* « Jamais
auteur ne fut tant tourmenté par la critique;
presque tous ces ouvrages ont été attaqués ».
Nous ne nous chargerons point de répondre à
tous les contradicteurs de Garengeot, ce qui
nous entraînerait dans une discussion sans intérêt.
A cette époque de luttes passionnées, un chirurgien écrivait-il un ouvrage, qu'aussitôt les médecins s'empressaient de le critiquer, et réciproque-
ment. *Le traité des maladies des os* de J.-L. Petit
ne fut-il pas l'objet des attaques les plus violentes? Freind, dans son *Histoire de la médecine,*
attaqua notre auteur à propos de la cause qu'il
attribuait à la syncope dans la paracentèse, ainsi
que sur le terme d'infiltration qu'il employait au
lieu de celui d'Anasarque dont s'étaient servis
les anciens. Garengeot lui répondit dans la 2ᵉ
édition de son *Traité des opérations.* Un élève
du médecin anglais entra même dans la discussion, et envoya à la Société d'Édimbourg un
mémoire intitulé « *Remarques sur la politesse et
le profond savoir de M. Garengeot* ». Heister,
l'illustre professeur d'Helmstadt, qui le cita souvent dans ses ouvrages, lui releva fréquemment
des erreurs; mais pourtant il lui rendit maintes
fois justice sur bien des points. Un médecin,
La Mettrie (1), dont Voltaire, qui l'avait beaucoup
connu, a dit qu'il fut un fou, qui n'écrivit que dans
l'ivresse, le prit également à partie. Puis ce fut
un autre médecin, Nicolas Andry; puis encore
un chirurgien du nom de Collin, qui l'attaqua à
propos des tentes. On lui contesta également l'au-
thenticité de la restauration d'un nez arraché,
dont nous donnons l'observation à la fin du cha-

1. Né à Saint-Malo en 1709, dut quitter la France (ouvrage de Péné-
lope) et alla mourir à Berlin en 1751.

pitre sur la fistule lacrymale. Enfin, et nous en passons, l'abbé Gouget, prononçant l'éloge de Devaux, avança que ce dernier avait pris part aux ouvrages de Garengeot, assertion qui fut reproduite dans le *Dictionnaire de Moreri* à l'article « Devaux ». Mais bientôt l'abbé Gouget tint à honneur de reconnaître publiquement son erreur, et il écrivit à notre auteur une lettre, que l'on trouve dans la préface de la splanchnologie, par laquelle il lui présentait ses regrets et désavouait son premier dire, ajoutant qu'il ne l'avait fait que « sur le témoignage de quelques personnes mal informées ». Garengeot eut le bon esprit de ne point se fâcher de ces critiques *« er gehörte zu dem angesehensten chirurgen seiner zeit, wenn er auch mancherlei Angriffe erfuhr, um die er sich jedoch wenig kümmerte »*, comme le disent les auteurs Allemands Gurlt et Aug. Hirsh dans le *Dictionnaire biographique des médecins et chirurgiens*, (1885); ils ajoutent même qu'il fut un des chirurgiens les plus distingués de son temps.

Néanmoins, il ne dut pas être toujours d'humeur facile, car Fréron écrit à son sujet la phrase suivante : « Athlète intrépide, il était toujours dans l'arène et ne se tenait jamais pour vaincu ; aucun de ses adversaires ne le faisait trembler ». D'autre part, Morand nous dit « qu'il n'était point homme à se rendre aisément ». Il avait sans doute la ténacité proverbiale du breton; et si cette tenacité fit sa force dans cette lutte de la vie, qui pour lui fut si dure à ses débuts dans la capitale, elle lui suscita aussi de nombreux ennemis.

Garengeot s'était d'ailleurs attendu à cette guerre, et dès 1728 il annonçait dans la préface de sa splanchnonologie que « son parti était pris, et que, sans faire attention aux contradictions, il écrirait avec une honnête liberté ce qu'il aurait fait et vu faire lorsque cela pourrait être utile aux jeunes chirurgiens ». « Il a amplement tenu parole, dit Morand. Il n'est pas possible de refuser des éloges à un zèle si soutenu. Aussi en arracha-t-il de ses adversaires mêmes, j'ai pensé dire ses ennemis ». C'est ainsi que Hunaud (1), le fameux auteur du « chirurgien-médecin », et qui n'était « sûrement pas louangeur des chirurgiens », ne put s'empêcher de lui dédier un quatrain rappelant et appréciant ses œuvres, quatrain que nous avons placé au bas du portrait de notre auteur :

« Corporis humani tristes reparare ruinas
« Chirurgicos docui (2), imbellesque salubribus armis
« Instruxi (3). Hic (4) videant ut totos fasa per artus
« Mens agitat corpas, cultroque inquirere discant.

« Il fut plus solide que brillant, continue Morand ; et quand il dissertait sur les matières de l'art on lui trouvait le fonds d'un homme très instruit ». Et se rendant compte de l'importance des ouvrages, il ajoute : « Bien que cet homme imperturbable ait quelquefois prêté le flanc à de justes critiques, je ne crois rien avancer de trop, en disant que ceux qui voudront savoir l'histoire moderne et les progrès de la chirurgie d'une partie de ce siècle, seront obligés de consulter ses écrits. C'est là où sont consignés pour être transmis à la postérité, des faits aussi intéressants qu'honorables au collége des chirurgiens de Paris ».

Depuis l'année 1742, époque à laquelle il ne fut plus chargé des extraits de l'Académie, Garengeot sembla quitter un peu la vie active et laborieuse qu'il avait menée jusqu'alors. Il était

1. Hunaud. fils, petit-fils, neveu et cousin de médecins, né à Châteaubriand, en 1701, enseigna brillamment l'anatomie au Jardin-Royal, mort en 1742.

2. Son *Traité des opérations*. — 3. Celui des instruments. — 4 Splanchnologie et myologie.

âgé de 54 ans. Il tourna ses vues du côté de la chirurgie d'armée, comme beaucoup de chirurgiens de ce temps. Terryer, le chirurgien-major du régiment du roi Infanterie, était mort à Prague, « jouissant d'une réputation éclatante par ses talents, sa probité, son désintéressement. Tout autre que M. de Garengeot, dit Morand, aurait eu de la peine à faire oublier son prédécesseur »; mais son mérite, promptement apprécié, lui attira bientôt l'estime et la confiance auxquels il avait droit. Il y avait 15 ans qu'il était ainsi attaché à ce régiment, tantôt l'accompagnant dans ses brillantes campagnes à Fontenoy, Raucoux, Lawfeld dans les Pays-Bas, puis à Rosbach, Crevelt, Minden en Prusse, et tantôt revenant à Paris (1) dans les intervalles de paix, où il continuait ses fonctions de démonstrateur à Saint-Côme et de chirurgien du Parlement, « lorsque, balancé entre la crainte de ne pouvoir plus soutenir les fatigues de la guerre et le désir de faire encore quelques campagnes, il parut avoir envie de se retirer. Son colonel, M. le comte de Guerchy, y consentit, à la condition que M. de Garengeot se choisirait lui-même un successeur d'un certain âge, d'un jugement mûr, qui eut une bonne main, surtout très entendu dans le traitement des plaies d'armes à feu; en un mot, aussi habile que lui, s'il se pouvait. La campagne approchait, et il fallait se décider. M. de Garengeot vint un jour chez son colonel pour lui présenter un chirurgien précisément tel qu'il le souhaitait. Le colonel demanda à le voir. C'est

1. L'almanach du temps lui donne les adresses suivantes à Paris : De 1725, époque de sa réception à Saint-Côme, sa boutique est rue de la Vielle-Draperie; ensuite on le retrouve rue de l'Arbre-Sec et rue Jean Saint-Denis. — Winslow, son maître, habitait en 1741 rue du Cloître Saint-Benoît. On sait que les docteurs régents ne tenaient point boutique ouverte comme les chirurgiens.

moi, lui répondit M. de Garengeot. Ce seigneur n'osa pas lui reprocher qu'il oubliait une condition essentielle au marché, et qu'il lui manquait l'art de se rajeunir. Cette petite astuce, qui n'était qu'honnête, ne déplut point au colonel, et M. de Garengeot reprit avec zèle ses fonctions, dont il s'occupait de très bonne foi, lorsqu'une attaque d'apoplexie l'enleva à Cologne, le 10 décembre 1759, à l'âge de 71 ans (1) ».

C'est sans doute dans cette ville que reposent les dépouilles de Garengeot. Probablement célibataire et sans famille à Paris, personne ne les réclama, et nul ne s'occupa de les faire enterrer dans une de nos églises de Paris, où le curieux a le plaisir de lire aujourd'hui les épitaphes de nombreux Médecins et Chirurgiens de ce temps.

1. On lit sur un portrait de Garengeot qui se trouve à la Faculté, salle des Examens, n° 3, qu'il mourut le 11 décembre.

TRAITÉ DES OPÉRATIONS

INTRODUCTION

Si c'est à sa clef que Garengeot doit d'être connu du grand public d'aujourd'hui, c'est son *Traité des opérations* qui le fit apprécier de ses contemporains et lui mérita l'estime de la postérité. Le premier en date de ses ouvrages, on peut dire aussi que c'est également le premier comme importance. Avant sa publication, Garengeot était un inconnu ; après son apparition, il devint presque célèbre. Chirurgiens de Saint-Côme et docteurs régents de la Faculté approuvèrent à l'envie cet ouvrage et ne lui épargnèrent point les éloges. Parmi les premiers citons Lapeyronie, J.-L. Petit, Malaval, Roux, Sauvé, Quesnay, et parmi les seconds Winslow, Elie Col de Villars, Silva. L'ouvrage fut traduit en anglais et en allemand. Heister, l'illustre professeur de Helmstad, et l'antagoniste habituel de notre auteur, ne peut s'empêcher de le citer à chaque pas dans son excellent traité *« Institutiones chirurgicæ »*, fruit de 30 ans de labeur, comme il le dit lui-même. Souvent à la vérité il tenta de le réfuter, car il ne lui pardonnait point d'avoir trop exalté les Praticiens de Paris au détriment de ceux de l'étranger ; mais en bien des passages il se trouve comme contraint de lui rendre pleine justice.

Pour bien se rendre compte, de l'influence qu'exerça son traité des opérations, il faut se rapporter à l'état de la chirurgie au commencement du xviiie siècle.

Cette science n'était point encore aussi dégagée qu'elle l'est aujourd'hui des traditions de l'époque Græco-Romaine ; sur bien des points l'analogie était frappante entre les théories et la pratique de Méry, Dionis, Maréchal, et celles de Celse, Galien et Paul d'Égine. Privée des notions d'anatomie topographique et d'anatomie pathologique, qui seules donnent au Manuel opératoire, de la sûreté et de l'exactitude, la chirurgie d'alors en était encore réduite en fait d'étiologie aux idées humorales que lui avait léguées la tradition galénique. Ses meilleures opérations étaient mal réglées. On allait un peu à l'aventure, suppléant au silence de la science, quand celle-ci restait muette, par l'inspiration plus ou moins heureuse du moment. Plus que jamais tout opérateur était doué d'un artiste, e, trop souvent l'artiste suppléait le savant. Néanmoins on aurait tort de regarder avec une pitié dédaigneuse les grands praticiens de cette époque. Si leurs théories pathogéniques nous font sourire, si leurs idées trop empreintes de Galénisme les amenaient à une confiance aveugle dans l'action d'une foule d'onguents et de médicaments internes et externes plus bizarres qu'efficaces, ainsi qu'à faire un abus déplorable de cette saignée, dont un auteur célèbre de ce temps a dit que plus on la répétait plus on purifiait le sang, de même que l'eau d'une fontaine s'éclaircit à mesure que l'on y puise davantage ; par contre, héritiers des connaissances scientifiques déjà fort étendues des médecins Grecs et Romains, et qu'avaient augmentées et perfectionnées notablement les grands opérateurs qui s'appellent Ambroise Paré, Fabrice d'Aquapendente, Fabrice de

Hilden, etc., ils nous étonnent souvent par leur savoir et la hardiesse de leurs interventions. L'école de Paris eut sa bonne part dans l'éclat que répandit la chirurgie au commencement du XVIIIᵉ siècle. Si A. Paré était resté longtemps sans successeurs dignes de lui, si les Écoles Italiennes et la célèbre Université de Leyde avaient longtemps éclipsé la gloire que s'était acquise pendant le moyen-âge la fameuse confrérie de Saint-Côme, les grands chirurgiens qui faisaient l'honneur de cette dernière lorsque Garengeot vint à Paris, allaient la replacer sur un pied d'égalité avec ses rivales et même en certains points lui assurer la prééminence. « Les cures surprenantes, dit Garengeot, que « font journellement ces fameux artistes, ont con-« vaincu toute l'Europe, qu'il n'y a point d'endroit « où la chirurgie soit mieux pratiquée que dans « cette capitale ». Outre cette pléiade, de chirurgiens de valeur qui s'appellent Méry, Tolet, Maréchal, Lapeyronie, Ledran, Morand, etc. l'école de Paris avait l'avantage incomparable de posséder un génie vraiment de premier ordre, le fameux J.-L. Petit, dont Garengeot s'honore avec juste raison d'être l'élève.

La population de cette ville, déjà fort considérable, leur offrait l'occasion d'exercer leurs talents; et d'ailleurs les malades affluaient vers Paris de tous les points de la France et même de l'Europe entière pour se faire opérer par ces illustres praticiens. Ceux-ci étaient presque tous d'habiles anatomistes. Ils passaient une grande partie de leur temps dans les amphithéâtres, et comme de nos jours, ils étudaient d'abord sur le cadavre les opérations qu'ils pratiquaient ensuite sur le vivant. Ils acquirent ainsi une habileté de main, qui faisait l'admiration du public, et ne contribuait pas peu à relever l'idée qu'on se faisait de la chirur-

gie dans le beau monde, malgré les médisances
des médecins. Ceux-ci allaient partout disant que
les chirurgiens de Saint-Côme ne faisaient au
fond que démasquer les anciens. Il y avait certainement, une part de vérité, dans toutes ces
affirmations : La chirurgie s'est perfectionnée
de bonne heure, et elle avait fait de très grands
progrès à l'époque Greco-Romaine. Comme
le dit fort bien René Briau dans son introduction à Paul d'Égine : « Plus on lit et plus on mé-
dite les écrits des anciens et plus on est étonné
des résultats auxquels ils étaient parvenus, si l'on
considère surtout le peu de progrès qu'avait fait
chez eux la science anatomique. La hardiesse
de leurs opérations, la multiplicité de leurs ressources, leurs inventions merveilleuses, l'étendue
de leur génie, tout vous saisit, vous surprend, et
vous oblige à reconnaître la profonde vérité, déjà
bien des fois exprimée par de grands écrivains,
qu'il n'y a pas un développement le plus avancé
de la médecine contemporaine qui ne se trouve
en embryon dans la médecine antérieure ». Et
d'autre part, Freind n'a pas eu tort en disant :
« J'ai remarqué ci-dessus avec quelle hardiesse
les grecs faisaient les opérations de chirurgie,
hardiesse bien plus grande que n'a été celle
des Romains. Les grecs en pratiquaient, qui,
pour la cruauté qu'on y a trouvé et la difficulté
de l'entreprise, ont été proscrites par les modernes. Mais si nous jetons les yeux sur Albucasis et
que nous le comparions soit avec Celse, soit avec
Paul d'Égine, nous le trouverons certainement
l'opérateur le plus hardi. La seule lecture du
catalogue de ses opérations serait capable de
donner une espèce d'horreur à quiconque n'aurait pas vu beaucoup de cette espèce de chirurgie (Freind. *Étude sur Paul d'Égine. Histoire*

de la médecine. Voici encore ce que dit Lesne
dans son discours préliminaire aux œuvres posthumes de J.-L. Petit à propos de la cure radicale de l'hydrocèle : « On reconnaît là le génie
des anciens, qui voulaient guérir toutes les maladies à quelque prix que ce fût. Comme ils pratiquaient plusieurs opérations plus cruelles les unes
que les autres,... etc. » La postérité s'est chargée de venger les grands chirurgiens de l'antiquité. Des connaissances plus étendues en
anatomie, le perfectionnement du manuel opératoire, la chloroformisation, l'antisepsie, ont
permis de reprendre et de faire réussir ces
tentatives qui épouvantaient les praticiens du
commencement du XVIII⁰ siècle. Or, les procédés Greco-Romains étaient parfaitement connus des docteurs régents et, qui plus est, com-
mentés en pleine faculté. Un des leurs, Leclerc,
avait même écrit un traité fort savant sur les
ouvrages d'Hippocrate, de Celse, de Galien,
d'Aétius, d'Oribase, de Paul d'Égine, etc. Voici
ce que dit Noguez au sujet de Paul d'Égine :
« Enfin une preuve incontestable de l'excellence
de ses ouvrages par rapport à la chirurgie, c'est
qu'ils ont servi de texte et de base à tout ce qu'on
a fait de traités dans cette faculté depuis son temps
jusqu'au nôtre. Il n'y a même que trop d'écrivains
qui l'ont copié mot pour mot ou qui se sont contentés de le déguiser un peu ». C'est ce que le célèbre Charles Bernard a reconnu dans le passage
suivant que le Dr Freind rapporte, et que nous
copions parce qu'il peut servir à faire juger le
procès entre les médecins et les chirurgiens de
Paris. « Si nous examinons, dit-il, les progrès
que les modernes ont fait dans la chirurgie, nous
nous trouverons obligé d'avouer que nous avons
si peu sujet de nous glorifier par-dessus les an-

ciens, ou de les mépriser, comme ceux qui ne savent que peu et n'ont rien lu ont coutume de faire, qu'au contraire nous ne pouvons donner de preuve plus forte ou plus convaincante, soit de notre orgueil, soit de notre ignorance. Je ne prétends pas dire par là que les modernes n'aient en rien contribué à l'avancement de la chirurgie, cela serait non seulement absurde mais injurieux, et je me rendrais digne des mêmes reproches que je fais à ceux qui méprisent les anciens ; mais ce que je soutiens est que tout ce qu'ont fait les modernes a plutôt été de rafiner sur les inventions des anciens, et de les mettre dans un plus beau jour et dans un meilleur ordre, que non pas d'y avoir ajouté beaucoup de choses essentielles de leur cru, soit que l'art de guérir les maux externes étant principalement l'objet de nos sensations ait fait plutôt le sujet de l'étude des hommes et se soit trouvé plutôt capable d'être porté à un plus haut degré de perfection que les autres branches de la médecine, soit que le plus grand nombre de ceux qui faisaient leur profession unique de cet art aient été pendant plusieurs siècles des personnes ignorantes et purement empiriques, il n'ait pu être cultivé et poussé aussi loin qu'il l'eût été si ces personnes avaient eu les qualités requises dans un degré plus éminent que ceux qui les ont suivis et qui les suivent tous les jours ne les ont eues et ne les ont encore aujourd'hui pour la plupart. » Noguez ajoute : « Mais la plus importante branche, celle de guérir, à laquelle toutes les autres doivent seulement servir, est restée pendant tout ce temps dans le même état, à très peu de chose près, où les anciens l'avaient laissé. Pour preuve inévitable de ce que j'ose avancer ici, j'en appelle à tous ces ouvrages complets ou autres de chirurgie qui ont été publiés jusqu'ici par les plus habiles et par les plus fameux chirurgiens modernes. N'est-il pas manifeste qu'ils se sont tous copiés les uns les autres et que les meilleurs de tous le sont des anciens » ? Les médecins profitaient ainsi perfidement des analogies sans nombre et évidentes qui existaient entre la chirurgie gréco-romaine et celle du commencement du XVIII° siècle, et fermaient volontiers les yeux sur les progrès accomplis par leurs rivaux, et dont nous allons donner l'énumération.

Les *plaies*, depuis Paré, n'étaient plus brûlées au fer rouge. Les pansements irritants et suppuratifs commençaient à être abandonnés. Les tentes, dont les élèves de Méry se montraient encore fanatiques, rencontraient des adversaires. Les compresses longuettes tendaient à être remplacées par de la charpie. La cicatrisation des plaies était mieux connue. On savait pratiquer des contre-ouvertures dans les blessures profondes exposées à la stagnation du pus, et même l'on en abusait un peu, ainsi que le fait remarquer Heister. On entrevoyait la *perniciosité de l'air* sur les plaies, principalement dans les hôpitaux, « dans lesquels, dit Garengeot, règne toujours, une atmosphère, grossière et corrompue (1) ». Les complications de *l'infection purulente* étaient même vaguement entrevues, car on avait trouvé les abcès du foie et du poumon si fréquents dans cette affection. Les *blessures de la poitrine* et *du bas-ventre* avaient également profité des investigations des chirurgiens de la fin du XVII° siècle et du commencement du XVIII°. Grâce aux travaux de Duverney et de Winslow, on voit les praticiens de cette époque se préoccuper de l'in-

t. V, Amputations.

fluence de l'attitude du blessé au moment de l'accident, de l'état de vacuité ou de dilatation des différents réservoirs abdominaux : Les signes que nous fournit Garengeot pour reconnaître les *plaies du foie, de la rate, des reins,* etc., pourraient encore servir aujourd'hui. La *suture des intestins,* est, il est vrai, mal comprise ; mais déjà certains chirurgiens, tels qu'Heister, La Charrière, recommandent d'accoler, la plaie intestinale, à la plaie abdominale, pour établir une fistule stercorale. C'est à propos de ces plaies du bas-ventre surtout que s'éleva la fameuse discussion entre les partisans des tentes et ceux qui s'en montraient les adversaires. La question au fond est insoluble, il faut bien l'avouer, du temps de Garengeot, car, ou bien si l'on supprimait les tentes on s'exposait à la stagnation du pus et à ses conséquences désastreuses, ou si l'on en admettait l'emploi on retardait indéfiniment la guérison et on courait les risques de l'infection par l'air. Le drainage de Chassaignac devait seul faire disparaître ces difficultés en apparences insurmontables. Les *hernies,* jusque-là très mal connues dans leurs variétés, leur pathogénie, leurs symptômes, leurs complications, sont mieux étudiées, et on abandonne définitivement dans leur cure radicale la pratique barbare de la castration. Les différentes sortes d'*hydrocèle,* sont mieux décrites. Garengeot a même parlé de l'hydrocèle du cordon. Comme de nos jours on emploie contre elles la ponction, la compression, le drainage, les incisions, même les injections irritantes. L'opération du *bec-de-lièvre* n'est point encore parfaite au point de vue autoplastique, et l'on ne se préoccupe point de faire disparaître l'encoche en utilisant les surfaces d'avivement ; mais du moins on intervient même dans les cas de perte de substance étendue, et on perfectionne le procédé qu'inventa le génie d'Ambroise Paré. On s'était même posé la question qui a soulevé dans notre siècle de si vives controverses, à savoir s'il faut opérer hâtivement ou au contraire d'une manière tardive. Le traitement des *polypes* mous du nez n'offre rien de bien particulier; mais les polypes fibreux n'épouvantent plus tous les chirurgiens. Au lieu de se contenter de les détruire comme on l'avait fait jusqu'alors par les caustiques, Henri de Mondville et J.-L. Petit fendent la voûte palatine, ainsi que le fera plus tard Nélaton, afin d'enlever plus facilement la tumeur. Le procédé d'Anel avait révolutionné de fond en comble le traitement des *fistules lacrymales*. Il soulevait au moment où écrivait Garengeot des discussions passionnées dont on retrouve les traces dans les auteurs contemporains : L'opération de la *fistule anale*, devenue célèbre depuis celle subie par Louis XIV, avait été l'objet de nombreux perfectionnements. C'est ainsi qu'on avait rejeté définitivement la ligature, employée depuis Hippocrate, pour recourir presque exclusivement au bistouri. Les caustiques n'étaient mis en usage que dans les cas très légers ou pour détruire les tissus fongueux qui subsistaient après l'incision. La marche, les complications et les divisions des *anévrysmes* en diffus et en circonscrits étaient bien établies, et l'on se rendait déjà compte des bienfaits de la compression. La *castration* n'était plus pratiquée à tort et à travers comme dans les siècles précédents : il fallait maintenant des cas urgents pour que l'on se décidât à enlever les testicules. La *trachéotomie*, inventée par Antylus, renaissait d'un long oubli, grâce aux chirurgiens italiens de la Renaissance et n'effrayait plus les grands praticiens de cette époque. Ils étaient d'avis de l'appliquer chaque fois que la dyspnée ne paraissait pas d'origine pulmonaire et semblait siéger au niveau du larynx. Ils avaient deux manières de la pratiquer : un procédé lent, couche par couche, assez analogue à celui de Trousseau, et un procédé plus expéditif, assez semblable à celui de M. le Dr de Saint-Germain. Plusieurs travaux importants avaient été publiés sur les *cancers du sein*, dont on savait mieux maintenant l'évolution et la symptomatologie. Les méthodes barbares, par trop primitives, d'enlever la mamelle dégénérée faisaient peu à peu place à un manuel opératoire plus rationnel. C'est aussi du temps de Garengeot qu'eurent lieu les tentatives si intéressantes de *taille* sus-pubienne et de taille latérale, auxquelles sont associées les noms de frère Jacques, de Rau, de Cheselden, de Douglas, de Ledran, de Morand, de Perchet et de Garengeot. Malheureusement, la routine devait bientôt avoir raison de ces nouvelles méthodes, qu'un peu de persévérance aurait rendues si fructueuses. La *suture des tendons* n'est plus regardée comme impossible, et Garengeot en établit longuement non seulement la possibilité, mais encore l'utilité. Les quatre variétés du *Panari* sont parfaitement décrites par notre auteur, qui signale en outre fort exactement les fusées purulentes que l'on peut rencontrer à la main ou à l'avant-bras : « C'est le fer, dit-il, qu'il faut employer, si l'on veut mettre rapidement un terme aux souffrances des malades ». On connaît mieux aussi les différentes sortes de *gangrène*, et si l'on en est toujours réduit pour les formes spontanées aux théories humorales ou alchimiques, on expose assez bien les causes locales. Enfin disons pour terminer, que les *amputations* firent des progrès très sensibles du temps de Garengeot. Non seulement on recourait plus souvent qu'on ne le faisait autrefois aux ligatures et à la charpie, qui assuraient une compression moins irritante et plus égale que les pansements anciens, mais encore, grâce à l'influence de J.-L. Petit, on tendait à adopter la section des tissus en deux temps. L'amputation circulaire commençait du reste à avoir une sérieuse rivale dans l'amputation à lambeau, introduite dans la science par Lomdham, Verduin et Sabourin, et dont Garengeot eut l'honneur de se montrer le champion.

On comprend maintenant l'orgueil de Garengeot lorsqu'il essaie de démontrer la supériorité de la chirurgie sur la médecine et qu'il revendique avec hauteur les nouveaux titres de gloire que s'était acquis l'école de Saint-Côme. Mais il ne faut pas croire que les ouvrages dans lesquels se trouvaient consignés tous ces progrès de la chirurgie fussent connus de tous. Loin de là. Les étudiants et les praticiens ordinaires ne se donnaient même pas la peine de consulter Paré ou Fabrice d'Aquapendente. Ils s'en tenaient prudemment à des guidons, compilation plus ou moins complète et intelligente de Guy de Chauliac, et le plus souvent faits par demandes et par tel réponses, celui de Verduc. Comme le dit fort bien Heister dans la préface de ses *institutiones chirurgicæ*, Guy de Chauliac, Fabrice d'Aquapendente, Paré, Scultet, Solingen, avaient laissé des traités complets, mais qui avaient bien vieilli, de telle sorte qu'ils n'étaient plus très propres à l'enseignement de la jeunesse : *« verum quia in eis tam multa desunt recentiorum inventa, et emendationes; eorumque curandi artificia, hodie haud rara, si cum recentissimis comparaveris, obsoleta, aut prorsus inepta sunt, facile inde patet, antiquiora illa scripta chirurgica pro chirurgia docenda, et discenda, hodie haud idonea esse »...* et d'autre part *« circa recentiores libros chirurgicos, qui eo tempore prostabant, hoc mihi displicebat, primo quod, vela medicis scripti essent, qui ipsi ferrum, aut scalpellum in corporibus vivis nunquam tractaverant, adeoque sua experientia nihil hac de re scribere, aut emandare poterant: sed vel antiquum una cum erroribus antecessorum recoxerunt, vel si ex ingenio suo aliquid superaddere voluerunt, talia saepe tradiderunt, quae in curationibus ipsis non succedebant: quales sunt v. gr. Chirurgiae Barbetti, Bontekoll, Dolaei, Blancardi, Verduccii, Charrierii, Vauguionii, Clerici, Yunhgenii aliorumque multorum ».* L'ouvrage de Dionis, clair et élégant, et de plus écrit par un homme du métier, ne présentait pas ces inconvénients. Aussi fut-il longtemps le seul rival véritablement dangereux du *Traité des opérations* de Garengeot. Néanmoins il portait les marques d'une époque plus ancienne, où J.-L. Petit n'avait pas encore fait sentir son influence bienfaisante. Du reste toutes ces œuvres étaient entachées d'un grave défaut. Elles ne tenaient pas assez compte des travaux des contemporains. On citait les Anciens, on mentionnait les Arabes ; mais on ne parlait pas des préceptes et des procédés d'un rival, qu'on craignait de rendre ainsi trop puissant. Garengeot n'est pas tombé dans ce travers, et pour composer son livre il a puisé largement et sans fausse honte dans la pratique et l'enseignement de ses maîtres. Du reste Garengeot ne s'est pas montré dans la rédaction de cet ouvrage le plat copiste que rêvaient ses ennemis. C'était un maître. Éclairé par une expérience clinique déjà longue, que favorisaient d'heureuses dispositions naturelles, par un travail opiniâtre et des lectures très étendues, il sait juger et choisir et au besoin donner son propre avis lorsqu'il le croit nécessaire. Il fait preuve le plus souvent d'un grand sens clinique. Sa prudence ne l'empêche pas au besoin d'être hardi, lorsqu'il le faut. *Il est partisan des pansements rares et non irritants, de la réunion rapide des plaies,* et c'est pourquoi il *rejette les tentes* qui retardent 'a cicatrisation. *Il opère les hernies,* dont il décrit fort bien les variétés, et le premier signale la *hernie crurale.* Il parle le *premier de l'hydrocèle du cordon.* Il comprend les *avantages de la trachéotomie,* lorsque celle-ci est entreprise en temps opportun. Comme tous ses contemporains, *il abuse du trépan;* mais du moins il a eu le mérite de *démontrer* en plein Hôtel-Dieu, devant Méry et ses élèves, *que parfois la table interne des os du crâne se fracture sans que la table externe soit intéressée.* Signalons aussi le chapitre où il s'occupe du *traitement des polypes du nez, de la fistule anale, de l'anévrysme,* etc. La façon dont il traite les *amputations* est très remarquable. Non seulement, il montre les *avantages de la ligature* sur le bouton de vitriol, *de la section des tissus en deux temps* sur l'incision en un seul temps; mais encore, *il étudie avec soin l'amputation circulaire dans les différents segments des membres,* tandis que les autres chirurgiens ne décrivent guère que l'amputation de la jambe. Comme nous l'avons dit plus haut, il a eu aussi le *mérite de soutenir* contre ses adversaires *l'amputation à lambeau.* On sait enfin *qu'il a su retrouver la taille latérale de frère Jacques et de Rau,* en se servant des rapports de Méry et de ses investigations personnelles sur le cadavre, sans avoir eu, comme Morand, besoin de faire le voyage de Londres.

Le traité des opérations est remarquable par

la clarté de son exposition et de son ordre méthodique. Certes ce n'était pas le but de Garengeot
de composer une œuvre d'érudition. Il écrivait,
comme il le dit lui-même, pour les commençants:
Néanmoins ses lecteurs pouvaient trouver, sous
un petit volume et dans une forme très accessible,
une masse énorme de matériaux, qu'ils étaient
auparavant obligés de chercher çà et là à grand
peine. Garengeot se préoccupe beaucoup moins
que Heister et d'autres auteurs contemporains de
ce qu'avaient dit les arabes ou d'autres chirurgiens
de l'époque Gréco-Romaine, et les auteurs qu'il
cite le plus souvent sont Paul d'Egine, A. Paré,
Fabrice d'Aquapendente, etc. A ce point de vue
nous dirions volontiers, que la tendance de ce
traité est toute moderniste, si nous osions nous
servir de ce néologisme. Ce qui le préoccupe
presque exclusivement c'est la pratique des grands
opérateurs de son époque. Son style est d'une
élégance parfois apprêtée et un peu pénible, parfois aussi il est trop archaïque; mais pourtant il
porte la marque de la bonne époque.

Ajoutons maintenant quelques mots pour expliquer la façon dont nous avons compris l'étude de
cet ouvrage. Nous en avons analysé successive-
ment tous les chapitres, en laissant le plus possible la parole à notre auteur. Notre rôle s'est
borné à retrancher les longueurs qui n'étaient d'aucune utilité à la description, ainsi que de faire
ressortir les analogies et les différences qui exis-
tent avec nos procédés actuels. Des notes nombreuses indiqueront la manière dont étaient comprises les questions traitées dans le livre de Garengeot par les différents auteurs contemporains. D'autre part les similitudes nombreuses que nous avons
signalées entre la chirurgie antique et celle du
XVIIIe siècle nous a donné l'idée de mettre en pré-

sence les doctrines de ces deux époques. A cela
nous y trouvions différents avantages. On verra
mieux ainsi la filiation des méthodes opératoires
et en quoi les contemporains de Garengeot se
sont montrés novateurs et en quoi ils ont été de
simples copistes, chose qui ne ressortirait pas sans
nos précis historiques. Cette comparaison entre
les anciens et les modernes était d'autant plus
naturelle, qu'à la Faculté on n'étudiait guère
que les auteurs Greco-Romains et les arabistes :
c'étaient Hippocrate, Galien, Oribase, Paul d'Égine, Celse, Albucasis, Guy de Chauliac, Tagot et
Gourmelen. Ces mêmes écrivains, surtout Guy
de Chauliac, étaient aussi presque exclusivement
étudiés à Saint-Côme avant la création des cinq
démonstrateurs Royaux (1725).

PLAIES

La fréquence *extrême* des plaies, les phénomènes *redoutables* et parfois *mortels* qu'elles déterminent trop souvent, les
imposèrent aux méditations des praticiens en quelque sorte
dès le début de la chirurgie. Les auteurs de la période greco-
romaine les étudièrent très soigneusement, et les notions déjà
fort complètes qu'ils possédaient furent encore augmentées
notablement par leurs successeurs du moyen-âge ou de la
renaissance. Il suffit pour se rendre compte de l'étendue de
ces connaissances de lire le 1er chapitre du *Traité des opérations*
de Garengeot. Nous n'entreprendrons pas l'étude détaillée des
perfectionnements successifs apportés à la *classification*, à la
pathogénie, à la *symptomatologie*, aux *complications*, au *pronostic*, au *diagnostic*, et au *traitement* des plaies, car ce serait
vouloir faire l'histoire de la chirurgie toute entière, mais nous
croyons utile néanmoins d'en tracer une courte esquisse, afin

de mettre mieux en lumière certains points tout particulièrement importants à l'époque où écrivait Garengeot.

Définition des plaies. — Qu'est-ce qu'une plaie ? l'ulcère doit-il être considéré comme une plaie ? Ce sont là des questions majeures, difficiles à résoudre même à l'heure actuelle, et auxquelles ni Hippocrate, ni Celse, ni Galien, ni Paul d'Égine ne se sont *souciés de répondre*. Bien plus, quoiqu'ils aient consacré des chapitres séparés à ces deux sortes d'affection, ils emploient souvent pour les définir des expressions identiques. Avicenne essaya d'établir une distinction plus nette en appelant plaie *toute solution de continuité de cause externe*. Averrhoès, Guy de Chauliac, Ambroise Paré, Guillemeau, Riolan y ajoutèrent la qualification de *sanglante*. D'après Marianus Sanctus, André de la Croix, Fallope, Fernel, il faudrait encore restreindre l'acception du mot plaie et ne comprendre que les blessures par instruments tranchants. Mais cet exclusivisme n'a été imité ni par Fabrice d'Aquapendente, ni par Musitanus, ni par l'école française. « La plaie, dit Garengeot, dans un sens étendu se prend pour toute division en quelque partie du corps qu'elle arrive ; mais dans un sens plus étroit et plus précis, c'est une division des parties molles de notre corps, récente et encore sanglante, faite par une cause extérieure, capable de couper, de froisser, déchirer, piquer, et de changer par quelque désunion que ce soit leur disposition naturelle ». Suivant J. L. Petit, il faut entendre par plaie : « une solution faite aux parties molles, récente et sanglante, sans pourriture et par cause externe ». Néanmoins, on ne se dissimulait pas qu'il existe nombre de cas embarrassants pour lesquels la phrase suivante de Heister est tout à fait applicable : « Definitiones enim quæ hic ut in multis aliis rebus in medium afferri solent, plerumque ipso nomine obscuriores et difficiliores sunt » ; et il ajoute : « notio tamen maxime clara et perspicua de eodem traditur, quando docetur quod si mollium corporis nostri partium, ipsiusque cutis solutio, *a causa interna* inflammatione nimirum, abcessu vel humoribus subsistentibus acribusque producta. Attamen si vulnera fiunt antiqua vel etiam si contusiones sanationem facilem id est breviori tempore recusant ad ulcera tandem quoque referi atque ita appellari sueverunt ». Pour expliquer la transformation de la plaie en ulcère on invoquait à peu près les mêmes raisons que de nos jours, les *mauvais pansements, l'influence d'un air corrompu, la nature des désordres* ou des *parties atteintes*, on incriminait surtout, et avec juste raison, un vice de constitution, et on remplaçait le mot diathèse par tempérament et par altération des humeurs.

Lésions anatomiques et symptômes. — Les plaies diffèrent d'abord entre elles par leur siège. C'est là un élément de pronostic extrèmement important. Celse sait déjà parfaitement que les plaies de certaines viscères sont plus dangereuses que celles d'autres parties de l'organisme. Aussi étudiait-il les plaies régions par régions, organes par organes. Il fut imité par tous ses successeurs, et du temps de Garengeot il était classique de traiter à part les plaies du bas-ventre dans la gastroraphie, les plaies de tète, les plaies de poitrine, et de fait notre auteur leur consacre des chapitres séparés ; nous allons même profiter de ce qu'il s'occupe des plaies des régions plus loin pour n'étudier ici que les plaies en général.

Or une plaie présente un aspect fort différent suivant la nature du traumatisme qui l'a produite. Ce peut-être une piqûre, une coupure ; d'autrefois c'est une plaie contuse, et on se rend parfaitement compte que cette dernière présente des indications spéciales. Dans le chapitre que leur consacre Lavanguyon, cet auteur dit : « *Les plaies mortifiées et contuses se pourrissent facilement, et cette pourriture empèche la consolidation de la plaie* ». Presque tous les auteurs se refusent à faire la suture dans une plaie contuse. « Les sutures ne conviennent pas aux plaies contuses, dit Lacharrière, p. 17, parce qu'il y a du sang extravasé entre les fibres et les vésicules, qui doit nécessairement se convertir en pus ». Ambroise Paré n'est pas tout à fait de cet avis. Et cependant voyez comment il s'exprime : « la plaie contuse sera cousue comme la chose le requiert, et ne seront point *d'aiguilles tant serrées* comme si c'était plaie simple sans contusion, parce que telles plaies s'enflamment et enflent ». Le même auteur fait remarquer que « quand la meurtrissure est très considérable et dépourvue de la chaleur naturelle » il ne restera qu'à pratiquer l'amputation. Les traumatismes désignés actuellement sous le nom de *plaies par arrachement* sont moins bien étudiées que les plaies contuses ; leur étude est dispersée dans les *plaies par morsures.* Les plaies par *armes à feu* (plaies par arquebusades, puis plaie par mousquetades) sont décrites à part dans le

plus grand nombre des traités de chirurgie. Depuis les magnifiques travaux d'Ambroise Paré, on connaît assez bien leur
marche et leurs principales complications, et on ne croit plus
guère qu'elles sont *envenimées*. Les plaies peuvent être *superficielles* ou *profondes*, et dans ce cas intéresser un tendon,
un nerf, une artère, ce qui est regardé comme très dangereux. On ajoute même encore une importance exagérée aux
blessures des tendons, que l'on suppose exposer tout spécialement aux convulsions ; beaucoup d'auteurs n'osent pas encore en *tenter la réunion*, quoique Bienaise ait prouvé que
ces craintes étaient exagérées. Certaines *plaies profondes* ont
la fâcheuse tendance à devenir *fistuleuses*, l'écoulement du
pus s'y fait mal et la cicatrisation n'a pas de tendance à se
produire au fond de la plaie. Dans ces cas spéciaux l'usage
des tentes fut presque universel jusqu'au commencement du
XVIIIe siècle.« Je suis persuadé, dit Dionis, qu'une tente s'abreu-
vant de la sanie empêche que la plaie en soit ulcérée et cavée ».
Les sétons jouaient à peu près le même rôle que les tentes.
« On appelle séton, dit Dionis, un petit cordon qui traverse
une plaie depuis son entrée jusqu'à sa sortie. Ce cordon
était fait autrefois avec des soies de cochons, puis avec des
crins de cheval ; mais ayant reconnu qu'il coupait et incommodait une plaie on en a quitté l'usage. Les uns se servent de ces
mèches de coton qu'on met dans les lampes et les autres de
plusieurs fils de coton roulés ensembles... Le séton est d'un
grand secours pour porter le médicament tout le long de la
plaie ; il doit être fort long, parce qu'à chaque pansement il
faut retirer la première partie qu'on a pansé.... Quelques-uns
objecteront que le *séton est un corps étranger* qu'on entretient
dans la plaie et qu'ainsi la pratique doit en être défendue ; mais
comme il a toutes les utilités des tentes, savoir d'empêcher que
les *entrées* et les *sorties des plaies ne se ferment avant le milieu*,
de porter les remèdes dans toute leur profondeur, *de conduire
aisément au dehors les matières nuisibles*, il y a toujours des
cas où l'on ne peut s'en passer ». Les tentes et les sétons
jouaient en effet à cette époque, jusqu'à un certain point,
le rôle de nos gros *drains actuels*, dont, bien entendu, ils étaient
loin de présenter les avantages. Leurs inconvénients frap-
pèrent bientôt quelques praticiens. Un chirurgien italien, Magati, avait composé déjà un traité sur les inconvénients qui

résultent des tentes et des pansements trop fréquents. A. Stéphalius avait soutenu à peu près les mêmes idées, quand un chirurgien français, le fameux Belloste, composa son *Chirurgien d'hôpital enseignant la manière de guérir promptement les plaies*, où les tentes, dit-il, s'opposent à la sortie de la sanie ou autres corps étrangers (ce qui était faux, puisqu'elles s'en imbibaient), rendent calleuses les parois de la plaie, donnent lieu à l'inflammation et empêchent ces mêmes bords de se rapprocher ». Si *Dionis, Mery et ses élèves, Arnaud et Maréchal, restèrent partisans des tentes* dont ils savaient montrer les avantages, J.-L. Petit et Garengeot se rangèrent du coté de Belloste, et rejetèrent complétement ces engins, sauf dans des cas tout à fait spéciaux. Partisans des moyens doux et de la réunion immédiate, témoins des nombreux accidents déterminés par les tentes, ils ne pouvaient en effet que bannir ces dernières. C'est pour ces plaies fistuleuses aussi que l'on pratiquait trop fréquemment sans doute la contre ouverture, afin de permettre au pus de s'écouler plus facilement.

Complications. — Depuis longtemps les complications des plaies avaient éveillé l'attention des chirurgiens, et l'on peut dire que du temps de Garengeot elles commençaient à être assez bien connues. On n'arrêtait plus les *hémorrhagies* en brûlant la plaie au fer rouge, comme on le faisait avant qu'Ambroise Paré eût publié son immortelle découverte, on se contentait de recourir aux hémostatiques et surtout à la ligature « N'y ayant point de sûreté dans ces deux manières (caustique et cautère potentiels), les chirurgiens modernes, dit Dionis, ont inventé la ligature des vaisseaux, et ils en ont fait des expériences qui leur ont réussi ». Les *douleurs violentes* que déterminent certaines blessures étaient attribuées à des causes diverses. Voici ce que dit Heister sur ce point : « *In accidentibus vulnerum malis gravioribus principem fere locum sibi vindicat dolores siquidem ex his ipsis vigilia, debilitas convulsione, inflammationes, gangrenæ et denique ipsa mors enasci quam sæpisissime solent; ad causas dolorum quod attinet variisque utique modis excitari iidem solent, nempe si vel : 1° alieni quidpiam in vulneribus hæserit, quir irritari eadem possunt seu fieri quam facillime solet in partibus corporis nervosis; 2° vel uti rodentia quidem medicamenta ad supprimendum sanguinem vulneri fuerunt admota; 3° vel ubi gravim aliqua sanguinis juxta vulnus obstructio, tumores atque inflammative moverit, quemadmodum contingere haud raro solet in iis, qui vel nimio sanguine laborant vel per sclopetum aliquod vulnerati sunt; 4° denique ad dolorum causas referri quoque in primis meretur ipsa nervorum aut tendinum violenta tensio atque distensio. Igitur linge optinum erit ni dolorum eusalinibus ad diversas eorum causas quam solertissime simper respicere sequidem non omnes dolores uno eodumque tolli possunt medicamento »* (Heister, chirurgie, 1 vol., p. 57). *Le délire et les convulsions* sont signalés par tous les auteurs comme une des complications les plus redoutables des plaies, mais la description qu'ils en donnent est très confuse. On y trouve compris probablement le tétanos, la carphologie des états fébriles graves, etc. Nous avons déjà parlé de la contusion à propos des plaies contuses. La *perte de substance* était regardée ainsi que de nos jours comme fâcheuse, parce qu'elle empêche la cicatrisation de se faire. « Dans les plaies avec perte de substance, dit J.-L. Petit (*Œuvres posthumes*, (vol. p. 14), les cicatrices sont étendues : elles s'achèvent avec peine et se rouvrent facilement », Manget, Heister, etc. signalent les difformités qui peuvent résulter aussi parfois lorsque leurs cicatrices se rétractent.

Inflammation. — Parfois la plaie est le siège d'une suppuration surabondante. « Les causes, dit J.-L. Petit (1er vol., p. 5), qui occasionnent la suppuration surabondante sont souvent les corps étrangers, l'irritation, l'engorgement, l'inflammation. » A l'époque qui fait l'objet de notre étude la suppuration était pour ainsi dire fatale avec l'absence des pansements antiseptiques. On savait cependant que dans la réunion immédiate ce phénomène peut manquer, mais la réussite de la réunion immédiate était regardée comme si rare et si incertaine qu'on ne comptait guère sur elle. Les contemporains de Garengeot avaient bien étudié l'allure clinique de cette suppuration. Qu'on en juge plutôt par les extraits suivants : « le pus, pour être louable, dit Lacharrière, page 295, doit être de médiocre consistance, blanc et sans mauvaise odeur... S'il est noir et séreux, c'est une marque qu'il est dans son dernier degré de corrosion. » Ambroise Paré, Manget, etc., ont exposé déjà assez longuement les grands dangers que peut faire courir au malade une inflammation trop vive de la plaie, telle que gangrène, fusées purulentes, fièvre violente, etc. « La fièvre, dit Lacharrière, excite l'inflammation et arrête la suppuration, en sorte que la partie devient si tendue et si enflée que la gangrène survient... Si les lèvres de la plaie sont vermeilles, c'est une marque que les particules salines picotent les membranes et qu'elles tendent à augmenter la fluxion. Alors la fièvre se rallume pour quelque temps et les bords de la plaie blanchissent et se dessèchent... on remarque souvent que, quoique la plaie soit prête à se cicatriser, si la fièvre s'allume, elle s'agrandit et devient plus dangereuse qu'auparavant parce que l'inflammation fait des progrès plus considérables ». Lacharrière signale aussi dans ces cas le flux de ventre. « On observe que ce flux arrive plus fréquemment dans les *grands hôpitaux* qu'ailleurs, particulièrement dans les grandes plaies, parce que les *blessés y respirent un air chargé de vapeurs malignes et pestilentielles*, qui cause non seulement le *flux de ventre*, mais encore *tous les accidents fâcheux* qui surviennent. Ce flux de ventre est attribué par la plupart des anciens auteurs à la résorption du pus, dont nous allons parler maintenant. Les quelques lignes que nous lui consacrons prouveront, nous l'espérons, que l'infection purulente commençait à être assez bien entrevue tant au point de vue clinique qu'au point de vue anatomo-pathologique les praticiens de cette époque.

Résorption du pus. — « On blâme ordinairement, dit Lacharrière, ceux qui laissent croupir trop longtemps le pus dans une plaie, parce qu'il acquiert toujours quelque malignité, et qu'il corrode les vaisseaux voisins, ce qui produit aussitôt l'inflammation et la putréfaction ; ou bien les veines s'en chargent et le portent au cœur, d'où il se répand dans toute la masse du sang et cause la fièvre et, suivant les différentes altérations qu'il reçoit en passant dans les parties, il s'arrête dans le foie, dans les poumons, ou bien dans quelque autre partie, pour y former un abcès, comme on l'a fait remarquer dans le chapitre des plaies de la tête par rapport au trépan ». Verduc, Laranguyon signalent aussi ces abcès métastatiques et on pourra lire l'excellente description qu'en donne Garengeot dans l'analyse que nous avons donné de son chapitre des plaies. J.-L. Petit attribue la résorption du pus à la distribution et à la structure de certaines parties (plaies de tête, plaies pénétrantes de poitrine, etc.), aux piqûres et aux contu-

sions, et surtout aux plaies par armes à feu, au tempérament
du sujet, « qui peut se trouver trop faible, trop maigre, exténué, cacochyme, vérolé, scorbatique, scrofuleux, rachitique,
fébricitant », à l'usage intempestif de certains médicaments
(cette cause semble très importante à tous les auteurs du
temps), au séjour prolongé du pus, aux mauvais pansements, et
enfin à l'influence de l'air qui peut être trop chaud ou trop
froid, ou « corrompu par la peste. C'est, dit-il, ce qui est
confirmé par ce qui se passe dans les hôpitaux, où nous
voyons que ce reflux arrive plus communément qu'ailleurs ».
Verduc, Garengeot, Lacharrière, Dionis disent la même
chose.

Atonie des plaies. — Parfois les plaies restent atones, et,
comme le fait remarquer Heister, ont de la tendance à se
transformer en véritables ulcères. Suivant Lacharrière, « c'est
la plupart du temps la mauvaise disposition du sujet qui y
contribue ; les uns sont mal habitués, les autres sont atteints
de maladie vénérienne ou de quelque autre indisposition qu'ils
n'osent déclarer, etc ».

Cicatrisation. — Toute plaie, pourvu qu'il ne survienne pas
de complications capables d'entraver le processus de guérison, a
une tendance naturelle à se cicatriser. Depuis l'époque Greco-
Romaine, on sait que la réunion peut s'effectuer par deux mé-
canismes différents, c'est-à-dire par première et par seconde
intention. « Or, dit Ambroise Paré, la première intention est
quand les parties divisées se réunissent comme elles étaient
auparavant sans moyen de substance d'autre genre ou espèce,
ainsi par l'aide du nourrissement, savoir par transmutation, de
l'aliment du tout semblable et même à l'autre comme il advient
aux parties charnues ». Quant à la réunion par seconde intention, elle est appelée ainsi quand les parties divisées, comme
le dit pittoresquement Guy de Chauliac, « sont rejointes par
un moyen étranger, tout ainsi que celui qui besogne le cuivre
le consolide de plomb. Ce moyen est appelé pore sarcoïde, et il
est fait d'humeur plus grosse que la chair et moins grosse que
l'os ». Quel est le mécanisme intime de cette réunion ? C'est ce
que ne s'étaient guère demandé les anciens? Ils admettaient
qu'il se faisait au niveau de la plaie un transport d'humeur qui
se transformait plus ou moins rapidement en chair. Enhardis
par le progrès de la science, les chirurgiens du commencement

du XVIII° siècle ne voulurent plus se contenter de ces conceptions enfantines. S'appuyant sur une histologie très rudimentaire encore et trop souvent hypothétique, ils essaient d'expliquer la cicatrisation en tenant compte de la structure des parties blessées, du moins telle qu'on la comprenait à cette époque.
Les idées de *Ruysh* étaient très en honneur à ce moment, aussi
toutes les théories de la cicatrisation qui parurent dans cette
première moitié du siècle en sont-elles plus ou moins impré-
gnées. Voyez plutôt ce qu'écrit Lacharrière, un prédécesseur
de Garengeot : « Je dis que les molécules du sang, toutes in-
différentes et indéterminées qu'elles sont, passant et repassant
d'une des lèvres de la plaie à l'autre par des tuyaux que je regarde comme autant de petites filières, s'y moulent et s'y figu-
rent diversement suivant la configuration de leurs pores. Il
arrive que par ces différentes allées et venues les parties les
plus gluantes, les plus nourricières et les plus balsamiques, que
la chaleur épaissit et endurcit, se dégageant des autres, s'arrangent et s'accrochent à l'embouchure des petits tuyaux et
forment pour ainsi dire un million de petites chaînes tendues
horizontalement d'une lèvre de la plaie à l'autre, pour les lier et
les joindre très exactement ensemble ». Verduc s'était rattaché
aussi à cette théorie. Garengeot professe une doctrine très
analogue : « Les réflexions faites sur l'anatomie et la physiologie
nous apprennent que notre corps n'est qu'un composé de vaisseaux, et que c'est de la différente disposition et du différent
entrelacement de ces mêmes vaisseaux que se forment toutes
nos parties... Les particules nourricières du sang qui doivent
enfiler ces vaisseaux se moulent et s'arrangent d'une manière
conforme à la configuration des pores et des tuyaux de chaque
partie ». Égaré par ce qui se passe dans les fractures et dans
les solutions de continuité du tissu fibreux, Garengeot ne sut
pas reconnaître que la structure de la cicatrice n'est pas toujours
identique à celle des parties qui subissent une solution de continuité. Pour lui chaque fibre coupée régénère une fibre semblable, et pour mieux expliquer sa pensée, il rappelle l'exemple des
greffes végétales de différentes natures, qui, quoique plantées
sur un même arbre et nourries avec le même suc, produisent
néanmoins des fruits différents. Déjà on commence à voir
apparaître la fameuse lymphe plastique. Notre auteur parle
déjà en effet « de cette partie blanche du sang, douce, balsa-

mique, gluante et visqueuse que nous appelons suc nourricier et par laquelle seule peut se faire la réparation des plaies. Dans la première édition de son ouvrage il admettait avec tous ses contemporains que la peau seule prend part au processus de réparation, mais plus tard il admit que toute l'étendue de la solution de continuité concourt à la guérison. Cette cicatrice, dont le mode de formation était expliqué d'une façon si hypothétique, avait pourtant suscité des remarques cliniques fort importantes. On entrevoyait assez nettement ce qui la contrarie, ce qui en favorise le développement ; on savait qu'elle ne présente pas le même aspect que la portion de peau qu'elle a remplacée. « Comme la cicatrice, dit J.-L. Petit, n'est point susceptible du sentiment du toucher, on doit conclure qu'elle n'a pas la même organisation que la peau... » et il ajoute : « dans les temps froids, humides et venteux, les cicatrices sont douloureuses et servent de thermomètre et de baromètre à bien des gens ».

Sutures. — « Le chirurgien, dit Ambroise Paré, pour la curation des plaies se doit proposer une commune indication, qui est union des parties divisées, laquelle est notoire même aux idiots.... il se proposera 5 point principaux; le premier est d'ôter les choses étrangères, comme bois, fer, os, car autrement la plaie ne se pourrait reprendre et récidiverait, deuxièmement d'approcher les labies ensemble; d'autant plus que si elles n'étaient jointes, elle ne pourraient se conglutiner et se réunir. Le troisième est de conserver les labies rejointes. Le quatrième est de garder la température de la partie, car si elle est immodérée, jamais ne se fait l'union. Le cinquième est la correction des accidents, lesquels pervertissent souvent l'ordre des curations. « C'est bien là en effet la conduite que doit tenir tout praticien digne de ce nom. Pour remplir le deuxième précepte, les chirurgiens du temps de Garengeot ne manquaient pas de procédés d'agglutination. Sans parler des bandages ni de la *suture sèche*, sur le mérite de laquelle s'était particulièrement étendu *Fabrice d'Aquapendente*, ils avaient à leur disposition les innombrables procédés de suture que leur avaient légués les anciens. « Il y à trois sortes de sutures, dit Lavanguyon : 1° les *Incarnatires,* 2° *les restrictives,* 3° *les conservatives :* Les sutures incarnatives se font à point séparé, les restrictives se font à point continu, les conservatives sont celles qui se font aux grandes plaies pour éviter les difformités. Les sutures *incarnatives* sont : l'entrecoupée, l'emplumée ou enchevillée, l'entortillée, l'agrafe, la suture sèche. Les *restrictives* sont celles du pelletier, du cordonnier, du couturier de dehors en dedans et de dedans en dehors, et celle de *Celse*, qui se fait en croix » : mais, ajoute-il avec raison, « nous n'avons que *quatre sortes de sutures nécessaires*, qui sont l'entrecoupée, l'entortillée, la suture sèche et celle du *pelletier* ; les autres sutures sont absolument inutiles et même nuisibles ». Dionis allait même plus loin que Lavanguyon. Il dit en effet de la suture entortillée et de la suture avec agrafe : « Vous jugez bien par le récit que je fais de ces deux sutures, de quelle cruauté elles étaient et en même temps de leur inutilité, puisque dans les cas où elles semblent plus nécessaires, comme dans des plaies profondes, où la contraction des parties charnues coupées tient les bords fort écartés, et dans les plaies des tendons, elles exposeraient à des convulsions terribles et à des froissements, qu'on évite en diminuant le mieux qu'il est possible par des compressions modérées les dilatations des plaies... Je ne vous en parlerai donc pas davantage ». Cet ostracisme du reste ne prévalut pas. Arnaud et Petit, qui avaient perfectionné la suture enchevillée, comme on pourra le voir en parcourant l'analyse que nous avons faite du chapitre de Garengeot, s'en servaient dans beaucoup de circonstances. « Cette façon de réunir les plaies, dit J.-L. Petit est beaucoup plus exacte que celles que nous avons décrites ; elle est même plus aisée à exécuter : c'est ce qui m'a engagé à la mettre en pratique dans beaucoup d'autres occasions que celle du bec de lièvre, à laquelle les praticiens l'ont pour ainsi dire consacrée ». Et Lafaye assure dans une note qu'il ajoute au texte de Dionis que les praticiens de son temps s'en servaient beaucoup dans les plaies profondes qui intéressent les muscles. Petit s'était également élevé dans ses leçons contre *l'abus qu'on faisait des sutures*, et en bornait l'usage aux cas où le *bandage* et la *situation* étaient *insuffisants*. Exagérant les idées de Petit, *Pibrac* les proscrira presque complétement, et nous ne devons pas nous en étonner : sans antisepsie la réunion par première intention, recommandée par les anciens et conseillée par Ambroise Paré, n'est qu'un leurre.

Pansement. — « Bien panser une plaie a toujours passé comme

un des devoirs les plus importants qu'a à accomplir le chirurgien » (Dionis). Sa tâche n'était pas aisée en pareille matière du
temps de Garengeot, car on était loin de la simplicité Hipocra-
tique. Si Celse avait déjà donné de quoi faire tout un livre rien
qu'avec la composition des emplâtres innombrables qu'il indique pour mûrir, déterger, cicatriser une plaie, ses successeurs
directs de la période Gréco-Romaine, les médecins Arabes,
les chirurgiens du moyen-âge ne firent qu'y ajouter. Aussi n'o-
sons-nous même pas en faire l'énumération. Du temps de Guy
de Chauliac le praticien avait non seulement à porter sa trousse
avec lui ; mais il devait toujours avoir sur lui quand il allait visiter un malade 5 onguents : 1° l'onguent basilicum pour mûrir,
les plaies ; 2° l'onguent des apôtres pour modifier ; 3° l'onguent
blanc pour consolider ; 4° l'onguent doré pour incarner ; 5° l'onguent dialthæa pour adoucir. Un contemporain de Garengeot nous donnera avec le plus grand sérieux la composition d'un emplâtre pour expulser les corps étrangers :
« On estime beaucoup la graisse de lièvre pour tirer les
corps étrangers d'une plaie, soit qu'on frotte les parties avec
cette graisse toute seule, soit qu'on la mêle avec de l'onguent
de bétame, ou bien qu'on en face un emplâtre avec de la
gomme arabique. On dit que le raifort mêlé à de la graisse et
mis sur la partie attire les corps étrangers. Le dictame de crête
appliqué avec de la graisse de lièvre a la même vertu ». Nous
pourrons du reste lire dans Garengeot des recettes de même
force, où la graisse humaine se combine agréablement avec le
vers de terre pilé ! Mais, très rapidement, va se faire une réaction contre toutes ces drogues aussi compliquées qu'inutiles.
Déjà Lapeyronie et Petit ne se servent le plus souvent que de
plumasseaux de charpie ou d'étoupades trempées dans l'eau
chaude aiguisée avec de l'esprit de vin, et dans la 2ᵉ édition de
son livre, Garengeot dit déjà : « Une faute considérable en chirurgie, c'est de faire dans un premier appareil un pompeux
étalage des baumes et des onguents. Cette erreur se trouve
cependant dans tous les livres de ceux qui ont écrit de la chirurgie sans l'avoir pratiquée, ce qui est une preuve convaincante
que leur plus grand mérite consiste à se copier les uns les
autres, et à déguiser le sentiment copié par de certains tours
d'élocution dont ces auteurs se font un grand nom; mais comme
ils sont toujours brouillés avec la pratique ils ne servent qu'à

fasciner les yeux des ignorants. » La réaction emporta les baumes pourrissants, ce qui était bien ; mais elle eut le tort de s'attaquer aux pansements *spiritueux* pour les remplacer bientôt par le vulgaire cérat. Garengeot dit qu' « ils raccourcissent les petits vaisseaux de la plaie, qu'ils la dessèchent et qu'ils l'irritent ». Aussi les proscrit-il absolument dans certains cas, par exemple dans les plaies contuses et enflammées, lorsque la suppuration des grandes plaies est en bon train, parce que les acides spiritueux en crispant et raccourcissant les pores « causent un reflux de matière », c'est-à-dire la résorption purulente.

Dans le premier pansement on *se servait surtout*, au commencement du XVIII° siècle, *de charpie sèche*. « Elle est un absorbant qui tarit parfaitement bien l'hémorrhagie ordinaire ». (Petit). « Nous remarquons, dit Dionis, que dans les premiers temps on se servait d'une espèce de champignon pour panser les plaies, en d'autres temps de mèches et d'étoupes, et en d'autres de coton et d'éponges; mais aujourd'hui que le linge est plus commun on a cessé d'employer ces autres substances et nous ne nous servons plus que de la charpie, qui certainement est préférable à tout ce que les anciens avaient inventé en pareille occasion ». Quant au *second appareil*, il doit être différent. « car, dit Garengeot, si la plaie est faite par un instrument qui ait divisé les parties sans leur causer de contusion ni aucun déchirement, et que les bords de la plaie peuvent être réunis, pour lors les baumes spiritueux et balsamiques sont excellents. Mais si les parties sont divisées par des instruments dont le tranchant n'est pas fin, qui déchirent et meurtrissent en coupant, tels que sont les fragments de verre, c'est dans cette occasion que les baumes spiritueux ne sont pas d'un bon usage et trompent ceux qui s'en servent en toute occasion, car ces sortes de plaies étant meurtries et contuses ne demandent pas d'abord d'être desséchées, mais elles doivent être un peu dégorgées par des remèdes qu'ils relâchent, c'est ce qui fait le prix des baumes adoucissants et un peu suppuratifs, tels que sont les baumes d'arcœus, l'huile d'hypéricum et la térébenthine mêlés ou séparés, suivant que le chirurgien le juge à propos.

Faut-il panser fréquemment? — On sait qu'Hippocrate était partisan des pansements fréquents. Un contemporain de Garengeot, Lacharrière, écrit à ce sujet une phrase caractéristique que nous avons rapporté dans le paragraphe où nous nous

sommes occupé de l'inflammation des plaies. Pour éviter
des accidents terribles, on n'avait que trop de tendance à
toucher sans cesse aux plaies afin d'empêcher la stagnation du
pus. César Magati, puis Belloste s'élevèrent contre cette
manière de faire dont ils montrèrent tous les inconvénients.
« Il est certain que moins vous pansez une plaie, moins il
s'y fait d'humeurs excrémentitielles, pourvu que la cavité
ne soit pas remplie de charpie ou autre chose semblable ; le
remède a tout le temps de communiquer aux parties sa vertu
où il est appliqué, de les fomenter et de les fortifier. Le suc
nourricier des parties s'occupe entièrement à loisir à réparer
la substance perdue et à réunir les fibres divisées. Tout au
contraire, si vous la pansez souvent, vous détruisez la force
du remède, et sa vertu se dissipe de manière que ne pouvant
plus résister à la fermentation du pus corrompu par l'air, il se
mêle par son humidité avec cette matière qui devient corrosive,
et il irrite les causes qui la produisent. La conduite que la
nature tient dans la réunion des fractures nous doit servir
d'exemple dans la guérison des plaies. Le calus qu'elle en-
gendre est capable de rejoindre et de raffermir les os rompus, pourvu qu'elle ne soit pas détournée par des pansements fréquents ou des agitations indiscrètes ». On le voit,
pas plus que le drainage, que la réunion immédiate (anciens) ou tardive (école de J.-L. Petit), la question des pansements rares ou des pansements fréquents n'est pas aussi
moderne qu'on le croirait tout d'abord ; et pour conserver
cette illusion, il faut faire abstraction de la première moitié et
ne plus considérer que la seconde moitié du XVIIIe siècle, celle
où la chirurgie française prit l'allure prudente, mais tempori-
satrice, que l'on sait. A ce point de vue, cette période dont nous
nous occupons est très intéressante, parce qu'elle contient
déjà des aperçus oubliés, il est vrai, par l'époque suivante, mais
qui trouverons à l'époque actuelle leur plein développement.

Les préceptes que donne Garengeot sur la manière de
traiter une plaie sont très sages ; il ne néglige pas non plus le
traitement général. Malheureusement, empreint des erreurs
du temps, et où on abuse étrangement de la saignée.

« On entend par plaie, une solution de conti-
« nuité, ou une division des parties molles de notre

« corps, récente et encore sanglante, faite par une
« cause externe, capable de couper, froisser, dé-
« chirer, piquer et de changer de quelque manière
« que ce soit leur disposition naturelle ». Cette définition donnée, Garengeot s'étend peu sur l'é-
tiologie et la marche des plaies et ne tarde pas à
nous indiquer comment on comprenait à son époque le *processus de cicatrisation*. Les idées de
Rusych étaient alors en vogue et, ce sont elles qu'il
va développer. « Les réflexions faites sur l'anato-
« mie et sur la pathologie nous apprennent, dit-
« il, que notre corps n'est qu'un composé de
« vaisseaux et que c'est de la différente disposi-
« tion et du différent entrelacement de ces mêmes
« vaisseaux que se forment toutes nos parties. De
« là il est facile de concevoir que si toutes nos
« parties nous paraissent différentes les unes des
« autres, cette différence ne vient que du différent
« arrangement qu'ont entre eux les vaisseaux qui
« les composent, et, par une suite nécessaire, que
« le différent entrelacement qu'ils gardent, forme
« dans chaque partie en particulier des espaces
« et des pores différemment figurés; d'où l'on
« doit conclure qu'il faut nécessairement que les
« particules nourricières du sang, qui doivent en-
« filer ces vaisseaux, se moulent et s'arrangent
« d'une manière conforme à la configuration des
« pores et des tuyaux de chaque partie...» Puis il
ajoute « ...après ces explications, je crois que l'on
« n'aura pas de peine à concevoir que la nutrition
« à l'égard des plaies est une génération continue
« et prolongée des fibres coupées et déchirées, qui
« ne peut se faire que par cette partie du sang blan-
« che, douce, balsamique, gluante et visqueuse, que
« nous avons appelée le *suc nourricier*, et qui est
« particulière dans chaque partie, d'autant que les
« tuyaux des différentes parties ont, comme j'ai déjà

« dit, une différente configuration ». Cette partie du
sang, blanche, douce, balsamique, gluante et visqueuse, que Garengeot appelle « suc nourricier »
deviendra plus tard la lymphe plastique d'auteurs plus rapprochés de nous, et, comme lui,
on admettra que c'est de cette lymphe plastique
que dérive la cicatrice. Garengeot, qui avait vu
les fractures des os se consolider par du tissu osseux, les sections tendineuses ou ligamenteuses
se restaurer par du tissu fibreux, a eu le tort de
s'imaginer qu'il devait en être toujours de même,
et n'a pas su reconnaître que certains parenchymes, tels que les parenchymes glandulaires,
musculaires, ne se reconstituaient pas, et que
la cicatrisation était purement scléreuse. En revanche, il a bien vu, que lorsque tous les éléments de la peau sont détruits, la cicatrisation
marchait de la circonférence au centre, « cha-
« que fibre coupée, dit-il, s'avançant de plus en
« plus jusqu'à ce que les deux parties soient arri-
« vées jusqu'à la portion qui leur était continue. La
« même chose a lieu à l'égard de toutes les autres
« parties, comme nous le remarquons aux plaies
« où la peau est entièrement ruinée, puisque l'on
« voit que la cicatrice commence à se faire par la
« circonférence de la plaie, pendant que le milieu
« est bien plus tendu, parce que les fibres, à force
« de s'allonger par les petites molécules de suc
« nourricier, diminuent de volume, et font ainsi
« le milieu de la cicatrice moins solide ». Mais,
cette cicatrice, comme nous l'avons dit, Garengeot croit qu'elle diffère suivant l'organe qui en
est l'objet : « Cette vérité, ajoute-t-il, est soutenue
« et appuyée par l'exemple de la végétation, puis-
« qu'en mettant plusieurs greffes de différente
« nature sur un tronc, elles rapportent des fruits
« différents, quoiqu'elles ne reçoivent toutes que

« la sève du tronc, qui est la même partout ».
Il n'oublie pas les causes qui peuvent gêner le
processus réparateur, et parmi celles-ci, chose remarquable, il craint par-dessus tout l'influence
pernicieuse de l'air, bien qu'il ignore la véritable
raison de sa perniciosité : « La meilleure preuve,
« dit-il, qu'on puisse donner pour faire voir qu'*il*
« *n'y a rien de plus pernicieux que l'air*, c'est
« que, sans appliquer aucun remède immédia-
« tement sur les fractures, elles ne laissent pas
« de se réunir, et cela parce que l'air ne les pénè-
« tre point, et que la chaleur naturelle donne au
« suc nourricier de l'os la douce température qu'il
« doit avoir pour en former l'union ».

Parmi les accidents qui peuvent compliquer les
plaies, il note « les convulsions, le délire, la con-
« tusion, la perte de substance, l'hémorrhagie, les
« corps étrangers, l'éloignement des lèvres de la
« plaie, enfin la situation qu'occupe la plaie ». Il
n'ignore pas que la sève nourricière peut se corrompre, s'enflammer, donner lieu à la gangrène,
que la plaie peut être torpide, etc. Il ne lui manque que de reconnaître l'influence des diathèses,
pour être presque aussi complet dans sa nomen-
clature que les traités modernes, car plus loin au
XVIIe siècle des préceptes qu'il emprunte à Duverney pour bien panser les plaies, il décrit déjà certains phénomènes de la pyohémie. Qu'on en juge
plutôt : « On doit sçavoir, dit-il, et un grand nom-
« bre d'expériences ne permettent pas d'en douter,
« que le pus n'est pernicieux que par accident, et
« que, lorsqu'il est de bonne condition, doux et
« balsamique, il n'est point capable de causer au-
« cun symptôme fâcheux, lorsqu'il se mêle dans
« la masse du sang à l'occasion du reflux des ma-
« tières. Mais, lorsqu'il est mal conditionné, il
« excite par son acrimonie et sa mauvaise qualité

« des frissons irréguliers, la fièvre et des douleurs
« extraordinaires. On a observé qu'après quelques
« plaies, non-seulement de la tête, mais encore de
« toutes les autres parties, qu'il se faisait *des ab-*
« *cès dans le poumon et dans le foie,* par des re-
« fl... des matières purulentes dans la masse du
« s...g. Si le pus s'arrête plutôt dans ces viscères
« que dans les autres parties, c'est qu'ils sont plus
« remplis de veines... On reconnaît que les ma-
« tières s'embarrassent dans le foie et qu'elles y
« causent de petits abcès par la douleur que l'on
« ressent dans cette partie au temps du frisson,
« et dans les poumons par un point de côté et
« par une oppression très considérable ». Non
content de les décrire, il recherche la cause de
ces abcès métastastiques : « Ces fâcheux symptô-
« mes, dit-il, arrivent par la faute du malade, par
« l'inertie du chirurgien. Le malade y contribue
« par ses passions déréglées, par un mauvais ré-
« gime, et par des veilles immodérées..., le chi-
« rurgien par ses mauvais pansements et par l'u-
« sage des remèdes spiritueux ». Nous le retrou-
« verons dans ce même chapitre critiquant les
« pansements à l'alcool » : Quant aux *hémor-*
rhagies, il les redoute avec juste raison, « surtout celles qui se font d'une manière continue, comme quelquefois, cela arrive, après l'ac-
vulsion d'une dent ». (Il s'agissait probablement
des sujets hémophiliques). Pour les arrêter, il
recommande, outre les procédés traditionnels:
la compression et les styptiques, deux moyens
relativement récents : la ligature, très en honneur depuis A. Paré et surtout dans la dernière moitié du xviiie siècle, et le *tourniquet*, instrument déjà assez ancien, mais qui venait d'être
perfectionné par *J.-L. Petit*. Ce tourniquet
lui permet de résoudre une question pendante à

l'époque. Fallait-il, lorsque la plaie donnait du sang et récelait un corps étranger, aller en premier lieu à la recherche de ce corps étranger, ou pratiquer auparavant la ligature? Garengeot est d'avis de procéder immédiatement à l'ablation du corps étranger, se reposant d'ailleurs sur le tourniquet de J.-L. Petit « pour modérer l'hémorrhagie, si elle est trop considérable ». Comme ses contemporains, Garengeot sait déjà l'importance qu'on doit accorder à la région blessée.

Les renseignements qu'il donne sur le traitement des plaies sont très-intéressants et très-clairement exposés. Ils dénotent le praticien aussi éclairé que prudent. Si la plaie etait simple, on avait à sa disposition 3 sortes de *bandages :* 1º *le bandage contentif*, qui contenait toutes les pièces du pansement, qui ne devait pas être serré ; 2º *le bandage unissant ou incarnatif*, qui se composait de bandes enroulées autour de la plaie ; 3º *le bandage expulsif*, convenant aux plaies fistuleuses, ainsi nommé parce qu'il comprimait le fond de la plaie et en expulsait le sang. Ces bandages se retrouvant dans toutes les chirurgies du temps, nous n'insisterons pas.

« Mais, dit Garengeot, toutes les plaies ne sont « pas aussi simples et faciles à traiter ». Et il prend un exemple, une plaie fistuleuse siégeant au bras. Si le cas est simple, « après avoir sondé et fait « sortir le sang de la plaie, on laisse tomber à la « place de ce sang plusieurs gouttes de quelque « baume unissant, comme le baume blanc de Ju- « dée, le baume du commandeur, etc. Ensuite on « place sur le bras des compresses graduées et « on enroule fortement une bande ». Mais déjà on commençait à délaisser ces compresses graduées pour leur préférer la charpie en gâteaux. Ainsi faisait J.-L. Petit. Si au contraire on craint la stagnation du pus, Garengeot veut qu'on fasse la contre ouverture, « afin de pouvoir passer un « *sélon* pour entraîner les matières purulentes qui « croupissent en cette plaie dégénérée en ulcère « fistuleux ». Comment faire cette contre ouverture? Garengeot va nous le dire. Si la plaie permet l'introduction du doigt, on va la faire avec un bistouri qui glisse le long du doigt introduit dans la plaie et « préservé par un *dé métallique* ». Et si la plaie, trop longue ou trop étroite, ne permet pas au doigt de pénétrer, il faut alors s'armer du *poignard de M. Arnaud*, « sonde d'ar-« gent aplatie, longue d'un demi-pied environ, « terminée à son extrémité supérieure par une « sorte de garde d'épée, et dont l'extrémité infé-« rieure porte une lancette débordant la sonde « d'environ un travers de doigt ». Cet instrument avait été *perfectionné par J.-L. Petit*, qui lui avait ajouté « un ressort pour ramener la lan-« cette à l'intérieur de la sonde », et qui avait fait faire « sur cette sonde une cannelure pour con-duire un bistouri ou des ciseaux, afin d'ouvrir le sinus fistuleux en entier ». Et si la plaie ne me-naçait pas de suppurer, et qu'il n'y avait pas lieu de faire une contre ouverture, Garengeot la su-turait.

Les procédés de *sutures* du temps de Garen-geot étaient fort nombreux. Aussi ne décrira-t-il que les sutures employées « par les plus célèbres praticiens de Paris ». Et parmi elles, il en cite deux surtout : l'une *vraie*, qu'on pratique avec du fil et des aiguilles, l'autre *fausse*, « ainsi nommée parce qu'on n'avait besoin d'aucun instrument pour la faire et qu'en la faisant on ne répandait point de sang, ce qui la fit appeler *suture sèche* ». Il décrit tout au long cette dernière : « On coupe, dit-il, deux morceaux de toile d'une grandeur proportionnée à la profondeur de la plaie, on les recouvre d'une emplâtre d'André de la Croix, très bon agglutinatif... on attache à la lisière de cette emplâtre trois ou quatre liens... on chauffe un peu les emplâtres, et on en applique une de chaque côté, à un travers de doigt des bords de la plaie, pour avoir la facilité de la mieux réunir. On rapproche ensuite les deux lèvres de la plaie, et on noue. » Si le lendemain l'inflammation menaçait on n'avait qu'à desserrer les fils ; si au contraire on s'apercevait que les lèvres n'étaient pas suffisamment en contact, on les resserrait un peu plus. Dans les sutures vraies, nous trouvons la suture entrecoupée, la suture entortillée, enfin la *suture enchevillée*. A propos de cette dernière, Garengeot propose *deux perfectionnements* qu'avaient fait Arnaud et Petit. Le premier est le suivant : « Au lieu de se servir d'un rouleau de « linge, qui s'imbibe de pus, lequel cause des « érysipèles et inflammations à la peau qui obli- « gent à couper la suture, ou de rouleaux de « taffetas qui ne compriment la plaie qu'aux « points de suture et laissent par conséquent « des vides entre chaque point d'aiguille, ou « bien de chevilles solides (tuyaux de plumes) « qui meurtrissent les tissus, *M. Arnaud* se sert « de deux petits bouts de bougie qui s'accommo- « dent à la figure de la partie et peuvent aussi par « leur solidité remplir les indications qu'on se « propose ». Mais ces bouts de bougie s'échauf- faient et finissaient par fondre. Pour obvier à cet inconvénient, on les enveloppait de taffetas qu'on fixait au moyen de l'emplâtre d'André de la Croix, ce petit rouleau « mollet » ne déchirait plus les tissus, comprimait également les parties, et avait de plus l'avantage de ne pas s'imbiber de pus. Quand au second perfectionnement, il était dû à

J.-L. Petit :« Comme la difficulté de percer la peau
« avec des aiguilles est très grande, surtout celle
« du bas-ventre, ou des plaies profondes, il y en
« a qui conseillent de se servir d'un porte-ai-
« guille. Mais il faudrait pour cela qu'il fût d'un
« volume très peu considérable. M. Petit a inventé
« un instrument en forme d'anneau, à la circonfé-
« rence extérieure duquel est une petite cheville
« autour de laquelle tourne un petit pivot, creusé
« comme un entonnoir pour mettre la tête de l'ai-
« guille. Ce petit pivot est rivé avec l'anneau par
« le moyen de la cheville, de manière qu'il tourne
« autour comme le moyeu autour d'un essieu. Cet
« instrument, ajoute Garengot, est d'une très
« grande commodité, et convient à presque tou-
« tes les sutures, sans embarrasser aucunement le
« chirurgien ».

Les *onguents,* on le pense d'avance, avaient
également une grande importance dans le traitement des plaies. Aussi notre auteur les énumère-
t-il tout au long : « M. Duverney, dit-il, docteur
en médecine, professeur d'anatomie et de chirurgie au Jardin Royal et de l'Académie des sciences,
préfère un plumasseau de charpie trempé dans le
baume de Fioraventi, de Copahu, ou dans l'essence
de térébenthine ». Garengeot croit pouvoir proposer mieux : « Je croirais, dit-il, que le baume
« du commandeur ferait ici des merveilles, parce
« qu'il est composé de parties huileuses, balsa-
« miques et volatiles, et qu'en se desséchant sur
« une plaie, il y forme une espèce de croûte qui
« empêche l'air d'y pénétrer, et procure par là
« une prompte cicatrice ». Garengeot nous répétera ainsi fréquemment qu'il craint la pénétration
de l'air. Mais il comprend bien que dans les plaies
contuses la suppuration est difficile à éviter, et il
ne s'en effraie pas : « Lorsque les lèvres de la plaie

« paraissent un peu contuses, dit-il, une légère sup-
« puration de quatre ou cinq jours ne fera que du
« bien, en diminuant le volume et la tension des
« lèvres, et préviendra ainsi l'érysipèle, les dou-
« leurs et l'inflammation. C'est ce que l'on obtien-
« dra par l'usage des onguents digestifs, et du bau-
« me d'Arcéus (1) ». Si cela ne suffit pas, que l'inflammation continue, et « que les lèvres sont très
« tendues, il ne faudra pas s'épouvanter : on des-
« serrera la suture, et après avoir appliqué le bau-
« me d'Arcéus, on saignera copieusement le ma-
« lade, sans négliger les lavements, les os de
« poulet. »

Quant aux *pansements spiritueux*, Garengeot
ne veut en entendre parler à aucun prix, bien à
tort, ajouterons-nous, car le pansement à l'alcool
est bien quelque peu antiseptique. « Ils raccor-
nissent les petits vaisseaux de la plaie, qu'ils dessèchent », dit-il. Nous l'avons même vu, à propos
de la pyohémie, faire entrer en cause ces « remèdes spiritueux ».

Enfin il termine par des préceptes généraux, au
nombre de 17, « empruntés à M. Duverney » et
que nous résumons. Il ne veut pas qu'on imite
certains chirurgiens « qui sondent les plaies à
« chaque pansement ». Il faut : « panser molle-
« ment et sans douleur ; ne pas faire saigner la
« plaie ; ne pas introduire dans les plaies des ten-
« tes et autres bourdonnets de charpie, qui bou-
« chent les petits tuyaux, augmentent l'inflamma-
« tion et empêchent du reste les lèvres de se rap-

---

1. *Baume d'Arcéus :*

gomme élémi	3 livres
suif de mouton ou de bouc	ãã 2
saindoux	
huile de millepertuis	1
térébenthine	3
orcanette	1/2 poignée

« procher ». Nous le verrons plus loin, n'admettre les tentes que dans certaines plaies de l'abdomen et certaines fistules, s'éloignant en cela de la manière de faire des élèves de Méry, Thibaut et Arnaud, qui, dit-il, en faisaient grand abus. Il est partisan des pansements rares, « à moins que la plaie ne « suppure beaucoup. Il faut donner, dit-il, à la na- « ture le temps de faire son œuvre ». Il rejette les « onguents pourrissants, les corps gras et huileux, « pour cette raison que les principes huileux « amènent souvent des inflammations, des éry- « sipèles, qu'ils bouchent les pores et empêchent « la transpiration ». Et, en effet, ces corps hui- leux s'échauffent, finissent par rancir, et irritent souvent les bords d'une plaie d'une façon très désavantageuse.

GASTRORAPHIE

« Quoique la gastroraphie, dit Dionis, soit une des plus considérables opérations, ce n'est cependant qu'une suture qui se fait aux plaies du ventre. Ce nom est composé de deux dictions grecques, savoir de gaster qui signifie ventre et de raphe qui veut dire couture, et comme cette couture ne se pratique pas seulement à l'abdomen, mais encore à l'estomac et aux intestins, il est à propos que le chirurgien soit instruit des plaies qui arrivent à ces parties ». Et, de fait, pas un des écrivains qui firent paraître un traité des opérations vers la fin du XVIIe siècle et au commencement du XVIIIe siècle ne manquent à ce précepte. *Tous décrivent à propos de la gastroraphie les plaies non pénétrantes et pénétrantes de la région abdominale.* L'antiquité leur avait déjà fourni des matériaux très précieux et en assez grande abondance. Le passage que Celse consacre à ces sortes de blessures est vraiment remarquable. Rien d'é- tonnant d'ailleurs, car les chirurgiens de son époque avaient fréquemment à soigner les plaies de tout genre et souvent très-graves que se faisaient les gladiateurs dans les jeux du cirque : et d'ailleurs, les combats à l'arme blanche étaient fréquents dans les guerres de ce temps. Après avoir établi la distinction classique des plaies abdominales en *pénétrantes et non pénétrantes*, ce qui le préoccupe surtout, c'est l'état des intestins. S'ils sont simplement herniés, on les rentrera au plus vite ; si l'intestin est livide, le malade est perdu : si les intestins sont blessés, il faut coudre la plaie : « *Tum utrumlibet intestinum lividum aut pallidum aut nigrum est, quibus illud quoque necessario accedit ut sensu careat, medicina omnis inanis est. Si vero adhuc ex sui coloris sit, cum maxima festinatione occurendum est ; momento enim alienantur externo et insueto spiritu circumdata. Resupinandus autem homo est coxis erectioribus, et si augustius vulnus est, quam ut intestina commode refundantur incidendum est, donec satis pateat, ac si jam sicciores intestina sunt, perluenda aqua sunt, cui paulum admodum olei sit adjectum. Repositis omnibus homo concutiendus est, quo fit ut per se singula intestino in suas sedes diducantur* ». Il considère les seules plaies du gros intestin comme curables. Celles de l'intestin grêle sont mortelles, parce que ce dernier est toujours en mouvement. Mortelles sont aussi les plaies de l'estomac. Voici comment on reconnaît ces dernières : « *Ubi stomachus autem percussus singultus et bilis vomitus insequitur, si quod cibi vel potionis assumptum est, id redditur, cito venarum motus stranguescat sudores tenues oriuntur, per quos extrema partes frigescunt* ». Comme cela a lieu pour les blessures de l'intestin, il est fréquent, dit Celse, de voir les aliments sortir par la solution de continuité. Quant aux plaies du foie, qu'il regarde avec juste raison comme très-graves : « *Multus sub dextra parte præcordiorum profusus sanguis ad spinam reducta præcordia. In ventrem cubandi dulcedo punctiones doloresque usque ad jugulam punctumque latius scapulorum intenta quibus non nunquam etiam bilis vomitus accedit* ». Il passe ainsi en revue les plaies de tous les organes contenus dans la cavité abdominale ; il en indique le pronostic et en décrit les symptômes. La façon dont il faisait la suture abdominale resta longtemps célèbre, et fut même connue sous le nom de couture de Celse. Dionis et différents auteurs de la première moitié du XVIII⁰ siècle en parlent. Aussi croyons-nous devoir donner son procédé. « *Igitur in duas acus fila conjicienda, exque duabus manibus tenendæ et prius interiori membranæ sutura injicienda est, sic ut sinistra manus in dexteriore ora dextra in sinisteriore a principio vulneris ab interiore parte in exteriorem acum immutat, quo fit ut ab intestinis ea pars semper acuum sit, quæ relusa est. Semel utraque parte trajecta permutantæ acus inter manus sunt ut ea sit in dextera quod fuit in sinistra. Ea veniat sinistram quam dextra continuit iterumque eodem modo per oras immittendæ sunt »*. Galien, qui avait été attaché comme chirurgien au temple d'Esculape, où on soignait les gladiateurs blessés, s'étend moins que Celse sur les plaies de l'abdomen. Il indique pour tant deux méthodes nouvelles de suture, qu'il croit préférables à celles usitées jusqu'alors. Paul d'Egine n'ajoute rien de nouveau à ce que nous avons dit jusqu'ici. Les Arabes, suivant leur habitude, transcrivirent religieusement dans leurs écrits les préceptes de leurs prédécesseurs de la période Gréco-Romaine; mais ils ne les mirent guère en pratique. Cependant l'un deux, Albucasis, le plus hardi il est vrai, parle de deux nouvelles sutures, l'entortillée et celle du pelletier. Il nous a transmis aussi un procédé assez original employé par plusieurs de ses contemporains, mais dans lequel il n'a guère confiance : on faisait mordre la plaie intestinale par de grosses fourmis, dont on coupait ensuite le reste du corps sauf la tête. Il signale encore un fait très important *la possibilité de l'établissement d'une fistule stercorale*. Voulant remédier à la sortie des matières fécales, les médecins de l'école de Salerne s'avisèrent d'une idée très étrange et bien naïve. Roger de Parme introduisait dans l'intestin au niveau de la solution de continuité un cylindre creux de sureau, ou bien une section de boyaux empruntés à un animal. Guy de Chauliac, cet oracle de Saint-Côme pendant plusieurs siècles, s'exprime sur ce sujet de la façon suivante : « Et si elles ont besoin de couture et qu'elles leur profitent comme au fond de l'estomac et aux gros boyaux, qu'elles soient cousues de la couture du pelletier et non pas avec têtes de fourmis, laquelle, ont dit quelques expérimentateurs, comme témoigne Albucasis, car elle est fâcheuse et inutile comme il appert de fait. Quelques-uns comme Roger de Parme, Théodore, mettent dans le boyau une canule de sureau, pour garder que la fiente ne pourrisse la suture, les autres, ainsi que Guillaume a relaté y mettent une portion de boyau de quelques bêtes ou une portion de trachée-artère comme disent les quatre maîtres, ce qui ne me semble raisonnab'e, car nature attentive à l'expulsion des choses étrangères, rejette et ôte ces choses de la couture, et ainsi périt la fin pour laquelle on l'applique ». Cette critique si fondée semble avoir fait justice de cette conception saugrenue, car elle ne reparaît plus dans les écrits postérieurs. La majorité des praticiens du moyen-âge, s'ils n'osent pas combattre de front les préceptes curatifs des grands chirurgiens de l'antiquité, font comme les Arabes : ils n'interviennent guère, car ils savent que leurs tentatives ne seraient presque jamais couronnées de succès. Cette opinion, Paracelse, dont le nom éveille surtout l'idée d'iatrochimie plus ou moins alchimique, mais qui fut néanmoins un chirurgien savant et habile, ne se gêna pas de l'exprimer avec sa liberté d'esprit habituelle. Ce n'étaient pas en effet les anciens qui pouvaient retenir un homme ayant osé dire que Galien n'était pas digne de lui délier les cordons de ses souliers. Il blâme violemment toute intervention, et cela parce qu'il juge que dans beaucoup de cas la nature mieux que personne se charge du soin de réunir ce qui a été divisé, et que si elle n'y peut parvenir, il s'établit une fistule stercorale, qui au moins n'entraîne pas la mort du malade. Ambroise Paré ne fait guère que reproduire mot pour mot le chapitre de Guy de Chauliac sur la gastroraphie ; il n'ajoute de son crû que la ponction des intestins quand ceux-ci dilatés par des gaz ne peuvent plus rentrer dans l'abdomen. Il en est de même pour Fabrice d'Aquapendente. Il proscrit de nouveau les fourmis : « Mais les chirurgiens n'approuvent pas cette idée, parce que la tête de la fourmi morte se relâche et tombe aisément par le frottement des intestins, outre qu'en hiver ces fourmis ne se trouvent point et qu'en été on n'a pas toujours le loisir de les chercher ».

Gastroraphie au temps de Garengeot. — A l'époque où écrivait Garengeot, la symptomatologie des plaies pénétrantes de l'abdomen, très avancée déjà dans Celse, est remarquablement nette. Pour en faire le diagnostic exact, on ne se base pas seulement sur les phénomènes qu'elles déterminent ; on met en usage les notions d'anatomie topographique plus exactes que l'on possède. Duverney, Winslow ont montré du reste que la position des organes n'est pas la même dans toutes les attitudes : « Ce que j'avance ici de la situation dit Garengeot, renferme tant de sujets de méditer, que l'on a vu par les différentes coupes, faites par M. Duverney sur l'abdomen de plusieurs sujets, tant dans des situations perpendiculaires qu'obliques, que la plus grande partie des viscères du bas-ventre changeaient de situation dans ces différentes attitudes ». Plus qu'autrefois, on se préoccupait de l'état de vacuité ou de plénitude de l'estomac ou de la vessie pour expliquer pourquoi dans certains cas ces organes étaient atteints et pourquoi dans d'autres ils étaient respectés. L'étude que Garengeot consacrera aux plaies de la vessie sera très intéressante et très détaillée. Lorsque *l'épiploon* a été *exposé longtemps à l'air* on le *réséque*. Cependant cette conduite n'était pas suivie par *Maréchal*. « Voilà, dit *Dionis*, la manière d'en user à l'égard de l'épiploon, enseignée par nos prédécesseurs, et suivie jusqu'à présent par les plus grands praticiens; mais M. Maréchal nous assure qu'il a remis plusieurs fois l'épiploon sorti en partie sans y faire ni de ligature ni d'extirpation, et qu'il n'en est point résulté d'accidents. Sa grande pratique tant à l'hôpital de la Charité de Paris que dans la ville, et sa haute réputation, qui l'a élevé au premier degré de la chirurgie, ne nous permettent pas de douter que ce qu'il avance ne soit vrai. C'est pourquoi le jeune chirurgien ne peut pas manquer en l'imitant ». Si une anse d'intestin est sortie, le même Dionis nous apprend qu'un chirurgien habile connaît à la seule vue « s'il est blessé ou non, quand même ce serait dans un autre endroit que dans la portion qui est sortie. Lorsque l'intestin est flétri et affaissé, c'est une marque qu'il y a eu ouverture par où les ventosités se sont échappées. Mais lorsqu'il est tendre et boursouflé, c'est un signe évident qu'il n'a point reçu de plaie ». Lorsque l'intestin est sain, il n'y a qu'à le rentrer. Mais parfois il est si tuméfié, dit Dionis, qu'il est impossible de le renfoncer dans l'abdomen, alors il ne reste plus que d'agrandir la plaie comme le faisait Celse, ou de dissiper ces flatulences qui s'opposent à la rentrée des intestins: « Pour dissiper les ventosités, dont la cause est toujours l'impression de l'air extérieur, qui refroidissant l'intestin fait obstruction dans ses vaisseaux et excite dans ses fibres charnues ou tendineuses des convulsions qui le boursoufflent; on fomentera cet organe avec de l'eau et du vin tièdes, lorsqu'on n'aura pas la commodité ni le temps d'y faire des fomentations avec du gros vin dans lequel on aura fait bouillir l'anis, le fenouil, la camomille et le mélilot, y ajoutant un peu de sel commun. Si par malheur on était en pleine campagne où on n'eût rien pour réchauffer et ramollir l'intestin, il faudrait faire pisser le blessé, et de son urine toute chaude fomenter cette partie pour en dissiper les vents. Quelques auteurs ordonnent de mettre dessus des animaux comme de petits chiens coupés vifs, et Paré recommande de faire à l'intestin *plusieurs ponctions avec une aiguille* ». Lorsque l'intestin était blessé, tout le monde s'accordait à faire la *suture du pelletier*. Lacharrière cependant fait exception. « S'il y a une petite plaie à l'intestin, elle ne demande point de sutures. Si elle est grande on pratique l'entrecoupée, car on n'approuve point celle du pelletier ». Cette suture du pelletier paraît avoir été surtout un *procédé d'amphithéâtre*, où l'on s'efforçait de trouver des dispositions ingénieuses permettant de retirer facilement le fil de la suture à un moment donné. Les résultats donnés par l'intervention étaient déplorables. Voici ce que dit Heister à ce sujet : « *Quoties ventre ictu aliquo perforato intestina quoque evoluta et vulnerata, id in primis datum sibi ducant esse chirurgi, ut læsam intestinorum partem prius suant quam eadem refundant. Sic enim non vulnus solum facilius glutinari sperant, sed et vel maxime caveri, ne chyli stercorisve, quidpiam in ventrem perfluat, aliasque partes integras corrumpat. Quanquam autem periculosa admodum ac fere semper sine certa salutis fiducia sunt intestinorum ac terminorum præsertim vulnera tamen quia latius intestinum, Celso jam tum observante, non sui solum, sed glutinari interdum quoque potest, dubia profecto spes, ut ait ille auctor, certa desperatione potior videtur… quæ angustura, calamique circites amplitudinem vix superantia deprehenduntur intestinorum seu nequiquam debent, sed naturæ bonitatis committi. Sæquitem hæc felicius plerumque sponte sua curantur, sive glutinantur, si sibi relinquantur quam si suturis magnopere irritantur. Nam suturam plerumque pellionis, inflammationes aliaque mala sequuntur* ». Il semble en effet que les idées de Paracelse que nous avons exposées plus haut avaient conservé des sectateurs en Allemagne jusqu'au XVIIIe siècle. car Heister ajoute : « *Verum enim vero quam obseratum a recentioribus chirurgis sit, nulles vel saltem paucissimos est intestinorum læsionibus convalescere ipsaque intestinorum vulnera, servatis licet vulneratis, propter insignem tunicarum tenuitatem non tam glutinari quam potuis cum vulneratus ventris partes, peritonæi membrana interiori, vel omento, vel alio etiam intestino concrescere, mirum non est ut chirurgi ab intestinorum suturis, præsertim continuis sive pelliorum hodie semper fere abstineant* ». Aussi se contentait-on de mettre la plaie intestinale en regard de la plaie abdominale : « *Scilicet per mediam intestini partem læsam filum aliquod ceratum subtiliori acu transmissum, nodo constringunt ejusdem beneficiam illam ipsam junctisquæque modo vulneris exterrioris interioribus, quam accuratissime fieri potest applicant* ». On commençait en effet à entrevoir la possibilité des fistules stercorales, témoin l'histoire suivante. « Ce qui est arrivé, dit Dionis, à un soldat des Invalides est un fait trop singulier pour tenir lieu d'exemple dans la pratique, puisque c'est la nature seule qui l'a guéri et que l'industrie du chirurgien n'y a eu aucune part. Elle s'est fait elle-même un égout par la plaie du ventre, l'intestin blessé s'y étant attaché. Il vide tous les jours par cette ouverture les excréments qui sortent involontairement, ce qui l'oblige d'avoir continuellement en cet endroit une boîte de fer blanc pour les recevoir ; il ne rend plus rien par l'anus, et ce qui sort par la plaie n'a point méchante odeur, parce que le pur chyle n'en est pas encore tout à fait séparé, et que les soufres grossiers n'y ont pas eu le temps de se développer par la fermentation qui survient aux excréments qui séjournent ». Dans certaines plaies des intestins on recourait déjà aux *lavements alimentaires*. « On donnera au malade, dit Garengeot, des lavements nourrissants, qui ne laisseront pas de produire quelques bons effets. C'est un expédient qu'on ne peut rejeter, puisque l'anatomie nous fait voir des veines lactées qui naissent des gros intestins et surtout du côlon. Donc, elles peuvent pomper le plus subtile des lavements et servir pendant quelque temps à entretenir la vie. » Et Garengeot ajoute : « J'en ai vu nourrir depuis plusieurs par ce même moyen à l'Hôtel-Dieu ». Tout le monde s'accordait à ne suturer que les plaies pénétrantes de l'abdomen un peu volumineux ; mais le genre de suture, quand on se décidait à la faire, variait un peu d'après chaque opérateur. Garengeot dans la 1re édition de son livre en indique une qu'il abandonnera plus tard pour une autre, qui lui semblera plus rationnelle. C'est surtout pour les plaies du bas-ventre que s'éleva la fameuse dispute entre les partisans et les adversaires des tentes. De fait, les praticiens d'alors se trouvaient dans une impasse. Il fallait ou assurer l'écoulement du pus par les tentes, mais alors

irriter la plaie, l'entretenir indéfiniment et courir les risques de
l'infection par l'air, comme le fait remarquer Garengeot, ou
supprimer les tentes, et alors s'exposer aux dangers aussi
sérieux de la stagnation du pus.

« La gastroraphie, nous dit Garengeot, est une
« suture que l'on fait au ventre pour empêcher la
« sortie des parties flottantes de cette cavité, soit
« qu'elles aient été réduites après leur sortie, ou
« qu'elles ne soient point sorties, mais que la
« plaie ait assez d'étendue pour demander la su-
« ture ». Mais auparavant, que doit-on entendre
par plaie simple et plaie compliquée du bas-
ventre? « Les auteurs, dit Garengeot, mettent au
« nombre des plaies simples du bas-ventre celles
« qui ne pénètrent pas dans la cavité, et, au con-
« traire, les plaies compliquées sont celles qui
« pénètrent dans la cavité. Pour moi, j'entends
« par plaies simples celles qui ne sont suivies
« d'aucun accident, car on voit des plaies qui ne
« pénètrent pas dans cette capacité, et qui ne
« laissent pas d'être compliquées... comme il y a
« des plaies qui, quoique pénétrantes dans la ca-
« pacité du bas-ventre, sont néanmoins très simples
« comme sont certains coups d'épée, comme des
« balles qu'on a vu passer au travers du corps
« sans y causer aucun accident fâcheux ». Et il
cite alors deux ou trois matelots qui avaient
reçu « plusieurs balles au travers du ventre et de
« la poitrine », qu'il avait soignés lorsqu'il était
un des chirurgiens du vaisseau corsaire, le *Comte
de Toulouse*, en compagnie de M. de la Motte-
Banos, chirurgien-major, et qui guérirent sans
aucun accident en moins de trois semaines. *Il sait
donc bien que certaines blessures de l'abdomen,
sans gravité apparente, même sans trace de contusions à la peau, comme on le voit de nos jours
dans les accidents de chemin de fer, peuvent dé-

venir très graves par la suite, lorsqu'un viscère
de l'abdomen a été contusionné ; et il *sait* également qu'un corps étranger ayant pénétré la cavité
péritonéale, une lame de fleuret, un coup d'épée,
une balle, peut n'amener aucun accident. Mettant
en parallèle les plaies pénétrantes de la poitrine
et celles de l'abdomen, il s'exprime de la façon
suivante : « Les plaies pénétrantes de la poitrine
« avec épanchement peuvent se guérir par une
« contre-ouverture, par l'opération de l'empième,
« parce que le sang ou le pus épanchez estant sur
« le diaphragme peuvent être évacués par cette
« contre-ouverture. Mais il n'en est pas de même
« au bas-ventre, et les plus célèbres praticiens
« ne nous ont pas encore fait remarquer qu'ils
« aient trouvé le moïen de faire sortir par une
« contre-ouverture le sang ou les matières épan-
« chées dans cette cavité ». Les plaies du ventre,
si graves encore à l'époque actuelle pour nous
qui possédons l'antisepsie et la laparatomie exploratrice, effrayaient donc beaucoup, à juste titre,
tous les praticiens de cette époque. « Il survient
« au malade, dit Garengeot, d'ordinaire vers le
« septième ou le huitième jour, et quelquefois
« plus tôt, de la fièvre, des inflammations, des
« douleurs insupportables, des convulsions, des
« transports au cerveau, et plusieurs autres fâcheux
« accidents, qui le plus souvent ne finissent
« qu'avec la vie ».

Quelle est la profondeur de la blessure ? quel
est l'organe atteint ? dans quelle situation se trouvait le blessé au moment de l'accident ? Garengeot n'oublie point de répondre à toutes ces questions. Il veut qu'on sonde la plaie pour savoir de
combien l'instrument a pénétré (1). En cela nous

1. Comme Denis : « On connaît quand une plaie est pénétrante, ou
par la sonde, ou par ce qui en sort, comme l'épiploon et l'intestin... »

ne pouvons partager son avis, car s'il est un précepte bien établi aujourd'hui, c'est qu'il ne faut
jamais aller explorer une plaie de l'abdomen avec
un stylet pour en reconnaître la profondeur. Déjà
de son temps on avait fait des études sur le cadavre
pour se rendre compte des différentes positions
qu'occupent les viscères dans la cavité abdominale pendant les différentes attitudes du corps :
« Les différentes coupes que M. Duverney a faites
« sur l'abdomen de plusieurs sujets, tant dans des
« situations perpendiculaires qu'obliques, nous
« ont fait voir démonstrativement que la plus
« grande partie des viscères du bas-ventre chan-
« geaient de situation dans ces différentes atti-
« tudes ». Et plus loin : « M. Winslow nous a fait
« voir, comme au toucher, combien le foie dé-
« bordait les fausses-côtes dans une situation per-
« pendiculaire (quand le sujet était debout); et
« surtout, quand il y avait longtemps qu'on n'avait
« mangé, et que les intestins ne soutenaient plus
« ce viscère, il descendait si bas qu'entraînant
« avec lui le diaphragme, le vulgaire disait dans
« cette occasion que l'estomac leur tirait ». Garengeot prie donc de bien faire attention à la position, à l'attitude qu'avait le blessé quand le
coup a été porté. Et émaillant, à la façon hippocratique, tous ses dires d'observations qui lui sont
personnelles ou dont il a été témoin, il cite le
fait suivant : « Un officier, aïant reçu un coup
« d'épée deux travers de doigts au-dessous des
« fausses côtes du côté droit, fut pansé (à cause
« qu'il ne parut aucun accident) comme d'une plaie
« simple. Au bout de huit jours, il survint des
« symptômes si funestes que le malade mourut.
« On ouvrit le cadavre, et on trouva que le coup
« d'épée qui avait traversé le foie y avait formé
« un abcès qui s'était crevé, s'était épanché dans la

« capacité du bas-ventre et avait occasionné la
« mort. Si le chirurgien avait fait attention, ajoute-
« t-il, que l'officier était en garde, et que dans
« cette situation le foie pouvait être blessé, peut-
« être qu'en saignant copieusement le malade et
« lui faisant prendre des vulnéraires et observer
« un régime exact, peut-être, dis-je, qu'on l'au-
« rait guéri ».

Il nous montre d'après quel cortège de symptômes
on peut reconnaître que tel ou tel viscère a été
touché : « On a lieu de croire, dit-il, que le dia-
« phragme est blessé, à ce que le coup porté est
« peu éloigné de la région de ce muscle et que sa
« direction y portait, que le malade a une grande
« difficulté à respirer, le hoquet, et une grande et
« profonde douleur à la plaie. Si la plaie pénètre
« le centre nerveux du diaphragme », ce célèbre
centre phrénique que les anciens crurent longtemps être de nature nerveuse et auquel ils faisaient jouer un si grand rôle dans l'économie, « la
« douleur sera des plus aiguës ». Il n'ignore point
que lorsque l'estomac est plein, il est plus facile à
blesser, parce qu'il descend plus bas que quand il
est vide ; il signale pour sa blessure le hoquet, les
vomissements de sang, « souvent même on verra
« sortir par la plaie des aliments non digérés ».
Quant aux intestins : « leurs plaies se connais-
« sent par une tension du bas-ventre, une grande
« douleur à la partie même. Le sang et les matiè-
« res chyleuses sortent par la plaie, si ce sont les
« intestins grêles qui sont ouverts, ou les excré-
« ments stercoraux, si ce sont les gros, outre que
« le malade rend du sang par le fondement ».
Il est d'avis que la blessure des petits intestins
est plus grave que celle des gros intestins, « parce
« que l'intestin grêle est plus flottant, plus mobile
« dans le ventre, et aussi que la perte continuelle

« de chyle jette bientôt le malade dans une fai-
« blesse qui le fait mourir d'inanition ». Il connaît les plaies de la rate, du foie, du pancréas,
mais il les trouve « très difficiles à diagnos-
« tiquer, et les signes qui les annoncent ne sont
« que des simples conjectures ». Nous ne sommes
guère plus avancés que lui de nos jours. « Les
« plaies des reins et de la vessie se reconnaissent
« par l'endroit où est le coup, sa direction, le siége
« de la douleur, et le sang qu'on rend par les uri-
« nes ».

Puis abordant le traitement des perforations de
l'intestin il nous révèle le grand embarras des
chirurgiens de l'époque (1). Ils n'avaient pas la res-
source de nos sutures à demeure avec le catgut ou
le crin de Florence. Leurs gros fils cirés devaient
s'enlever, une fois la plaie guérie. Si la plaie était
petite (2), Garengeot conseillait de l'abandonner aux soins de la nature. Si elle était plus
considérable et nécessitait une suture, il ne
voulait point de la suture entrecoupée « parce
« qu'elle suppose un nœud, ce qui empêche-
« rait de retirer le fil lorsque la plaie serait
« guérie », et préférait la *suture du pelletier*
ou suture en surjet « ainsi appelée, dit-il, par-
« ce qu'on perce la plaie toujours du même cô-
« té. On perce les deux lèvres de la plaie trans-

---

1. Dionis. « Avant qu'un chirurgien entreprenne la cure des playes
des intestins et de l'épiploon, il doit en faire un prognostic douteux, car
il en meurt beaucoup plus qu'il n'en réchappe ».

2. Dionis. « Lorsqu'elle est très petite, comme par un poinçon, un
canif, il n'est pas nécessaire de la coudre, la nature peut la guérir
étant secondée d'une côte très exacte ; mais si elle était grande
comme par un couteau, une épée, il faudrait faire la suture du pelletier. Les auteurs ordonnent de mettre sur la suture un peu de poudre de mastic, afin qu'elle se recolle plus vite; mais je la crois inutile...
elle n'y demeurerait pas longtemps, je conseille de replacer les
boyaux au plus tôt parce que la chaleur naturelle du ventre, leur fera
plus de bien que tous les remèdes que l'on pourrait appliquer ».

« versalement et d'un même coup. On commence
« le second point deux lignes au-dessous du pre-
« mier, et du même côté, engageant sous le se-
« cond point le bout du fil pour éviter de nouer.
« On continue ensuite de coudre la plaie, et au
« dernier point on passe ce fil ou la soie sous le
« dernier point pour ne pas faire un nœud.
J.-L. Petit avait amélioré le procédé, « en faisant
« cette couture de façon que tous les tours en-
« semble représentent une ligne spirale, qui n'a
« aucun angle qui puisse l'arrêter, l'obliquité du
« fil étant également en dedans et en dehors de
« l'intestin ».

Voici comment il résout la question des tentes :
« Il y a peu de chirurgiens, nous dit-il, qui ne
« soient dans le sentiment de mettre une tente à
« la partie inférieure de la plaie, pour l'entretenir
« toujours ouverte, et afin de favoriser la sortie
« du pus. Les uns la veulent très grande et recour-
« bée, pour ne pas blesser, à ce qu'ils prétendent
« les intestins ; les autres, connaissant le mal que
« peut faire une grosse et longue tente, ne se ser-
« vent que d'une petite. Pour nous, nous sommes
« d'un sentiment bien différent, car nous la reje-
« tons entièrement (1), la regardant très inutile
« pour plusieurs raisons : 1° parce que la sortie du
« pus peut très bien se faire par l'écartement des
« lèvres de la plaie ; 2° parce qu'au contraire cette
« tente s'opposera au passage du pus, lequel se ré-
« pandra pêle-mêle avec les intestins, fermentera,
« et causera des inflammations, de la gangrène, et
« la mort ; 3° parce que les ondulations péris-

---

1. Heister (1750) ne rejetait point encore les tentes dans la gastroraphie, car il dit d'une plaie de l'abdomen où on ne les avait pas employées : « latundi hoc vulnus apertum fui et serratum, sanguinis effusus,
et pus educi potuissent, quæ vero ea omissa ægrum sine dubio occide-
runt ».

« taltiques de l'intestin et les mouvements d'ins-
« piration et d'expiration la rejetteront au de-
« hors ; 4° enfin parce qu'une tente infiltrée de
« pus ou d'autres matières est capable de rendre
« les lèvres de la plaie livides, dures et calleuses,
« et que si les sels du pus sont grossiers, ils irrite-
« ront la peau et y attireront un érysipèle, accident
« si funeste qui conduit le malade à la mort, mal-
« gré les soins du chirurgien ». Et, à l'appui de
son opinion, Garengeot cite une malade d'Arnaud
qui avait été sur le point de succomber, parce
qu'on avait pansé sa plaie abdominale avec des
tentes. Mais Arnaud défendait les tentes, et accusait bien plutôt les glandes du péritoine de tout
le mal (1) (V. article du péritoine dans la *splanchnologie*) « qui comprimées par les efforts, étaient
« obligées de se décharger d'une sérosité qui
« s'épanchait dans le ventre, y fermentait, et cau-
« sait tous les accidents ». Et Garengeot de lui
« répondre : « jamais la sérosité du péritoine ne
« peut se corrompre que par la présence de l'air ».
Quoi qu'il en soit de leurs théories, retenons ce
fait que tous les chirurgiens de cette époque
étaient bien pénétrés du danger de la présence
du pus dans la cavité péritonéale, et que tous leurs
efforts tendaient à l'évacuer (2).

1. Dionis. « La meilleure situation à donner au blessé, c'est de le coucher sur sa playe… cette situation facilite la sortie du pus. On doit en
le pansant après avoir ôté la tente, le faire pencher sur l'ouverture
pour évacuer, etc ».

1. *Mémoire sur les épanchements du bas-ventre par Garengeot.* — (Acad.
de Chir. 11° vol.) — Garengeot s'efforce d'y prouver que le lieu d'élection pour la ponction de l'ascite est la partie inférieure et antérieure
du ventre, parce que c'est là que s'amasse surtout le liquide. Il cite à
l'appui plusieurs faits de sa pratique personnelle, de celles de Vacher
et de Petit, le fils. Enfin il relate un cas où la nature s'était chargée
seule de faire cette ouverture à l'endroit d'élection qu'il indique. « Je
crois, dit-il en terminant, avoir prouvé que les fluides épanchés dans le
bas-ventre ont une tendance à se porter vers la partie antérieure et inférieure de cette capacité, et qu'ils s'y cantonnent effectivement. C'est

HERNIES

Comme le fait remarquer M. Segond dans sa thèse d'agrégation, l'étude des hernies fit les plus grands progrès dans le cours du XVIIIme siècle. « Variétés, symptômes, anatomie-pathologique, tout fut abordé ; tout ou presque tout fut éclairci, et on peut dire que ce siècle a laissé peu à faire au siècle qui vient après ». Or la plupart de ces perfectionnements eurent lieu entre 1680 et 1740, c'est-à-dire à l'époque où écrivait Garengeot, ou peu auparavant. Lui-même y a contribué pour sa part : il a été témoin et acteur tout à la fois.

Définition. — Et d'abord l'acception du mot hernie tend à se préciser de plus en plus. Le sens de ce terme était assez vague chez les anciens : il servait à désigner toute tumeur inguinale quelle qu'en fût la nature. On appelait plutôt descente ce à quoi nous réservons la dénomination de hernie, car le mot descente ne pouvait s'employer que si l'intestin ou l'épiploon était en cause. Au commencement du XVIIIme siècle seulement la signification actuelle tend à prévaloir. Quelques auteurs pourtant tenaient encore pour l'usage ancien : « On définit la hernie, dit Lacharrière, une tumeur contre nature causée par la chute de quelques parties ou par l'amas de quelque humeur superflue. Le mot hernie signifie quelque chose de fâcheux à supporter. Je me servirai de cette étymologie pour combattre le sentiment de ceux qui prétendent qu'il ne convient pas aux hernies humorales, et je crois qu'on demeurera d'accord avec moi qu'elles sont insupportables, qu'elles soient faites d'humeur ou de parties : d'où je conclus que le mot hernie peut convenir à toutes les espèces de tumeurs qui arrivent au ventre et au scrotum : » Lavanguyon est du même avis. Dionis, sans se prononcer nettement, tend à se rapprocher du sens moderne : « Les hernies, que l'on appelle aussi hergnes ou descentes, sont des tumeurs

ainsi que, à la suite d'une blessure on aura le moyen d'évacuer au plus vite le sang épanché dans le ventre et de parer aux accidents que sa présence détermine ».

aux aines, au scrotum, formées par l'intestin et par l'épiploon
qui se glissent dans ces parties. Cette définition convient aux
hernies faites de parties. non pas à celles qui sont faites d'humeur. car il y en a plusieurs espèces dont nous allons établir les
différences (1) ». Mais les écrivains un peu postérieurs à ceux-
ci se prononcèrent plus nettement en faveur de la compréhen-
sion nouvelle. « Il semble, dit Garengeot, que la définition que
j'ai donné des hernies ne renferme que celles qu'on a coutume d'appeler vraies, et par conséquent celles qui sont faites de
parties solides et flottantes qui sont contenues dans le bas-ventre, mais qu'elle ne comprend nullement les hernies fausses ou
faites d'humeur. Ça a été aussi mon dessein ».

Étiologie. — L'étiologie des hernies. bien vague encore et
souvent bien hypothétique, tend cependant à devenir plus nette.
On commence à pressentir qu'il doit y avoir deux sortes de
hernies, celles que nous appelons hernies de force et celles que
nous nommons hernies de faiblesse. Le mécanisme général des
hernies, excès de tensions abdominales, dilatation des anneaux
et sortie de l'intestin ou de l'épilpoon à travers cet anneau,
était connu depuis longtemps. Mais, pourquoi les hernies frap-
pent-elles certains sujets de préférence à d'autres ? L'idée qui
vint tout d'abord, et qui était assez juste du reste. c'est que
ces sortes d'affections devaient être très fréquentes chez les
gens qui se livraient à de grands efforts. « Les causes externes
des hernies, dit Lacharrière, sont les coups violents. les rudes
secousses, les longues courses, les danses, les sauts, les cris
continuels. les toux véhémentes, les grandes débauches de femmes. toutes les expirations et inspirations forcées, et généralement tous les exercices et tous les puissants efforts auxquels
nous sommes sujets ». Mais, certains hommes se livrent à ces
violents efforts sans jamais avoir de hernies, il doit donc y avoir
aussi des causes auxiliaires. Si nous cherchons péniblement
celles-ci dans une préexistence du sac herniaire, dans une dé-

---

1. Dionis appelait ces dernières hernies apparentes ou apostèmes (tumeurs purulentes, abcès) et il en décrivait 5 sortes au scrotum : *l'hydrocèle* ; le *pneumatocèle* « amas d'air et de vents dans le scrotum » ; le *sarcocèle*, « tumeur fongueuse et insensible qui croît sur le testicule, comme
on voit venir de gros champignons sur les arbres » ; le *varicocèle* et le
cirsocèle « deux maladies comprises sous le nom de *kirsocèle* (κιρσὸς va-
rice », qui veut dire dilatation des vaisseaux. (Dionis. 5ᵉ édit., p. 301).

bilité congénitale ou acquise des anneaux, ou dans un allongement du mésentère, les contemporains de Garengeot croyaient
les avoir trouvées dans l'hyper-sécrétion des fameuses glandes péritonéales que toute l'école de Paris admet encore à cette époque. « Les causes internes, dit Lacharrière, viennent en premier lieu de l'influence et du dépôt d'une trop grande quantité
de sérosité, qui tantôt est fournie par les glandes des intestins,
tantôt par celles des aines, mais principalement par les glandes qui garnissent la surface intérieure du péritoine. Toutes
ces sources, dis-je, rendent cette abondance de limphe, qui
abreuve actuellement ces parties, qui les humecte, qui les
relâche, qui les lubréfie, et qui les met par conséquent en état
de prêter et d'obéir davantage aux impulsions fréquentes et
réitérées des intestins ». Une remarque importante du même
auteur nous montre que l'influence des grossesses et de l'hydropisie n'avaient pas échappé aux praticiens de ce temps.

« En 4e lieu on peut admettre pour cause interne l'hydropisie de la grossesse des femmes. Celle-ci repousse toutes
les parties contre le diaphragme, et les détermine plutôt à
former l'exomphale que le bubonocelle. L'autre détrempe et
relâche le péritoine si considérablement qu'après la dissipa-
tion des eaux il ne se trouve plus en état de résister ni de supporter le mouvement des intestins ». Ce sont là de véritables hernies par faiblesse, ainsi que celles qui arrivent souvent aux habitants des pays marécageux. « Suivant ce raisonnement, les
habitants des pays marécageux sont beaucoup plus sujets aux
hernies, ce que l'expérience a confirmé ». Garengeot y voit le
résultat de l'hypersécrétion des glandes péritonéales, nous
y voyons le produit de la misère physiologique, mais le fait est
exact. Dans la 1re édition de son livre, il était même allé jusqu'à
incriminer la nourriture végétale exclusive à laquelle sont sou-
mis certains religieux, parce que celle-ci allongerait leurs intestins. On le voit, on avait ainsi l'équivalent de cet allongement
du mésentère, auquel certains auteurs modernes font jouer
un si grand rôle.

Anatomie pathologique. — *a) Sac.* — Les anciens auteurs
admettaient des hernies par dilatation et des hernies par rupture. Comme le fait remarquer M. Segond, ce terme n'impli-
que pas l'idée anatomique que l'on serait porté à admettre ; il
n'indique qu'une valeur clinique, celle d'une hernie se produi-

sant brusquement et en quelque sorte d'une façon instantanée. Les idées de Vésale, qui ne croyait pas à l'existence du péritoine au niveau des anneaux, ne devaient pas être très favorables à ce point d'anatomie. Aussi, ce n'est qu'en 1678 que Méry signala pour la première fois l'existence du sac herniaire. Nicolas Blegny, qui relate dans son journal l'observation de Méry, en tire la conclusion que le péritoine n'est pas toujours rompu ainsi que le disaient les anciens. C'est surtout du reste en 1701 qu'il reviendra sur ce sujet. Et cependant Dionis dit encore comme les anciens : « Les hernies arrivent ou par la rupture ou par simple dilatation du péritoine. Quand le péritoine est rompu, l'intestin tombe tout d'un coup dans les bourses et y fait une grosse tumeur, mais aussi rentre-t-il dans sa place avec la même facilité qu'il y est tombé. Mais lorsque cette membrane ne fait que prêter et s'étendre insensiblement, l'intestin tombe peu à peu, se glissant doucement dans la production du péritoine qui est l'enveloppe commune du bas-ventre, et même souvent il s'arrête dans l'aine et ne tombe pas dans le scrotum ». Telle est la force que donne à certaines idées une longue habitude que J.-L. Petit lui-même hésite, bien après Dionis, à condamner irrévocablement les hernies par rupture. « Je n'ai jamais vu, dit-il, de hernies par rupture, quelques auteurs en parlent, je n'en nie pas la possibilité, et je conçois même qu'elles peuvent se former très grosses tout d'un coup, parce que le péritoine étant rompu, l'intestin et l'épiploon n'ont plus de bornes et peuvent s'étendre hors du ventre en quantité... Je suis même tenté de croire que les anciens qui opéraient avec intention de détruire le sac ont dû souvent voir de pareilles hernies ».

b) Structure du sac. — On savait que ce sac était formé par une série de lames, souvent séparées par de la graisse qui y était entreposée. Méry, trompé probablement par l'aspect aponévrotique que prennent dans certains cas ces feuillets avait cru dans l'observation dont nous avons parlé qu'ils étaient fournis par les aponévroses de l'abdomen. Mais telle n'était plus l'idée courante. « Pour poursuivre notre opération, il faut, dit Garengeot, s'occuper à couper et à déchirer les membranes qui couvrent le sac. Les opérateurs les appellent les feuillets. M. Duverney dit que ce ne sont que des cellules graisseuses. Pour nous, nous croyons que ces petites membranes qui sont entre le corps graisseux et le sac ne sont autre chose que le tissu cellulaire du péritoine qui a beaucoup augmenté par la maladie ». On n'ignorait pas que ce *sac adhérait souvent aux parties voisines*, et c'est là la grande objection qu'on posa à Petit, quand il voulut débrider sans ouvrir le sac. On savait également aussi que *le sac peut* malheureusement *adhérer à l'intestin*, et on n'ignorait pas les difficultés opératoires que cette disposition préparait au praticien dans les cas d'étranglement.

c) Parties contenues. — Les divisions des hernies en épiplocèles, entérocèles et entéro-épiplocèles, étaient classiques depuis un temps immémorial ; mais depuis quelque temps on savait en outre que d'autres organes que l'intestin ou l'épiploon pouvaient se hernier. Grâce à Méry et à J.-L. Petit les *hernies de la vessie* commençaient à être connues. Ce n'était pas tout. « Fabricius Hildanus rapporte, dit Lacharrière, qu'il a vu une hernie formée par la *descente de la rate*. Cette remarque curieuse doit porter les chirurgiens qui sont appelés dans ces maladies à ne pas toujours prononcer en faveur de l'épiploon et de l'intestin avant de les avoir bien examinées, particulièrement lorsque la tumeur est d'une grosseur extraordinaire, puisque l'expérience nous apprend que les ligaments de la rate se relâchent et qu'elle tombe dans l'aine. Je dis que les autres viscères, comme le *foie*, les *reins* et le *pancréas*, peuvent de même que la rate contribuer à sa formation ».

Siège des hernies. — Les anciens ne connaissaient que deux sortes de hernies, les hernies ombilicales et les hernies inguinales. *Garengeot eut l'insigne mérite d'y ajouter les hernies crurales.* « Le second des endroits, dit-il, par où les parties flottantes du bas-ventre peuvent sortir est la *sinuosité de l'os des îles sur laquelle glissent les tendons des muscles psoas iliaque et les vaisseaux cruraux...* » Nous renvoyons pour plus amples renseignements à notre analyse. « Ces hernies, ajoute notre auteur, ne sont point nouvelles, elles arrivent très souvent, principalement aux femmes, parce qu'elles ont les anneaux des muscles épigastriques situés non seulement plus bas que ceux des hommes, mais encore leurs ouvertures plus étroites, et si on ne les trouvepoint décrites dans les livres si ce n'est dans deux anciens, qui en disent très peu de chose et s'expriment même fort confusément, c'est qu'on ne s'est pas donné la peine d'examiner sur les cadavres les endroits différents du ventre qui peuvent donner passage aux parties qui font la descente ». Freind, que Garengeot avait blessé mortellement en relevant quelques-unes de ses erreurs, insinua avec l'honnêteté habituelle qu'il savait porter dans ses attaques, que Garengeot avait été un simple copiste « M. *Freind*, dans son avertissement de l'histoire de la médecine, dit que je suis le premier qui ait écrit de la hernie *inguinale*, mais que l'essentiel de ce que j'ai dit sur cette matière avait été expliqué il y a 14 ans dans une assemblée publique. Si l'on doit juger de ce qu'il appelle l'essentiel par ce qu'il en a rapporté dans son ouvrage, on voit que j'ai été bien au delà. Il est de plus à présumer *qu'il a voulu parler de l'hernie crurale, et non de l'inguinale* ». Tout s'élève du reste contre cette méprisable calomnie. Les écrivains de ce temps n'étaient pas tendres dans leurs revendications. Ils n'abandonnaient pas de bonne grâce la plus petite parcelle de leur avoir scientifique. Qu'auraient-ils dit si on leur avait ôté une découverte aussi importante que celle de la hernie crurale. Et si par hasard les grands maîtres dont Garengeot était l'élève eussent montré cette magnanimité, notre auteur n'aurait-il pas été publiquement accusé de plagiat par les ennemis nombreux et ardents qu'il avait eu le malheur de se créer? Heister du reste, qui ne l'aimait pas, ne dit rien de semblable. Garengeot nous apprend cependant que Paul d'Égine et Barbette en avaient parlé, mais d'une manière confuse. Paul d'Égine raconte, en effet, vaguement que certaines hernies se portent du côté du pectiné. Nous croyons devoir emprunter le passage suivant à la thèse d'agrégation de M. Desprès, où l'historique de cette question se trouve étudié avec une compétence à laquelle nous ne saurions prétendre.

« Un historique de Gunzius, 1744 (obs. *anat. chir. de herniis libellus*, Lips æ) attribue à P. Barbette et Blazius la description sommaire de la hernie crurale ; mais avant eux deux passages de Franco (1561) nous semblent au moins autant et plus explicites que les écrits de Riolan. Il parle des hernies chez l'homme qui se traitent comme les hernies ou ruptures des femmes, appelées bubonocelle aux hommes, qui est une relaxation aux aines ». Ailleurs il dit, *Traité très ample des hernies:* « Nous ne parlerons que de celle qui se fait quand les intestins ou le *zirbus* (épiploon) tombe sur l'aine sans prendre la voie du didyme ; on l'appelle communément relaxation ; on la connaît à sa rondeur ». Riolan, suivant Breschet, aurait entrevu la hernie crurale dans son *Anatomie des muscles de l'abdomen*, en parlant des insertions et des anneaux des muscles obliques et transverses. L'*Enchiridion* contient une exposition plus claire : « *Inguina sunt observanda in quibus notantur vena et arteria crurales cum nervis descendentibus in crus, quibus incumbit processus peritonæi per foramina tendinum obliquorum et transversorum traductus* ». Pour trouver la distinction de la hernie crurale, il faut forcer le sens de *incumbit*. Nicolas Lequin écrit : « Une autre hernie se trouve fort haut dans l'aine et à côté. Il y a un pli de la cuisse où il y a difficulté à appliquer le bandage. Celles-là se rencontrent plus ordinairement aux femmes qu'aux hommes. Aux unes l'ouverture est très petite, à d'autres elle est plus grande ». Voici ce qu'en dit Barbette en 1672 : « *Herniæ hæc sunt simplices aut compositæ, quarum descriptionem auctores communiter adferunt : plures tamen praxis dari docet. Peritoneum enim a parte qua lumbos spectat sumpsi posse, sic que hic loci herniam produci experientia probat. Notamus etiam processum peritonei binguini vicinus et ita rumpi posse ut intestinum non ad scrotum sed vero intra cutem et musculos ad femur ipsum prolabatur* ». Au commencement du XVIII⁰ siècle, Méry présentait à l'Académie des sciences une hernie crurale particulière, une tumeur herniaire qui descendait dans la cuisse. Blasius avait dit que la hernie se fait par relaxation du péritoine, plus lâche au niveau des aines, et que le sac se montre « *versus femora se extendentem* ». Pour Verheyen, il n'y a qu'une hernie qui se forme « *ubi venæ et arteriæ iliacæ tendunt ad crura* ».

Peu après Garengeot, Roch publia en 1726 la première dissertation inaugurale sur ce sujet. Bassuel y revint dans le *Mercure de France* de 1734. Depuis, cette hernie fut universellement acceptée. Petit en parle, mais pour signaler en même temps des hernies crurales à travers une éraillure de l'anneau. Et d'ailleurs les variétés rares commencent aussi à être entrevues. Quelque temps après l'apparition de son livre, le même Garengeot communiqua à l'Académie de Chirurgie un mémoire où sont étudiées les hernies obturatrices, périnéales, sciatiques, etc. J.-L. Petit a déjà vu 2 cas de hernie diaprhagmatique, qui seront consignés dans ses œuvres posthumes. Dans un mémoire de l'Académie des sciences, qui n'attira malheureusement pas assez l'attention des contemporains, Littre en 1690 avait même étudié le *pincement herniaire*. Il avait montré que le cours des matières n'y est pas interrompu comme dans les véritables hernies, mais que la mort n'en est pas moins fatale, à cause de la gangrène de l'intestin qui survient très rapidement. Ruysch qui avait fait simultanément la même découverte, signala les hernies diverticulaires sur lesquelles revinrent Littre, Méry et Morgagni.

Symptômes et diagnostic. — Les chirurgiens du commencement du XVIIIᵉ siècle n'avaient pas à innover. Les symptômes étaient déjà suffisamment étudiés par les anciens. Par contre, le diagnostic se perfectionne, et cela se comprend, vu les acquisitions nouvelles de la science sur ce sujet. Garengeot établit les différences qui séparent la hernie crurale de la hernie inguinale ; il recherche avec grand soin si la hernie est adhérente ou si elle est libre. D'autre part, les travaux de Méry, Arnaud, Petit, permettent de savoir assez facilement, à l'époque où il écrit, s'il s'agit d'une hernie de l'intestin ou de la vessie. Si c'est l'intestin ou l'épiploon, on les distingue à la sensation spéciale qu'ils fournissent à la main de celui qui les palpe.

Étranglement. — Les accidents causés par l'étranglement avaient été expliqués chez les auteurs de l'antiquité par la chute d'une anse pleine de matières fécales dans le scrotum. Cette théorie, inventée par Praxagoras, fut suivie aveuglement par Celse, Léonidas d'Alexandrie, Paul d'Egine, etc. Franco cependant déclara n'avoir trouvé dans l'anse enflammée « que quelques matières fécales flatulentes et autres choses venteuses ». Dans son *Hystéromotocie* Rousset attribue les accidents à l'incarcération. Pigray crut que ceux-ci provenaient « de ce que le boyau se tournait dans le sac (1612, *Épitome des préceptes de méd. et de chir.*) ». Riolan enfin, en décrivant l'anneau de l'oblique externe, le signala comme la cause de tous les accidents, Verduc, Méry, Saviard, Ledran n'en parlent pas. Goursaud tendit cependant à le rétablir en partie dans un mémoire à l'Académie de Chirurgie en 1760. On était d'accord que c'était l'anneau, ou plutôt les trois anneaux (oblique externe, oblique interne et transverse), qui produisaient l'étranglement « en empêchant la circulation et le cours des matières fécales », d'où nécessité absolue du débridement et de l'intervention dans la hernie étranglée ; mais on expliquait la compression de l'anneau par la dilatation des gaz intestinaux, l'inflammation, l'apport des matières fécales, etc.

Bandages. — Les anciens n'appliquèrent de bandages qu'aux hernies de l'enfance, et ils ne consistaient qu'en de simples bandes de toile. Celse parle de pelotes, mais Oribase n'en fait nulle mention. Aétius décrit une espèce de bandage, dont la pelote molle était faite de chiffons de soie ou de papyrus. Dans la ceinture d'Ali-Abas la toile est remplacée par le cuir, plus résistant. Avicenne propose de se servir d'une pelote plate soutenue par une plaque de fer. Constantin l'Africain emploie une pelote concave en plomb. Lanfranc de Milan se servait d'une pelote soutenue par un écusson métallique. Trouvant la ceinture en toile ou en cuir inefficace, Gordon de Montpellier remplaça ces matières par une lame de fer rigide. Il ne semble pas avoir été imité par ses successeurs, car Guy de Chauliac n'en parle pas. Cette idée fut reprise cependant par quelques chirurgiens Italiens au commencement du xv⁰ siècle. Ainsi Mathieu de Gradi décrit un brayer dont la ceinture était armée de lames de fer. La ceinture de Marcus Gatamaria est à peu près celle de Gordon (1480). Si Ambroise Paré et Franco, trop occupés peut-être de la cure radicale, parlent peu de bandages, Fabrice d'Aquapendente n'imite pas leur exemple. Il recommande une pelote faite pour moitié de bois et de métal, qu'il soutient avec une ceinture molle ; mais il se montre aussi partisan d'une ceinture métallique rigide, qui s'unit à angle droit avec une pelote. Fabrice de Hilden fit faire pour ses malades une ceinture de fer très flexible, qu'adopta Mathias Geiger (1630), et que frabriqua pendant quelque temps Nicolas Lequin avant d'inventer son fameux brayer. (On sait que Blegny essaya de s'en attribuer la paternité (Voir sur Blegny *La chirurgie de Dionis*). Jusqu'à Nicolas Lequin les appareils employés étaient très malcommodes, parce qu'ils n'étaient pas élastiques. Ce chirurgien herniaire leva complétement la difficulté en inventant son brayer à fil de fer et d'acier, qui avait une tendance naturelle à presser sur les parties contre lesquelles on l'appliquait. Les résultats étaient fort bons. On citait même des cas de guérison, surtout chez les enfants, produits par le port seul, mais longtemps continué, de ces bandages. Aussi tous les chirurgiens de l'école de Paris, qui depuis le xviie siècle du reste se montraient beaucoup moins enthousiastes de l'intervention active, recommandaient-ils à leurs malades, de se contenter de ces appareils, et, sauf des cas assez rares, ne recouraient-ils à l'instrument tranchant que lorsqu'il y avait péril extrême, dû à un étranglement. Il faut dire aussi que les bandagistes de Paris étaient devenus célèbres dans la confection de ces brayers, dont la réputation s'était répandue dans toute l'Europe ; mais on savait qu'il était absolument nécessaire d'user d'un bon bandage. Sinon, comme le fera remarquer Garengeot, un brayer mal appliqué ou de mauvaise qualité expose tout spécialement aux étranglements, loin de les prévenir. La capitale possédait depuis longtemps du reste des spécialistes herniaires. L'école de Saint-Côme faisait passer un chef-d'œuvre spécial aux chirurgiens qui s'occupaient particulièrement de ce genre d'affection, lesquels même lui devaient pour chaque malade opéré une redevance spéciale. Ce n'est pas à dire cependant que la cure radicale fût totalement abandonnée du temps de Garengeot. Tous les autres contemporains en parlent, et la décrivent même longuement, quoiqu'on ne la pratiquât plus guère. Et cependant, un des maîtres de Garengeot, le célèbre Arnaud, s'en montrait encore grand partisan, et il castrait impitoyablement ses malades, comme on l'avait tant fait jadis. Saint-Simon nous a raconté dans ses mémoires l'histoire déplorable du jeune abbé qu'il opéra de cette façon, imitant un peu en cela un certain opérateur, dont nous parle Dionis, qui cachait son chien sous le lit ou la table du malade, et lui lançait prestement le testicule qu'il venait d'enlever. Comme cette opération de la hernie est encore une des plus considérables du temps, et qu'on continuera du reste à la pratiquer pour les cas de hernies étranglées, nous croyons devoir entrer dans certains détails historiques qui feront comprendre la raison de certaines pratiques et de certaines discussions qui sans cela paraîtraient vides de sens.

Opération. — Comme on le sait, les hernies passèrent longtemps pour une infirmité infamante. Tite-Live nous raconte que Mummius Scévola, célèbre par sa bravoure et les grands services qu'il avait rendus à Rome, ayant voulu montrer un jour au peuple assemblé les blessures dont il était couvert, et ayant eu le malheur de laisser voir en même temps une hernie

inguinale gagnée au service de la République, il devint aussitôt l'objet des huées et des moqueries de la foule. On voit combien devait être gêné le malheureux qui en était porteur, par
ces temps de bains publics et de luttes au gymnase, où les
moindres défauts corporels éclataient librement à tous les yeux.
Aussi le but du chirurgien ne vise-t-il à rien moins qu'à la guérison radicale de cette infirmité déshonorante. Celse, qui nous
a fourni les premiers renseignements que nous possédons sur
l'opération, était moins partisan de l'intervention qu'on l'a dit.
M. Segond fait même remarquer avec beaucoup de justesse
qu'il la réserve pour des cas spéciaux. Quand il se décide
à opérer, il cautérise la plaie au fer rouge, dès qu'il a ouvert
le sac et réduit l'intestin. Ce qu'il voulait probablement obtenir en brûlant la surface cruentée, c'était une cicatrice épaisse
et suffisamment solide pour résister à la pression des viscères.
Il paraît cependant avoir éprouvé des récidives, car il ordonne,
comme nos chirurgiens qui tentent une cure radicale, de porter pendant un certain temps une petite pelote. Il ne réséque
en aucune façon le testicule, et veut même qu'on le respecte.
C'est aussi la pratique d'Oribase. Ce dernier ne cite pas
Celse, probablement parce que son œuvre ne nous est arrivée que par fragments; mais sa méthode est à peu près la même.
Après avoir incisé la peau, Oribase isole le péritoine avec
beaucoup de soin; mais il sait que la recherche du péritoine
n'est pas sans présenter quelquefois de sérieuses difficultés,
que des erreurs peuvent être commises. Aussi indique-t-il mi-
nutieusement les précautions à prendre. Le sac ouvert, si l'intestin est adhérent, il essaie de le détruire à l'aide du doigt.
Si les adhérences résistent, il découpe les parties adhérentes,
les laisse sur l'intestin, et rentre le tout dans le ventre. Nous
donnons ce passage remarquable d'Oribase qui a été copié
trait par trait par Lavauguyon. Voici comment Oribase conseille d'isoler le péritoine « Nous plaçons les crochets à la
« partie postérieure de la tumeur à une certaine distance les
« uns des autres, de manière que l'espace intermédiaire pré-
« sente une forme rectangulaire. Deux de ces crochets devront
« avoisiner l'incision qu'on a faite dans les téguments du ventre
« pour écarter en bas les membranes les unes des autres,
« car la recherche et la rencontre du péritoine ont lieu à la
« base. En effet, dans cette région la membrane en question est

plus forte et plus large que partout ailleurs, attendu qu'elle se termine peu à peu en une pointe aiguë. Or les corps volumineux, grands, sont plus faciles à découvrir que ceux qui se trouvent dans d'autres conditions. Après qu'on a opéré avec les crochets l'écartement des parties dans la région que nous venons d'indiquer, l'aide devra tirer le testicule en haut et un peu vers les côtés, sans lui imprimer de tension dans la direction du scrotum de peur que ce testicule nous gênât dans nos manœuvres s'il était tiré perpendiculairement en haut. Nous-même nous diviserons longitudinalement les membres écartés à l'aide de c ochets, et après les avoir divisés, nous les extirperons. Si les vaisseaux se présentent à nu, nous saurons qu'il n'y a plus de membrane à extirper, mais qu'il faut en venir à la recherche du péritoine. Si au contraire nous apercevons encore des membranes qu'entourent la tumeur conjointement avec les vaisseaux nous fixerons également des crochets dans ces membranes, et nous les diviserons et les extirperons de la même manière. Nous continuerons d'agir ainsi jusqu'à ce qu'il n'y ait plus aucune membrane entourant la tumeur qui puisse nous empêcher de saisir le péritoine. Mais comme les vaisseaux dans leur état de vacuité présentent de la ressemblance avec les membranes, on ordonnera à l'aide de pousser fortement le testicule sur les côtes et de relâcher la tension, afin que le sang afflue de nouveau dans les vaisseaux et nous mette à même de l'apercevoir et de le reconnaître après avoir trouvé les vaisseaux et les avoir liés séparément dans le voisinage de l'aine ; car c'est aussi dans cette région que se trouve leur emplacement naturel. Nous irons de nouveau de l'autre côté, sur le pourtour de l'incision, à la recherche du crémaster, du reste cet organe est facile à trouver quand on a isolé les vaisseaux. Nous le reconnaîtrons aux signes que nous avons exposés à propos des autres tumeurs. Après qu'on a isolé les vaisseaux et le crémaster, le corps qui se trouve au milieu est le péritoine. Voilà la manière dont il faut s'y prendre, mais rien n'empêche du reste si en allant à la recherche du péritoine on tombe d'abord sur le crémaster de passer ensuite à l'investigation des vaisseaux à mesure qu'on le rencontre... Nous distinguerons le dartos du péritoine par sa couleur, sa consistance et sa forme ; par la couleur, car le

« péritoine est blanc et il ressemble à la vessie par sa cou-
« leur, tandis que le dartos est extrêment rouge à cause des
« vaisseaux nombreux qui le recouvrent ; par la consistance,
« car le péritoine est dense, compacte et lisse, tandis que le
« dartos est spongieux, lisse, inégal ; par la forme, parce que
« le péritoine est creux, de la même manière que la vessie,
« tandis que le dartos ne présente aucune cavité dans son
« intérieur. Après avoir extirpé le dartos, ce qui vaut mieux
« pour le traitement que l'inciser simplement, nous en viendrons
« à l'isolement du péritoine, après avoir obstrué tous les vais-
« seaux considérables qui se rencontreront dans le dartos,
« pour empêcher que ces vaisseaux ne donnent un écoulement
« de sang après l'opération et ne deviennent la cause d'une
« obstruction de la plaie par des caillots, liant les plus volu-
« mineux, *fixant dans les plus petits des crochets pour les tordre*
« *à plusieurs reprises, et les oblitérer à l'aide de cette torsion.*
« Après avoir séparé le péritoine des vaisseaux, du crémaster
« et de la tunique vaginale (or cette séparation se fait très
« facilement, pourvu qu'on ait extirpé le dartos et que le cré-
« master, ainsi que le testicule n'aient pas éprouvé de tiraille-
« ments ; après avoir tiré fortement en haut le péritoine, nous
« donnerons cette membrane à retenir à l'aide, qui laissera là le
« testicule, tandis que nous-même nous placerons cet organe
« dans le scrotum conjointement, avec les vaisseaux et le cré-
« master pour passer ensuite à la reconnaissance du péritoine.
« La raison pour laquelle nous plaçons le testicule dans le
« scrotum avant de faire la résection du péritoine, c'est la
« crainte que cet organe ne se refroidisse quand il reste dehors
« pendant plusieurs heures de suite. Après avoir mis le testicule
« en place, nous séparerons le péritoine du dartos ainsi que
« des autres parties, qu'il y ait des adhérences entre ces deux
« membranes ou non, et nous explorerons soigneusement le
« péritoine avec la main, de peur que quelque anse d'intestin
« qui aurait glissé dans le scrotum ne nous ait échappé Or
« nous reconnaîtrons cela à la transparence du péritoine, car
« si on étend cette membrane avec les mains, on ne pourra
« voir les parties à travers elles dans l'endroit où se trouve
« l'anse intestinale. Nous reconnaîtrons encore cette circons-
« tance au tact. En effet, le péritoine présentera une épaisseur
« inégale dans tel endroit, il sera mince c'est-à-dire dans celui

« ci où il est sans contact avec l'anse intestinale, et dans tel
« autre il sera plus épais, attendu que l'anse intestinale s'y
« présente repliée sur elle-même. Si l'intestin est placé laté-
« ralement, et si le péritoine est vide, nous résèquerons cette
« membrane, mais nous ferons surtout attention à l'étendue de
« cette résection. En effet, si on retranche une portion moins
« considérable que toute celle qui a glissé vers le bas, la con-
« séquence en sera la formation d'une nouvelle hernie, vu que
« les bords de la plaie resteront relâchés et fourniront un pas-
« sage facile aux intestins qui pourraient glisser vers le bas.
« Si au contraire on retranche plus que ce qui s'est échappé, et
« qu'on attire de plus une partie de la portion du péritoine qui
« est restée dans un état naturel, de nouvelles hernies se re-
« produiront souvent, parce que les bords de la plaie du péri-
« toine ne pourront pas toujours se réunir, à cause de l'éten-
« due de la résection. Afin que nous ne nous trompions donc
« pas par rapport à la mesure, il faut attirer le péritoine à l'ex-
« térieur, en faisant attention à son sommet, et quand le bord
« de la plaie des téguments du ventre commencent à se ren-
« verser, attendu que le péritoine obéit à la traction, ce qui doit
« être retranché est arrivé hors de cette plaie. Après avoir
« suffisamment serré le péritoine, nous le tordons, car si on
« le retranche d'un seul coup il se crispe, se rétracte sur lui-
« même, et se ferme tellement qu'il n'admet même plus le
« bouton d'une sonde. Si une anse intestinale s'est échappée, il
« faut commencer par la partie vide du péritoine, près du som-
« met des parties, pour repousser doucement cette anse vers la
« profondeur, puis nous ordonnerons à l'aide de placer les
« doigts de ses deux mains près des bords de l'incision, de sai-
« sir la partie refoulée de l'intestin, de la remonter et la rete-
« nir à l'intérieur pour qu'elle ne retombe pas, et nous en
« viendrons ainsi à limiter l'étendue de la résection.

« Si l'intestin a contracté sur quelques points des adhérences
« avec le péritoine (or nous connaîtrons cette circonstance à ce
« que l'intestin ne peut-être en aucune façon refoulé avec les
« doigts, ni séparé du péritoine sur le point dont il s'agit), nous
« ordonnerons à l'aide de contenir avec ses deux mains les
« bords de l'incision et de retenir très-fortement les intestins
« en haut, de manière à rendre impossible la chute d'une nou-
« velle anse intestinale. Nous-même nous ferons dans la partie

« mince du péritoine éloignée de l'intestin une incision assez
« grande pour qu'elle puisse admettre le doigt. Nous introdui-
« rons le doigt indicateur à travers cette incision, et, nous ser-
« vant de ce doigt comme d'un appui, nous diviserons le péri-
« toine parallèlement à son adhérence avec l'intestin, en lais-
« sant réunie à l'intestin toute la portion du péritoine qui a
« contracté des adhérences avec lui. Alors nous fixerons dans
« les bords de l'incision du péritoine deux crochets mousses
« que nous confierons à des aides pour élever les lambeaux.
« Nous-même nous refoulerons à l'aide du doigt indicateur l'in-
« testin détaché désormais du péritoine, en entraînant avec
« lui les restes de son adhérence avec cette membrane, et,
« pendant que le sommet du doigt est encore placé dans la
« plaie, nous commencerons à tordre le péritoine avec les cro-
« chets. » Galien s'occupe peu des hernies. Il préconise le syringotome et rejette le bistouri ordinaire ; il admet comme Celse la
rupture du péritoine au moment de la production de la hernie.
Un chirurgien habile de l'école d'Alexandrie, Léonidas, renversa
cette erreur. Il ne croyait pas toujours l'intervention chirurgicale nécessaire, puisqu'il regarde comme très facile la réduction par le simple taxis. Quand il opérait, lui aussi préférait le
fer rouge, sans doute pour les raisons dont nous avons parlé
plus haut. L'article que Paul d'Égine consacre aux hernies
semble une transaction entre les idées de Galien et celles de
Léonidas : il admet des hernies par rupture du péritoine, et
des hernies par simple dilatation de cette séreuse. De son
temps beaucoup de chirurgiens enlevaient le testicule, parce
qu'ils le croyaient contenu dans le sac de la hernie ; mais Paul
d'Égine s'élève contre cette pratique et ne se résigne à la castration que dans le cas de nécessité urgente (hernie scrotale),
conduite qui ne sera malheureusement pas imitée par les
chirurgiens du Moyen-Age, qui feront au contraire un effroya-
ble abus de l'ablation des testicules. Les médecins Arabes
rapportent bien les préceptes des médecins grecs, mais, sauf
peut-être lorsqu'il s'agissait d'une hernie étranglée, ils semblent
le plus souvent s'être contentés dans leur pratique de l'application de ces onguents et de ces cataplasmes résolutifs pour
lesquels nous verrons encore Garengeot professer une certaine
confiance. Les chirurgiens du Moyen-Age, tels que Lanfranc
de Milan, Roger de Parme, continuent de recommander l'em-

ploi du fer rouge. Cependant un des leurs, Guy de Chauliac,
un des maîtres préférés de Saint-Côme, aime mieux se servir des
caustiques chimiques. Mais tous se montrent partisans de la
castration, qu'ils ne pratiquaient guère du reste, puisqu'ils
laissaient le plus souvent les honneurs et les périls de la cure
radicale des hernies à des charlatants ambulants, qui se char-
geaient également de pratiquer la taille et d'opérer la cataracte.
Une petite ville de l'Ombrie, Norcia, est restée célèbre
dans l'histoire par sa nombreuse famille de chirurgiens herniaires qui parcouraient l'Italie et castraient bon au mal des
milliers de malades. Les grands chirurgiens de la Renaissance
commencèrent à réagir contre cette pratique barbare d'enlever
toujours les testicules dans la cure radicale des hernies. Gabriel
Fallope n'enlevait déjà plus cette glande et protégeait le cordon
avec son fameux fil d'or. Notre grand Ambroise Paré con-
damne nettement la castration : « Si, dit-il, les herniaires s'en
montrent partisans, c'est parce qu'ils sont poussés par un sentiment d'avarice. On ne doit la faire que dans les cas de gangrène et de sarcocèle ». Un bandage bien appliqué, des astringents, de la limaille de fer à l'extérieur et la pierre d'ai-
mant à l'intérieur : voilà tout ce qu'il prescrit dans la majorité
des cas. A mesure que nous approchons de l'époque de Garengeot, l'opération sanglante elle-même tendait à recevoir
des indications plus restreintes. « Quand un chirurgien, dit
Dionis, a parlé avec fermeté au malade et qu'il l'a résolu de
prendre un des deux partis qui sont ou de se résoudre à
mourir ou de souffrir l'opération, il n'y en a point qui ne
choisissent l'opération. On ne veut point mourir, et, quoiqu'on
soit assuré de souffrir de grandes douleurs, on les préfère
toujours à la mort. J'en ai vu même qui pressaient tellement, qu'ils ne voulaient pas donner le temps de préparer
l'appareil, et j'en ai trouvé d'autres qui la souffraient avec une
patience angélique, ce qui fait voir qu'il n'y a rien qu'on n'en-
dure pour éloigner cette dernière heure. Ayant fixé le temps
et préparé l'appareil, on approche le malade sur le bord
du lit, observant que le côté où est la tumeur soit
le plus proche de l'opérateur, et on lui met un carreau
sous les fesses. Le chirurgien étant agenouillé près du lit
et ayant placé un serviteur à sa droite et un autre à sa gauche
pour le servir, il commence à opérer en pinçant tout d'abord

la peau par dessus la tumeur, il fait une incision de deux pouces
de long, puis écartant les lèvres de la plaie, il déchire avec un
déchaussoir les membranes de la tumeur. Il est aidé par deux
garçons qui avec 2 érignes écartent encore les lèvres de la
plaie. *Il évite ici de se servir d'instruments tranchants*, de crainte
d'offenser l'intestin, qui est toujours très proche de ces membranes : celles-ci sont cependant parfois si dures qu'on est
obligé de recourir au scalpel. C'est pour lors que la patience
est requise, et que l'on doit aller doucement dans l'appréhen-
sion de tout gâter si on se pressait d'expédier, car il n'y va pas
moins que de la vie du malade si on perce le boyau, et de la réputation du chirurgien qui aurait fait cette faute. Après avoir dé-
chiré ou disséqué ces membranes, on découvre la poche qui
renferme l'intestin, on l'ouvre doucement avec grande circonspection, en se servant du déchaussoir ou du scalpel ; il ne faudra pas s'étonner d'y trouver de la sérosité qui existe presque
toujours ; j'y en ai remarqué une si grande quantité, que cette
eau quelquefois rejaillissait jusqu'au ciel du lit. Quand la sérosité est sortie, on introduit une sonde creuse dans l'ouverture
qui lui a donné passage, et avec des ciseaux on ouvre la poche
dans toute sa longueur. On voit pour lors l'intestin à découvert,
on tire au dehors une fois plus d'intestin qu'il n'en est entré dans
la poche, afin que, les matières dont il est plein étant contenues
dans un plus grand espace, la réduction soit plus facile. On introduit dans l'anneau une sonde creuse, et dans la cannelure
de cette sonde on passe un bistouri courbe, et le levant en
même temps qu'on le retire, on coupe le bord du dernier anneau
qui est celui qui fait l'étranglement. En l'incisant on entend un
bruit comme si on coupait du parchemin ». Telle était la manière usitée jusqu'alors. J.-L. Petit y introduisit une modification notable en débridant l'anneau externe sans ouvrir le sac. Garengeot, parait-il, eut le tort, tout en prônant
beaucoup cette méthode et en en montrant les avantages, de faire
prendre son maître pour plus exclusif qu'il ne l'était réellement. Aussi les objections s'élevèrent bientôt de tous côtés.
« Telle est la méthode, dit Lesne, que cet illustre chirurgien
« enseignait dans nos écoles trente ans avant qu'il écrivît sur
« cette matière. M. de Garengeot, qui recueillait avec soin tou-
« tes les observations, tous les préceptes nouveaux de M.
J.-L. Petit, fut le premier qui la publia en 1720.... »

« Dès l'année 1722, M. Mauchard, professeur de l'université de
« Tubingue, en fit la critique dans une dissertation sur l'étran-
« glement des hernies. Il fonda la nécessité d'ouvrir le sac sur ce
« qu'il faut juger de l'état des parties contenues dans la hernie ;
« sur ce que l'épiploon et l'intestin peuvent être altérés, et que
« dans ce cas il serait dangereux de les réduire sans les décou-
« vrir ; sur ce qu'il y a quelquefois dans le sac une assez grande
« quantité d'humeur fétide à laquelle il est nécessaire de donner
« issue ; et sur ce que l'épiploon et l'intestin peuvent avoir con-
« tracté entre eux et les parties externes des adhérences, qu'il est
« important de détruire avant la réduction. M. Heister adopta
« les mêmes raisons contre la méthode de M. J.-L. Petit dans ses
« constitutions de chirurgie, etc. ». Comme le fait remarquer
Lesne, Petit n'était pas aussi entier dans sa pratique que l'on
pourrait le croire en lisant Garengeot. Voici en effet les paroles de J.-L. Petit que l'on trouvera dans ses œuvres posthumes:
« Ces objections ne sont pas fondées sur ce que j'ai dit dans
mes leçons publiques touchant cette manière d'opérer, mais sur
ce qu'en ont écrit quelques auteurs qui m'ont cité, et qui, pour
ne m'avoir pas bien entendu, m'ont attribué et fait dire des
choses que je n'ai point pensées. Qu'ils me permettent de re-
vendiquer ma méthode et de m'expliquer plus clairement sur
des faits qu'ils n'ont pas bien compris ou que *je n'ai pas assez
éclairci dans mes cours publics.* Si j'avais prétendu que le débridement de l'anneau sans ouvrir le sac fût une méthode générale,
mes censeurs auraient raison dans certains points ; mais ceux
qui m'ont fait l'honneur d'assister à mes opérations savent, s'ils
m'ont bien suivi, que je ne la pratique point dans tous les cas ;
je puis dire même que je ne l'ai pas rendue aussi générale qu'elle
pourrait l'être ». Il rejetait de son procédé les hernies gangréneuses, maronnées, celles où l'intestin contient des corps
étrangers, etc. Du reste, Louis montra que la réduction du sac
n'était guère applicable dans la majorité des cas.

Définition. — « On entend par hernie une
tumeur contre nature qui arrive à la circonférence
du ventre, faite par quelque partie solide ou par le
dépôt de quelques humeurs ». Telle est la définition que Garengeot donne des hernies. Comme on
le voit, Garengeot, dans sa 1ᵉ édition, ne s'éloigne

pas de Lacharrière, de Lavanguyon ; mais dans les 2ᵉ et 3ᵉ éditions, il se rallie résolument à l'acception qui a prévalu dans le siècle suivant. « Nous allons traiter dans ce chapitre des tumeurs qui arrivent à la circonférence du ventre, et qui sont causées par la sortie de quelques-unes des parties flottantes qu'il renferme. Nous parlerons dans la suite des hernies produites par les humeurs que quelques-uns appellent les fausses hernies, et qui nous sont plus familières sous les noms d'hydrocèle, de sarcocèle, etc. ».(Cruveilhier n'avait pas encore abandonné au commencement de ce siècle le sens ancien du mot hernie, puisqu'il appelle de ce nom le *spina bifida*). « Les tumeurs de la circonférence du ventre, causées par quelques-unes de ses parties flottantes, sont donc appelées en général hernies vraies, mais chacune en particulier est caractérisée de ses noms propres, suivant l'endroit qu'elle occupe et les parties qu'elle renferme ».

Siège. — « Les considérant par rapport au lieu où elles sont placées, on les a appelées inguinales ou bubonocèles au pli de l'aine, crurales à la partie supérieure et antérieure de la cuisse, exomphales ou ombilicales à l'anneau de l'ombilic, et on a nommées ventrales celles qui viennent aux autres parties du ventre. Outre ces espèces de hernies, on en voit encore s'élever dans l'intervalle des deux muscles droits, savoir depuis l'ombilic jusqu'au cartilage xyphoïde, et celles-ci sont assez communes aux enfants. Les secondes paraissent depuis l'ombilic jusqu'au pubis, et elles sont plus ordinaires aux personnes qui ont été considérablement enflées, aux femmes qui ont eu beaucoup d'enfants et à celles qui sont grosses ».

Degré de la hernie. — « Enfin par rapport aux endroits où elles se manifestent, on les appelle encore complètes ou incomplètes : par exemple, quand elles descendent dans le scrotum ou aux lèvres des parties naturelles des femmes, on les appelle complètes; quand elles sont bornées aux plis de l'aine, incomplètes ».

État anatomique. — « Les unes et les autres sont ou avec étranglement ou sans étranglement, ou bien avec adhérence des parties sorties ou sans adhérences; mais assez souvent l'un et l'autre s'y trouvent. Les considérant par rapport aux parties qu'elles renferment, elles ont encore différents noms : par exemple au pli de l'aine, si c'est l'intestin qui élève la peau, on appelle cette hernie entérocèle, du nom entéron qui veut dire intestin et kélé hernie; si la peau est éminente par rapport à l'épiploon elle s'appellera épiplocèle; et si ces deux parties composent la tumeur, elle portera le nom d'entéro-épiplocèle ».

Étiologie et parties herniées. — « Les causes de ces tumeurs se trouvent dans les parties qui peuvent quitter leur place naturelle pour passer dans d'autres, et dans les endroits par où elles peuvent passer. Parmi les parties qui peuvent souffrir le déplacement, la première qui se trouve à l'ouverture du ventre c'est l'épiploon, membrane graisseuse flottante sur les intestins; ensuite les intestins, qui semblent n'avoir point de limites particulières, et pouvoir se jeter de côté et d'autre : cependant il y en a quelques-uns qui ont des attaches si fortes qu'ils ne peuvent jamais sortir de leur place pour former des hernies. Les intestins qui peuvent former ces sortes de tumeur sont le jéjunum, l'iléum, le cœcum, son appendice, et le côlon, le mésentère est souvent de la partie. Enfin la vessie est encore une partie qui peut former hernie comme nous le verrons dans la suite. Les endroits qui peuvent donner passage à ces différentes parties sont : 1º les anneaux des muscles épigastriques, dont la structure mécanique est très singulière; 2° la sinuosité de l'os des îles, sur laquelle glissent les tendons des muscles psoas et iliaque et les vaisseaux cruraux; 3° l'anneau de l'ombilic ».

Ce sont là les causes anatomiques. Mais il faut y joindre, « de concert, des causes auxiliaires ». Tels sont les efforts violents, les rudes secousses, les vomissements, les toux violentes, les fardeaux. Telle encore la grossesse, et surtout l'affaiblissement du tissu musculaire et fibreux, et, ajoute-t-il bien à tort, ces fameuses glandes du péritoine, admises par Arnaud, Petit et lui-même, « qui, se-« crétant une sérosité surabondante, relâchent les « tissus et facilitent le glissement de l'intestin au « dehors ». Toujours dans le même ordre d'idées, nous le voyons encore ajouter cette autre erreur, qui pourtant touchait à une part de vérité, mais qu'il n'avait pas su découvrir, nous voulons parler de la prédisposition aux hernies chez les gens misérables (par relâchement du tissu fibreux) qui, se nourrissant constamment de légumes, tels certains religieux, voient, tout comme les herbivores, leur intestin s'allonger et par suite réclamer plus de volume dans la cavité abdominale. « Les « gens qui habitent, dit-il, des pays marécageux « et humides, qui se nourrissent de beurre, d'huile « et autres aliments gras et onctueux, sont beau-« coup plus sujets aux hernies, ce que l'expé-« rience confirme ».

Garengeot cherche à nous faire comprendre ensuite « l'exacte et égale compression qui se ré-« partit sur toute la circonférence du ventre. Si « par quelque cause que ce soit, dit-il, les parties « qui souffrent le déplacement (péritoine, épi-« ploon, intestins), sont déjà relâchées, et que dans « ce temps-là on vienne à faire quelque effort « considérable, comme alors le diaphragme se

« met dans une violente contraction, aussi bien
« que les muscles du bas-ventre, les intestins et
« l'épiploon se trouveront pressez de tous côtez et
« seront forcez de s'engager dans les endroits de
« la circonférence du ventre qui seront les plus
« faibles et les plus faciles à forcer... Il n'est pas
« difficile de concevoir que, dans cette forte con-
« traction, les ouvertures des muscles épigastriques
« s'approcheront les unes des autres, et devien-
« dront si parallèles qu'elles ne feront plus qu'une
« route en ligne droite qui ne résistera point assez
« à l'impulsion des intestins (le péritoine étant
« simple dans cet endroit). Les intestins alors s'en-
« gageront dans cette route, de la même manière
« que la mie de pain mouillée et pressée dans la
« main sort par l'intervalle des doigts. Et cela ar-
« rive d'autant plus facilement que les vaisseaux
« du péritoine se trouvent comme étranglez dans
« cet endroit, que la sérosité s'épanche et relâche
« son tissu, ce qui le fait céder avec d'autant plus
« de facilité (1) ».

Variétés et diagnostic. — « *La hernie crurale* (2)
« arrive de la même manière, et même plus faci-
« lement, puisque l'obstacle n'est pas si fort du

1. Cette théorie ne devait point être admise sans conteste. Un chirurgien allemand, Rust (1730), donnait de la formation des hernies une toute autre explication. Pour que la hernie eut lieu, la pression des viscères pendant l'effort ainsi que le manque de résistance n'étaient point suffisants ; il fallait de plus que « le mésentère se fut allongé » préalablement. Et cette théorie de Rust, en opposition avec celle de Garengeot, trouva d'ailleurs des adeptes, principalement à l'étranger, tels que Brendel, Rostius, Riedlin, Morgagni, Benevoli Antonio (Florence, 1747). — La théorie de la « préformation du sac », soutenue par J. Cloquet, ne devait naître que beaucoup plus tard.

On voit que Garengeot n'est plus partisan de l'antique erreur de la rupture du péritoine dans la production des hernies. Dionis disait pourtant encore : « Les hernies arrivent, ou par la rupture, ou par la simple dilatation du péritoine ».

2. L. Heister : « Verheyenus (1693), *primus fuit, apud quem de hernia crurali, licet Barbettus (1663) rem obscure jam indicaverit, aliquid scriptis consignatum inveni... Postea Palfynus... ac Garengeotus.*

« côté de l'arcade que du côté des anneaux des
« muscles épigastriques. *L'exomphale* arrive par
« les mêmes causes que toutes les autres hernies ;
« je veux dire que le trou de l'ombilic se relâ-
« chera et s'agrandira, de même que ceux de
« l'aine, sous l'influence de l'effort..., soit que
« la grossesse ou la situation le favorise ». Quant
aux *hernies ventrales*, « il faut absolument sup-
« poser qu'il y a quelques fibres du muscle
« transverse qui manquent par quelque accident,
« ce qui permettra aux intestins de se nicher dans
« ce défaut du muscle ».

Sur les « signes diagnostics » Garengeot
s'étend moins longuement que sur l'étiologie. Il
avoue même que ces signes sont souvent « assez
équivoques ». Si c'est *l'intestin* qui fait hernie,
« la tumeur a du ressort, le doigt n'y reste pas.
« Il y a de petites coliques répandues dans le
« ventre, des vomissements, des envies fréquen-
« tes d'aller à la selle, sans pouvoir rien rendre
« par l'anus ». S'il y a « *étranglement* à l'anneau,
« la douleur est plus grande, il y aura fièvre, le
« vomissement sera plus considérable et ne don-
« nera même guère de repos.... et tous ces fâ-
« cheux symptômes augmenteront d'autant plus
« que l'inflammation deviendra plus grande ». Si
« c'est *l'épiploon seul*, les signes paraissent tout
« contraires. L'épiploon étant une membrane
« flasque et mollasse, le vestige du doigt y reste,
« et les bandes graisseuses rendent la tumeur iné-
« gale et raboteuse ». Enfin, « si on peut faire
« rentrer la hernie de temps en temps par les
« douces pressions, mais qu'il reste néanmoins
« quelque chose et que la tumeur ne paraisse
« diminuée que de la moitié, on peut dire que
« *l'intestin et l'épiploon* font ensemble la ma-
« ladie ».

Après ce diagnostic bien écourté de l'entérocèle, de l'épiplocèle, de l'entéroépiplocèle, et de
l'étranglement herniaire, Garengeot nous fait
celui de la hernie inguinale avec la crurale, et nous
montre fort bien en quoi les deux hernies diffèrent : « Les *hernies crurales* diffèrent des *ingui-*
« *nales* en ce que les parties flottantes du
« bas-ventre qui les produisent passent par des-
« sous l'arcade crurale, qui fait moins de résistance
« que l'anneau de l'oblique externe par où pas-
« sent les inguinales... La demi-flexion de la
« cuisse ne les relâche en rien... elles sont si-
« tuées plus à la partie antérieure de la cuisse,
« et directement dans le pli de l'aine, ce qui fait
« qu'elles en imposent pour un bubon ».

Quant aux *hernies de la vessie*, récemment
découvertes par Jean-Louis Petit (Acad. des
sciences), il sait qu'elles sont plus fréquentes
chez les femmes, et leur attribue pour causes
« la suppression des urines ou la grossesse. Si la
« vessie descend jusque dans les bourses, dit-il,
« ou aux lèvres de la vulve aux femmes, elle en-
« traînera avec elle la lame intérieure du péri-
« toine, qui formera une espèce d'entonnoir bien-
« tôt rempli de l'intestin et de l'épiploon. Si bien
« qu'il y aura deux hernies, l'une de la vessie,
« l'autre de l'intestin ou de l'épiploon, posées à
« côté l'une de l'autre. Les signes de cette hernie
« sont des difficultés d'uriner.... parce qu'il y a un
« étranglement à la vessie, qui la partage comme
« en deux. Et pour vider toute leur vessie, les
« malades sont obligés, ou de changer de situa-
« tion, ou de presser alternativement les deux
« parties de leur vessie. Si cette hernie s'accom-
« pagne d'inflammation et d'étranglement, on voit
« paraître tous les symptômes de la colique né-
« phrétique; mais pour ne pas se laisser sur-

« prendre, il suffit d'examiner les urines qui diffé-
« rencient beaucoup ces maladies(1) ».

Pronostic. — « Les *signes pronostics* des her-
« nies se doivent tirer de l'âge du malade et de
« la nature de la descente. Passé 25 à 30 ans, le
« bandage servira plutôt à supporter la maladie
« qu'à la guérir radicalement ». S'il s'agit d'un
entéro-épiplocèle, « le danger n'est pas si pressant,
« parce que l'épiploon est un corps mollet qui
« matelasse l'intestin et le garantit contre la compression de l'anneau ». Si l'intestin est gangrené,
l'opération est inutile. Pourtant il cite un cas où
elle a réussi. « Les hernies avec adhérences sont
« très fâcheuses pour le malade, et donnent beau-
« coup de peine à l'opérateur. Pourtant, ajoute-
« t-il, J.-L. Petit guérit un malade qui avait le
« boyau si adhérent à la bourse qu'il revint tout
« écorché après l'opération ».

Traitement. — Une hernie étant donnée, Garen-

1. Nous trouvons dans les *Mémoires de l'Académie royale de chirurgie*, 1743, t. I, p. 690, une communication faite par Garengeot « sur *plusieurs hernies singulières* ». Ce sont d'abord 2 observations de *hernie de l'estomac*, laquelle il dit « extraordinaire et très peu connue ». La première survint chez un jeune chirurgien, qui se la fit dans une leçon de danse, en voulant jeter le bras en avant pour bien présenter la poitrine. Il ressentit un craquement et déchirement subit aux creux épisgastrique, mais sans grande douleur, fit un voyage de 34 jours sur mer pendant lesquels il eut des vomissements continuels et une constipation qui dura 2 mois (sic). A son retour, il consulta Garengeot, qui faisait en ce moment un cours sur les hernies à Saint-Côme, et qui le guérit par un bandage. La deuxième se présenta chez une femme qui changeait son enfant de place : « Je pinçai la tumeur, dit-il, avec le « pouce et le doigt, la comprimant sur les côtés, et je sentis distincte- « ment la partie rentrer ». C'est ensuite une *hernie intestinale dans le vagin*, « que je crois encore moins connue, dit-il, dont je n'ai jamais « entendu parler, et qu'aucun auteur, que je sache, n'a décrite », survenue chez une femme qui avait eu 5 grossesses. Il démontre qu'il n'a pas eu affaire à une descente de matrice. Enfin *une hernie par le trou ovalaire*, qu'il dit « si peu connue qu'elle n'a pas même paru possible à « beaucoup d'anatomistes ». Il ajoute qu'Arnaud de Ronsil lui avait fait part, de vive voix, de deux cas semblables, et que Duverney l'avait également rencontrée deux fois à l'autopsie.

geot commence par faire le *taxis* (1). S'il ne réussit pas, « il faut saigner le malade, raser les poils,
et oindre la partie d'une embrocation chaude,
puis frotter la tumeur, la circonférence, et le
ventre ». Voici l'*embrocation* dont on se servait à
l'Hôtel-Dieu de Paris : « On prend trois ou quatre
jaunes d'œufs, et 6 ou 7 onces d'huile rosat, qu'on
mêle bien ensemble, et qu'on fait chauffer au
bain-marie ; puis on y met un peu d'eau-de-vie ».
Le massage terminé, on recouvrait la tumeur d'un
cataplasme dont Garengeot nous donne également
ment la recette, et dont des chirurgiens de l'Hôtel-
Dieu, tels que Méry, Arnaud, Thibaut, J. L. Petit,
disaient le plus grand bien. « On prend des her-
« bes émollientes, comme la mauve, la guimauve,
« la mercuriale, la pariétaire et le violier. On les
« fait bouillir. On les passe au tamis, on en extrait
« la pulpe, puis on délaie de la farine de seigle et
« de lin. On fait cuire ce mélange pendant deux
« heures, puis on y ajoute du miel commun et du
« vinaigre, et on fait recuire encore une demi-
« heure, enfin on ajoute de l'huile de lin avant de
« le retirer du feu (2) ». Garengeot convenant lui-
même que ce cataplasme était long et difficile à
préparer, recommandait, en attendant, de mettre
celui de mie de pain. Les *lavements* aussi sont
prescrits, « et surtout les lavements de bon vin
rouge chaud ». La *saignée*, on devait s'y attendre, n'est point oubliée, « et la saignée copieu-
se et répétée », poussée jusqu'à la syncope. A ce

---

1. Si le taxis avait réussi, Dionis plaçait un bandage : « Le moyen le
plus sûr, dit-il, pour empêcher une reproduction de la hernie, c'est le
bandage, et même sans lui on ne peut pas espérer d'en guérir ».

2. L'emplâtre que Dionis recommande est encore plus bizarre,
C'était un mélange de peaux d'anguilles, d'eau de chaux, de cendres,
qu'on faisait bouillir jusqu'à consistance de colle. Cela fait, on y
ajoutait de la gomme ammoniaque, du fort vinaigre, du sel de saturne,
de la chaux d'étain, de la pierre d'hématite et de l'huile de myrrhe.

degré, il est vrai, elle peut produire une détente sur tout le système musculaire, et agir à la façon du chloroforme que nous employons aujourd'hui quand nous faisons le taxis. Mais à quel prix ! Quand on avait laissé en place pendant 2 heures le fameux cataplasme, on essuyait, et de nouveau on tentait la réduction par le taxis ; puis on remettait le cataplasme. Le taxis a-t-il réussi, « on s'en apercevra par le gargouillement que « fait l'intestin en rentrant, par la cessation rapi- « de de la douleur ».

Puis il ajoute : « si au bout de 24 heures, ces « remèdes n'ont aucun effet, et que les accidents « subsistent toujours, *il faut opérer* », précepte heureux, et qui vient faire pardonner un peu toutes ces embrocations, cataplasmes, lavements et saignées à outrance. Mais cette opération, les chirurgiens de ce temps en connaissaient tous les dangers, et ils ne la faisaient point de gaîté de cœur. Dionis la considérait même comme si grave qu'il n'opérait qu'après avoir prévenu le malade « de régler les affaires de sa conscience et de sa famille ». « Je sais, dit Garengeot, que « l'opération par elle-même est toujours dange- « reuse, et que le malade est en danger de per- « dre la vie , mais si on s'y prend de bonne « heure, si le sujet est bon, si la tumeur n'a été « maniée que par d'habiles gens, si on a copieu- « sement saigné le malade (!), s'il n'y a point « d'inflammation dans les viscères du bas-ventre, « on aura tout lieu d'espérer que l'opération sera « suivie d'un heureux succès ». Garengeot indi- que alors la position à donner au malade sur le lit, sans oublier « les serviettes chaudes et « pliées en double, qui doivent lui couvrir le « ventre et les cuisses ». Puis il donne la ma- nière de faire l'incision suivant les différentes

hernies. « Si c'est une hernie inguinale, l'inci-
« sion sera longitudinale... si c'est une hernie
« crurale, on fera l'incision transversalement, et
« un peu obliquement, pour suivre le pli de
« l'aîne... Il faut aller doucement ; et d'abord
« qu'on aperçoit le corps graisseux, on doit quit-
« ter le bistouri et substituer en sa place une
« sonde cannelée et la pousser de force sous la
« peau en la soulevant, et on conduit dans la can-
« nelure de la sonde une branche de ciseaux
« mousses pour couper la peau ». On dissèque
ensuite cette peau et on agrandit avec des ciseaux
l'ouverture des angles : « C'est là, dit Garengeot
« la bonne manière de M. Arnaud. En agrandis-
« sant ces angles, parfois on coupe une artère
« qui jette du sang avec beaucoup de violence,
« mais il ne faut pas s'en étonner. Puis il faut
« couper et déchirer les membranes qui recou-
« vrent le sac, membranes que les opérateurs
« appellent des feuillets, que M. Duverney dit
« être des cellules graisseuses, tandis que pour
« M. Winslow, c'est tout simplement le tissu
« cellulaire du péritoine qui a beaucoup aug-
« menté par la maladie... il faut couper ces
« membranes ou feuillets en dédolant, avec grande
« délicatesse, en ayant soin de coucher l'instru-
« ment presque à plat, pour moins s'exposer à
« ouvrir le sac et l'intestin, chose trop facile...
« enfin lier les vaisseaux qu'on découvre en deux
« endroits avant de les couper, ce qui permettra
« d'opérer plus à sec... et essuyer souvent ».
Une fois le sac découvert, les opérateurs avaient
eu jusqu'alors l'habitude d'ouvrir le sac, mais
J.-L. Petit, dont Garengeot se fait toujours l'organe, *vient tout récemment de conseiller « de*
« *réduire les parties qui sont contenues dans le*
« *sac sans l'ouvrir.* Cette méthode de réduire le

« sac sans l'ouvrir, continue Garengeot, quoique
« toute nouvelle, aura dans la suite beaucoup
« de partisans... car nous voyons tous les jours
« que ces sortes de réduction ne sont suivies
« d'aucun accident, et que les malades sont gué-
« ris sur le champ (1) ». La réduction faite,
J.-L. Petit entassait le sac dans un petit bloc, le
mettait dans l'ouverture même de l'étranglement, et appliquait une pelote de sa façon par
dessus le sac, puis on recouvrait de compresses et du bandage connu sous le nom de spica
de l'aine.

HYDROCÈLE

Par suite de leurs connaissances imparfaites sur la structure
des bourses, les anciens avaient sur l'hydrocèle des idées très
confuses. De bonne heure cependant, les chirurgiens établirent une distinction assez tranchée au point de vue anatomique
et au point de vue clinique, entre l'épanchement diffusé à la façon de l'œdème dans le parenchyme même des tuniques, sans
limites précises, et les collections enkystées qu'on y rencontre
de temps à autre. Celse, qui parle de ces deux variétés, dit
pourtant que leur diagnostic différentiel est à peu près impossible. Jusqu'au commencement du xviiie siècle on tendait généralement à loger les hydropisies enkystées dans les mailles
du scrotum, mais sous l'influence de J.-L. Petit une réaction commençait déjà à se faire contre cette manière de

1. J.-L. Petit : « Je ne la pratique point (cette méthode) dans tous
les cas... Mon sentiment est donc qu'excepté les hernies gangréneuses,
celles qui sont maronnées, et quelques-unes dans lesquelles l'intestin
contient des corps étrangers, toutes les autres peuvent être traitées
ainsi ; il y en a même qu'on ne doit point traiter autrement ». Il dit
encore, p. 380 : « Alors qu'une hernie est fort grosse et ancienne... bien
loin de conserver le sac, on se trouve obligé d'en emporter une partie,
car il fait alors l'office de corps étranger ».

voir au moment où écrivait Garengeot. Certes, notre auteur n'ose pas encore se décider franchement « Les meilleurs praticiens, dit-il, reconnaissent constamment deux différentes espèces d'hydrocèles par épanchement, savoir une dans laquelle les eaux sont épanchées dans tout le scrotum, l'autre où elles le sont seulement dans cette production du tissu celluleux du péritoine qu'on a coutume de nommer la tunique vaginale ». Mais néanmoins son maître accumula bientôt assez de preuves et d'arguments décisifs pour entraîner de son côté la majorité des chirurgiens. « On dit que les cellules ou les vaisseaux lymphatiques qui contiennent de la sérosité et forment des hydatides peuvent se rompre ; alors le fluide s'épanche ; et comme cet épanchement peut se faire immédiatement sous le dartos, qu'il peut se former sous le crémaster, et enfin dans les autres membranes propres du cordon spermatique, cela a donné lieu aux auteurs de faire différentes espèces d'hydrocèle par épanchement. Je ne révoque point en doute ce qu'ils ont dit, cependant je ne crois pas que ces différentes espèces d'hydrocèle soient si communes qu'ils le pensent. Je ne reconnais donc qu'une seule espèce d'hydrocèle par épanchement c'est celle dans laquelle les eaux sont contenues dans une poche ou cavité naturelle, et à laquelle la ponction avec le trocart convient. La cavité du péritestes, qu'on appelle tunique vaginale, est la seule qui puisse être le siége de cette sorte d'hydrocèle. Cette cavité est naturellement existante, comme celle du bas-ventre, de la poitrine, du péricarde, des jointures et autres, dans lesquelles se forment les hydropisies ascites, thoraciques, etc. » A quel moment Petit arriva-t-il à cette conception exclusive, c'est ce qu'il oublie de nous apprendre. Garengeot se borne de son côté à nous dire que l'hydropisie de la tunique vaginale existe, quoi qu'elle soit difficile à comprendre, puisqu'il l'a rencontrée plusieurs fois dans sa pratique. Scharp, dans ses recherches critiques sur l'état présent de la chirurgie, confirma les idées de Petit, qui néanmoins continuèrent longtemps a être contestées. Mais ni Petit ni ses contemporains n'en étaient arrivés à *séparer l'hydrocèle de la vaginalite.* Bien qu'ils reconnaissent qu'en général l'épanchement est une *sérosité transparente,* cependant ils nous parlent parfois de *liquides sanieux, noirâtres,* etc. L'épaisseur des parois du kyste dans certains cas chroniques ne leur avait point non plus échap-

pé. « Quand l'hydrocèle dans la membrane vaginale est ancienne, le sac devient quelquefois dur et calleux ». Les auteurs
du commencement du xviii° siècle avaient vu aussi des kystes du
testicule, qu'ils attribuaient déjà à la distension des canaux
spermatiques ; mais, comme pour la vaginalite, la distinction d'avec notre hydrocèle vaginale était encore bien confuse.
Enfin Garengeot a eu le grand mérite d'établir nettement,
et pour la première fois, l'existence d'une nouvelle variété bien
distincte des précédentes, l'*hydrocèle du cordon*.

Les deux symptômes cardinaux de l'hydrocèle, la transparence et la fluctuation étaient si connus et si bien établis
depuis longtemps, que, comme le fait remarquer dans ses œuvres posthumes J.-L. Petit, les jeunes praticiens se fiaient un
peu trop à ces deux signes pathognomoniques pour affirmer
ou nier l'existence de cette affection.

Le traitement *était l'objet de contestations très vives*. Il existait deux courants bien distincts à l'époque où Garengeot
composa son livre. Les uns tenaient pour la méthode pallia-
tive, les autres pour la méthode radicale des anciens. Ces derniers, vivant dans des pays chauds, devaient avoir vu beaucoup
d'hydrocèles, et savaient parfaitement que les récidives sont
fréquentes. Aussi les grands chirurgiens que l'on compte parmi
eux, étaient-ils presque tous partisans des méthodes radicales.
Celse conseille l'incision, Galien l'usage du séton. Suivant
Aétius et Oribase, Léonidas d'Alexandrie employait de préférence, soit l'instrument tranchant, soit le fer rouge. Paul
d'Égine veut aussi qu'on fasse l'incision, si les méthodes pal-
liatives échouent. Les Arabes firent un grand abus des onguents et des cataplasmes de toutes sortes. Ils répétèrent du
moins les préceptes de leurs maîtres de l'époque græco-
romaine s'ils hésitèrent à les appliquer, et l'on voit l'un d'eux,
Albucasis, recourir souvent aux caustiques, à la ponction, au
fer rouge, à l'incision. Guy de Chauliac, Lanfranc de Milan,
et presque tous les chirurgiens du moyen-âge, Fallope, Ambroise Paré s'adressent presqu'exclusivement au séton. Fabrice d'Aquapendente le rejette au contraire, comme étant d'une
application trop douloureuse. Au xvii° siècle on employa l'incision et on laissa des tentes à demeure dans le kyste jusqu'à
suppuration, suppuration qu'on chercha également à provoquer par des injections irritantes. Lambert de Marseille, qui

assure avoir obtenu ainsi un grand nombre de guérisons, faisait pénétrer dans la poche une dissolution de chaux vive et de sublimé. Ainsi, tous les moyens mis en usage aujourd'hui et bien d'autres encore, étaient décrits et employés au commencement du xviiie siècle. Mais ces procédés efficaces étaient parfois dangereux ; les accidents qu'ils déterminaient étaient assez fréquents. Petit s'en alarma, et il eut le tort de préférer un moyen plus doux, mais bien insuffisant, la ponction. « On ne découvre point, dit Lesne dans son *introduction aux œuvres posthumes de J.-L. Petit*, impunément des parties qui servent à des fonctions importantes et qui sont très sensibles. On ne les expose pas au contact de l'air et à l'action des corps irritants sans qu'il en résulte des accidents qui menacent la vie des malades ou qui entraînent la destruction des parties mêmes. Ceux même qui préconisent cette opération avouent que lorsqu'ils l'ont pratiquée, ils ont eu le plus souvent à combattre des douleurs très vives dans les reins, une fièvre violente, des mouvements convulsifs, du délire, un gonflement extraordinaire du testicule et du cordon spermatique, quelquefois des abcès de ces parties. Cette seule considération suffirait pour discréditer cette méthode, s'il n'y avait pas encore d'autres raisons pour la rejeter ». Garengeot, écrivant à une époque de transition, est naturellement moins affirmatif que Lesne. Il penche pour le trocart: rien d'étonnant, puisqu'il était élève de J.-L. Petit, qui considérait les anciens procédés comme dangereux; mais il ne rejette formellement que les caustiques, et cela surtout parce qu'on ne peut limiter leur action. Nous relevons encore, dans les lignes qu'il consacre à la thérapeutique de l'hydrocèle, cette phrase remarquable: « Si les membranes du sac sont dures et calleuses, il faut en couper le plus qu'on peut, et mettre sur ce qui reste des caustiques, comme le précipité rouge et l'alun calciné mêlés ensemble, pour faire une eschare qui excitera une suppuration ». La constatation de ces membranes dures et calleuses qu'avait signalées aussi J.-L. Petit, mais sans en tirer l'indication qu'elles comportaient, n'avait pas été perdue, on le voit, pour Garengeot. Tout cela prouve que la décortication, l'abrasion des membranes dégénérées, l'ablation d'une partie du sac, sont des manœuvres moins récentes qu'on ne serait tenté de le croire ; et l'on peut dire qu'au point de vue du traitement de l'hydrocèle, la première moitié du xviiie siècle a des tendances plus modernes que la dernière moitié, qui se montra peut-être un peu trop craintive, et préféra des méthodes, inoffensives sans doute, mais aussi parfois inefficaces.

« L'hydrocèle, dit Garengeot, n'est autre chose « qu'un amas d'eau dans les bourses, ce qui lui a « fait donner le nom d'hydropisie du scrotum ». Abordant l'étiologie, il reconnaît, ce qui est vrai, lorsque la tunique vaginale communique encore avec la cavité péritonéale, que l'hydrocèle peut être la suite d'une hydropisie du bas-ventre. Les causes qu'il invoque sont surtout traumatiques. Elle peut succéder à des coups reçus dans les parties, « ou à des chutes, qui compriment les vaisseaux spermatiques, et y causent une inflammation qui arrête le sang dans les veines ». Le peu qu'on savait en effet d'anatomie pathologique à cette époque ne permettait pas d'y reconnaître les caractères habituels de l'inflammation. Voici comment Garengeot se tire de la pathogénie de cet épanchement : « Les veines spermatiques ne peu- « vent être ainsi tendues par le sang qui est arrêté « dans leur canal, qu'elles ne compriment les vais- « seaux lymphatiques, de sorte que la limphe de « ces petits canaux trouvant son cours embarrassé « donnera lieu à la sérosité de se séparer ; la- « quelle s'imbibant dans le tissu des tuniques, les « relâchera de plus en plus et les rendra si min- « ces que leurs pores en étant rendus plus ou- « verts, elles donneront lieu au suintement de la « liqueur qu'elles contiennent, ce qui causera une « hydrocèle, dont on fait en général deux espè- « ces, l'une *par infiltration*, l'autre par épanche- « ment ». Garengeot connaît les hydrocèles par persistance du canal vagino-péritonéal et les œdè- mes que l'on observe si fréquemment au scrotum des nouveaux-nés dans les présentations du siége.

Témoin la phrase suivante : « les enfants sont plus sujets aux hydrocèles que les grandes personnes, et on en voit même venir au monde avec des eaux dans le scrotum, surtout l'hydrocèle par infiltration qui leur est plus commune ». Voici les signes très nets de cette dernière. « Cette dernière maladie est très facile à reconnaître, parce qu'elle n'occupe que les membranes communes du testicule, qui sont le scrotum et le dartos, et l'eau, étant infiltrée dans les cellules graisseuses qui sont sous la peau de cette partie et dans l'intervalle des fibres du dartos, tend tellement la peau, qu'il n'y paraît aucune ride ; elle est lisse, polie, luisante ». Un autre symptôme, qui a pour lui beaucoup de valeur, « c'est que, quand la maladie est grande, la verge est tendue, gonflée et monstrueuse, le gland même est considérablement gonflé par le bourrelet d'un paraphimosis que la peau y forme ». — « Il n'en est pas de même de *l'hydrocèle par épanchement*. Elle est de plusieurs espèces, et ses signes diagnostics sont bien différents. Les meilleurs praticiens reconnaissent constamment 2 différentes espèces d'hydrocèle par épanchement, savoir : une dans laquelle les eaux sont épanchées dans tout le scrotum, et l'autre où elles le sont seulement dans cette production du tissu celluleux du péritoine auquel on donne le nom de tunique vaginale ».

Voici la remarque importante dans laquelle est indiquée nettement *l'hydrocèle du cordon*. « Comme les bons chirurgiens ont reconnu en faisant l'opération de cette seconde espèce d'hydrocèle, que le testicule paraissait quelquefois pêle-mêle avec les eaux, et quelquefois aussi qu'on ne l'apercevait point du tout, quoique la tumeur fût entièrement ouverte, ils ont cru pouvoir diviser cette dernière espèce d'hydrocèle en deux classes, l'une

*où le testicule n'est nullement confondu avec la
tumeur,* et l'autre où il est dans la tumeur conjointement avec les eaux. La première classe de
cette espèce d'hydrocèle n'est à proprement
parler qu'une véritable infiltration d'eau, dans
les cellules membraneuses, de la première production du tissu cellulaire du péritoine ; de sorte
que les feuillets celluleux de cette production,
qui sont attachés les uns avec les autres au-
dessus du testicule, et même, avec quelques
endroits de l'épydidyme, n'ayant point été for-
cés ou déchirés par les eaux, font une *tumeur
aqueuse qui s'étend depuis l'anneau jusqu'à quelque légère distance du testicule, et dont la figure
est longue, ronde et comme bosselée,* signes qui servent beaucoup à la distinguer. Quoique cette maladie ne soit pas plus fâcheuse que celle que nous
allons décrire, elle est cependant plus difficile à
opérer, car si l'on porte le trois-quart dans cette
tumeur, quoiqu'il soit l'instrument destiné pour
évacuer les eaux, il ne peut vider entièrement
celles-ci, attendu qu'elles sont contenuesdans les
cellules membraneuses de cette production du
tissu cellulaire du péritoine, appelée tunique vaginale. Il faut donc ouvrir cette tumeur suivant toute
sa longueur avec un bistouri droit, et donner, outre l'incision longitudinale, quelques coups de la
pointe du bistouri à droite et à gauche, afin d'ouvrir toutes les cellules membraneuses, ou du
moins la plus grande partie, et de procurer ainsi
l'évacuation de l'eau renfermée dans chaque cellule. La tumeur aqueuse ainsi ouverte, on n'ap-
perçoit point de testicule, mais seulement le cordon des vaisseaux spermatiques qui occupe le
milieu : c'est pour l'éviter que nous avons conseillé d'ouvrir à droite et à gauche les cellules
membraneuses ».

Hydropisie de la tunique vaginale. — « La seconde classe de cette espèce (notre hydrocèle) est beaucoup plus rare, et la connaissance que nous avons de la structure particulière de la production du tissu cellulaire du péritoine nous la ferait croire impossible, si nous ne l'avions rencontrée dans la pratique de notre profession ». La première fois qu'il en parla, ce fut dans la première édition de son *Traité des opérations*, et, comme il l'avoue lui-même, ce ne fut que sur l'autorité d'Arnaud « qui l'ayant rencontré dans sa pratique en fit part au public ». Depuis, s'étant occupé tout particulièrement du péritoine, il admettait comme beaucoup d'anatomistes du temps, comme Duverney et comme Winslow, qu'une lame ou expansion partant de l'atmosphère celluleuse qui double le péritoine de tout côté venait entourer le testicule et les vaisseaux spermatiques. Dans cette conception, il n'y avait pas de grande cavité autour du testicule, mais un tissu à mailles plus ou moins lâches. Aussi, comme l'explique Garengeot, on ne pouvait admettre l'existence d'une poche entourant de tout côté le testicule, qu'en admettant que les cellules du tissu lamineux se distendaient tellement, qu'à un moment donné il y avait résorption des cloisons et formation d'une cavité unique. « Comme alors les cellules de cette production externe se trouvent considérablement dilatées, et qu'elles ont par une suite nécessaire perdu beaucoup de leur ressort, l'eau qui s'accumule de plus en plus, ne trouvant aucune résistance de la part des cellules membraneuses, les déchirera à force de les bander, forcera cette espèce de borne ou de cloison, et cela avec d'autant plus de facilité que l'eau acquiert de l'acrimonie par son séjour. Il s'ensuivra donc que les cellules membraneuses et les bornes

étant forcées, l'eau se répandra à la circonférence du testicule, de façon que la production
du péritoine, qu'on appelle tunique vaginale, ne
sera plus que comme un sac ou un kyste, qui
contiendra l'eau, le cordon des vaisseaux spermatiques et le testicule ». La connaissance de la
cavité de la tunique vaginale débarrassa J.-L. Petit
de toutes ces conceptions hypothétiques, et lui
fournit une explication bien plus aisée ; mais ce
ne fut que plus tard, lorsque la séreuse qu'il appelle péritestes fut mieux conçue et mieux décrite.
Voici les signes qu'il donne de cette variété :
« le scrotum n'est pas si tendu, elle ne serait pas
transparente, la figure est plus ronde, le testicule
est confondu dans les eaux, etc ».

Traitement. — « Si l'hydrocèle est une suite de
l'ascite, c'est celle-ci qu'il faut traiter. » Il ne manque pas de conseiller d'employer tout d'abord les
fameux topiques locaux, vantés par tous ses prédécesseurs, « qui tendent à relâcher la peau et
« par conséquent à diminuer l'inflammation », les
fomentations émollientes « d'eau de morelles, de
mauves, de guimauves, les cataplasmes adoucissants », ou encore « les lotions faites avec du me-
lilot et de la camomille, que l'on fait bouillir dans
du vin rouge, et auxquelles on ajoute moitié
d'eau-de-vie. Et on bassinera les bourses avec
cette liqueur toute chaude ». Tous ces remèdes,
ajoute-il, réussissent souvent « surtout dans l'hydrocèle par infiltration ». Lorsque la verge est
gonflée, il est plutôt d'avis de recourir aux scarifications, bien qu'il n'ignore pas que ces scarifications sont souvent suivies d'inflammation et de
gangrène, car il conseille de « bassiner, après les
avoir faites, la partie avec de la bonne eau-de-vie
camphrée, et de la recouvrir de compresses trempées dans la même liqueur ». — Contre l'hydro-

cèle par épanchement, les moyens précédents ne sauraient plus suffire, « il en faut venir à l'opération ». Il opère, comme de nos jours, avec le trocart, et n'oublie point de mettre en garde les jeunes chirurgiens, pour lesquels il écrit, contre la possibilité de la piqûre du testicule ou des vaisseaux. « Pour éviter de piquer le testicule ou les « vaisseaux spermatiques, l'opérateur comprimera « la tumeur avec le pouce et le doigt indice de la « main gauche, pour amasser les eaux à la partie « externe ; et prenant de la main droite un trois- « quarts armé de sa canule, il portera la pointe « de l'instrument obliquement de bas en haut « à la partie moyenne du scrotum, et du côté « qui regarde la partie interne de la cuisse ; ob- « servant d'éloigner toujours la pointe de l'ins- « trument des vaisseaux spermatiques (1) ». S'il existait un second kyste, on le viderait de la même façon. Il en rapporte une observation empruntée à la clientèle d'Arnaud : « M. Arnaud, dit-il, a fait cette opération à un homme ; mais après avoir tiré des eaux tout ce qui put venir, la tumeur ne parut diminuée qu'à moitié. Il en conclue qu'il y avait une double hydrocèle, et sans perdre de temps, il donna un second coup de trois quarts dans la seconde tumeur, qui était supérieure, et la vida entièrement ». Et, fait intéressant, qu'il explique par la fusion des deux poches, le malade revint à Arnaud cinq ou six mois après avec une récidive. Celui-ci le ponctionna de nouveau, et cette fois, « contre l'attente de l'opé- « rateur, qui la croyait encore double », elle se vida entièrement sans qu'il fût besoin de pratiquer une seconde piqûre. Quant au séton, « il y a des

---

1. Fallope avait déjà signalé des hémorrhagies abondantes consécutives à la piqûre des vaisseaux spermatiques, et J.-L. Petit appela de nouveau l'attention sur cet accident.

« auteurs qui le proposent, dit-il, mais il ne con-
« vient qu'aux hydrocèles infiltrées dans la peau de
« bourses, ou tout au plus à l'hydrocèle par épan-
« chement dans le sac formé par le dartos. La ponc-
« tion avec le trois-quarts est même encore ici plus
« sûre, plus prompte, et moins douloureuse ». Si
l'on veut pourtant l'employer, Garengeot propose
d'introduire « une mèche dans une grosse aiguille
« triangulaire, de pincer la peau, et de passer l'ai-
« guille à travers les téguments, y laissant la mè-
« che, qu'on tirera de temps en temps, et l'eau
« se filtrera le long de la mèche ». Si le liquide
de l'hydrocèle était « clair et assez limpide, on
répétera assez souvent la ponction (au trocart),
afin de ne point laisser croupir les eaux, qui font
toujours des ravages. Mais si au contraire l'eau est
trouble, bourbeuse, ou puante, il faudra bientôt en
arriver à l'ouverture entière de la tumeur (par
l'incision) ». Il a vu également que le trocart
échouait lorsque l'hydrocèle était ancienne : « On
doit faire le même pronostic, dit-il, quand il y
a longtemps que les eaux sont dans le scrotum ;
« et le plus tôt qu'on peut faire l'ouverture en-
« tière, c'est le mieux ». Comment pratiquait-il
cette ouverture ? « La plupart des auteurs nous ap-
« prennent qu'on peut la faire de deux manières,
« soit avec l'instrument tranchant, soit avec le
« cautère potentiel. Mais ils sont presque tous pour
« le cautère (une traînée de pierres à cautère), par
« ce qu'il fait, à ce qu'ils disent, une grande eschare,
« consume insensiblement les membranes qui doi-
« vent se fondre par la suppuration, et qu'on ne
« court point le danger de blesser le testicule,
« comme avec la lancette ». Garengeot ne partage
point leur avis, et voici les raisons qu'il donne
pour rejeter les caustiques. C'est d'abord « que
« le cautère agit lentement et expose à des

« complications du côté des épanchements ;
« qu'on n'est pas maître du cautère, vu qu'il
« s'étend beaucoup et qu'il porte quelquefois
« son action au delà de ce que le chirurgien
« avait l'intention de consumer. C'est en outre
« qu'on est obligé d'ouvrir quand même sur
« l'eschare, et ouvrir pour ouvrir ne faut-il pas
« mieux se servir tout de suite de l'instrument
« tranchant! C'est enfin qu'il est d'expérience
« qu'il peut se dissoudre et se mêler aux eaux de
« l'hydrocèle, les rendre caustiques, et produire
« ainsi des désordres presque irréparables. Nous
« donnerons donc la préférence à l'instrument
« tranchant, conclue-t-il ; mais ce ne sera pas à la
« lancette, dont l'œil ne peut conduire la pointe,
« qui perce et coupe tout ce qu'elle rencontre
« lorsqu'elle est plongée... Nous nous servirons
« plutôt d'un bistouri droit. » On pince la peau à
la partie supérieure de la tumeur, et on y pratique
une incision. Arrivé sur le sac, on l'ouvre, et on
glisse dans la boutonnière qu'on vient d'y faire,
une branche de ciseaux mousses, pour aller ouvrir
la tumeur sur le côté et dans toute sa longueur.
Quand ils trouvaient les vaisseaux du cordon
« gonflés et variqueux », beaucoup de chirurgiens
d'alors n'hésitaient pas à les couper sur le champ.
Garengeot n'est pas partisan d'un procédé aussi
rapide, car ce gonflement n'est pas toujours de
mauvaise nature, et provient, soit du liquide qui
entoure le cordon, soit de la pression exercée
sur ses vaisseaux. « Il est donc de la prudence du
« chirurgien, dit-il, de bien examiner le cordon,
« et de ne pas couper le premier jour les vais-
« seaux spermatiques, à moins qu'on n'y sente
« une dureté et une callosité extraordinaire ».
L'incision, que préconise Garengeot, est déjà par
elle-même un excellent procédé pour provoquer

la suppuration, et celle-ci est encore une des
meilleures méthodes que nous possédions actuellement pour faire adhérer les deux feuillets de la
vaginale. Mais, lorque l'hydrocèle a duré longtemps, lorsque ses feuillets sont devenus durs et
calleux, ces adhérences se font, comme on le sait,
pendant longtemps attendre, et donnent parfois
lieu à des suppurations interminables ; et c'est
dans ces cas que l'on pratique, soit la décortication de cette séreuse, soit sa cautérisation, Garengeot avait entrevu quelque chose de semblable, qu'on en juge plutôt : « Si les membranes du
« sac sont dures et calleuses, il faut en couper le
« plus qu'on peut, et mettre sur ce qui reste, des
« caustiques, comme le précipité rouge et l'alun
« calciné, mêlés ensemble, pour faire une escarre
« qui excitera la suppuration ».

HYDROPISIE DU BAS-VENTRE ET PARACENTÈSE
ABDOMINALE.

Garengeot distingue deux sortes d'hydropisie
du bas-ventre : 1° l'hydropisie par infiltration, que
nous appelons aujourd'hui œdème généralisé,
anasarque ; 2° et l'hydropisie par épanchement,
qui comprend et l'hydropisie ascite et les kystes
ou poches.

L'hydropisie par infiltration doit être traitée
par les scarifications, qui se pratiquent « sur la
verge, sur les bourses, sur les côtez des lèvres des
femmes, aux cuisses, aux jambes ». Si l'on re-
nouvelle ces scarifications, il ne faut pas les refaire
au même endroit et de plus il faut les recouvrir
d'un emplâtre de Nuremberg, percé de petits trous

qui laissent couler les eaux ». Mais, bien qu'il ne soupçonne pas la vraie cause de cet anasarque, Garengeot en connaît pourtant toute la gravité, « car si on en voit guérir quelques-uns, on en voit bien davantage qui en meurent ».

Quant aux kystes ou *hydropisies enkystées*, il nous dit « qu'elles sont contenues entre le péritoine et les muscles, ou bien dans l'intervalle des deux membranes du péritoine ; qu'elles n'occupent que certains endroits et non tout l'intérieur de l'abdomen ; qu'elles présentent certaines figures ; qu'elles se terminent par l'ordinaire en pointe ; que le liquide y est toujours assez épais, ce qui nécessite un plus gros trocart. M. Arnaud, continue Garengeot, y avait trouvé des matières fort épaisses, les unes blanches, les autres couleur café, d'autres enfin purulentes. Aussi, lorsque ce chirurgien trouvait quelque mauvaise qualité à la matière, conseillait-il d'y seringuer des injections qui devaient être continuées jusqu'à ce qu'elles ressortissent claires comme elles étaient entrées ». Ce tableau, tout sommaire qu'il est, nous permet de reconnaître là les kystes de l'ovaire, qu'on décrira mieux plus tard.

La troisième hydropisie du bas-ventre, celle sur laquelle Garengeot insiste, est l'*hydropisie ascite*. Il la définit « une tension extraordinaire du bas-ventre, causée par des eaux épanchées dans sa capacité, et suivie d'une enflure œdémateuse des jambes et des bourses ».

L'étude des causes en est assez bien faite pour le temps. Les anciens, qui n'avaient pas pour eux le bénéfice de la magnifique découverte d'Harwey, accusaient le foie, qui était alors chargé de fabriquer le sang, ou la rate, ce vicaire du foie, comme on l'appela longtemps. Dionis, qui n'écrivait que 50 ans avant Garengeot, disait que « le vice du

foie et de la rate était l'effet et non la cause de
l'hydropsie, et admettait 2 principales causes,
« soit le défaut des sels urineux, soit la rupture
d'une de ces nombreuses veines lymphatiques qui
rampent à la suface du foie, et par suite la distil-
lation goutte à goutte de la lymphe dans la capacité du bas-ventre ». Mais déjà Garengeot appré-
cie mieux les causes de l'ascite. Il sait que « si on
lie la veine cave au-dessus des iliaques à un chien
on voit les parties situées au-dessous devenir hydropiques ». Il a trouvé « dans les cadavres des
tumeurs qui comprimaient tellement les veines
que le sang ne pouvait passer au-delà. Les veines
se dilataient alors, leurs pores s'entr'ouvraient, et
laissaient passer les parties les plus fluides du
sang ». Il a encore vu que « le foie et la rate sont
souvent gonflés, surtout le premier, parce que sa
structure n'est qu'un entrelassement de veines,
dont le ressort n'est pas considérable ». Disons
en somme, à la louange de notre auteur, que l'é-
tiologie qu'il invoque quitte la routine des vieilles
théories et s'achemine vers la découverte de la
vérité.

Garengeot décrit bien les symptômes de l'ascite; mais les explications qu'il essaie d'en donner sont empreintes des idées iatrochimiques du
temps. « Les malades ont une grande difficulté
à respirer et ne se trouvent bien que lorsqu'ils sont
à leur séant, parce que les eaux repoussent le
diaphragme vers la poitrine... Cette dyspnée est
plus accentuée après les repas, toujours parce
que le ventricule (estomac), gorgé d'aliments, repousse le diaphragme vers la poitrine... Ils uri-
nent peu, parce que l'urine est la sérosité du sang,
et que cette sérosité s'est emmagasinée dans le
ventre au lieu de sortir par le rein... Les urines
sont bourbeuses et remplies de graviers, parce

que l'urine ne contient plus assez de sérosité
pour délayer ses sels; et c'est la grossièreté de
ces sels qui produit en passant dans l'urèthre ces
cuissons que l'on ressent en urinant... Les sels
n'étant plus délayés dans la masse du sang, faute
de sérosité, ils s'unissent entre eux, s'agglomèrent, et vont irriter la membrane de la trachée-
artère, ce qui cause la toux. Et cette toux doit
être sèche, parce que le sang ne fournit point de
sérosité à la trachée-artère ni aux poumons...
Les hydropiques ont une soif inextinguible, parce
bue la bouche est irritée par les sels grossiers de
la salive... Le crachement de sang se produit,
parce que le sang, qui contient moins de sérosité, stagne dans le poumon, trop mou, trop dé-
pressible pour réagir ». Enfin pourtant après tant
de bizarreries, Garengeot veut bien laisser re-
poser son imagination, et nous parler du vrai
signe, du signe tangible de l'ascite, de «la vague »
que ressent la main opposée à celle qui envoie
la « chiquenaude ».

Le pronostic de l'hydropisie, dit Garengeot,
est « très fâcheux, car le sang perdant de jour en
jour de sa sérosité ne pourra plus circuler dans
les poumons, comprimera les vésicules, fera
obstacle à l'air, et amènera la suffocation. En
outre, par le fait de son épaississement, il s'arrêtera dans les parties éloignées du centre, y fermentera, et y causera des ulcères qui seront suivis de gangrène et d'une mort prochaine ».

Il faut donc opérer. La ponction du bas-ventre
s'était d'ailleurs faite de tout temps. Celse et les
Romains se servaient des caustiques. Puis Fabrice
d'Aquapendente avait substitué aux caustiques un
instrument à double tranchant, sorte de lancette,
qu'on faisait suivre de l'introduction d'une canule.
Enfin à la lancette avait succédé le trocart, qu'un

élève d'Ambroise Paré, Pigray (d'autres disent *Sanctorius*) avait inventé, et sauf Dionis, qui préférait encore la lancette, et qui d'ailleurs venait de mourir, à l'époque où écrivait Garengeot, le trocart était l'instrument de choix. J.-L. Petit venait même d'en faire fabriquer un dont le diamètre plus grand pouvait permettre à un bistouri de passer dans la canule, lorsque le liquide était trop épais, trop floconneux, pour sortir de lui-même. La lancette n'était tolérée que pour les chirurgiens de province qui ne possédaient pas de trocart, ou qui se trouvaient dans des lieux trop éloignés de leur domicile. Mais la discussion restait ouverte sur deux points : 1° A quel endroit fallait-il pratiquer la ponction ; 2° Fallait-il enlever tout le liquide en une fois, ou fallait-il l'enlever en plusieurs reprises?

1° Les auteurs recommandaient alors de ponctionner : soit à l'ombilic, « mais, répond Garengeot, l'opération à l'ombilic est plus douloureuse, la guérison en est difficile, et cette partie étant affaiblie, une hernie peut y survenir » ; soit encore à quatre doigts au-dessous de l'ombilic, « mais la douleur y est encore trop vive et la guérison trop longue ». Garengeot s'éloigne donc des classiques, et préfère fonctionner « dans le milieu de « la distance qui sépare la crête de l'os des îles et de l'ombilic », à moins pourtant qu'il n'y ait un squirrhe à cet endroit. Il plonge le trocart sans violence, jusqu'à ce qu'il ne sente plus de résistance, « ce qui est plus agréable pour les assis-« tants que la façon brusque de certains chirur-« giens (Dionis faisait ainsi) qui enfoncent le tro-« cart d'un seul coup et violemment, et il re-« commande d'éviter les veines superficielles, « qui donneraient la vue désagréable du sang ». J.-L. Petit faisait coucher la malade sur le bord

de son lit, et ne le faisait point asseoir, comme
d'autres, sur le lit et une chaise, « car dans cette
« position assise, les eaux situées au-dessous du
« point ponctionné ne pouvaient sortir ». Un serviteur devait comprimer les parois abdominales
pour diriger les eaux vers la canule. Si le liquide
ne venait pas, on en était quitte pour prendre un
trocart plus gros et plus long, et ponctionner à
nouveau dans le voisinage de la première ponction.

2° La plupart des chirurgiens ne voulaient pas
tirer tout le liquide à la première séance, afin d'é-
viter la syncope. Garengeot croit que ce n'est pas
là la cause de la syncope, et en serrant fortement
le ventre avec une serviette, comme Arnaud, on
pouvait parfaitement bien ponctionner la totalité
des eaux en une fois. Petit avait ainsi opéré plus
de vingt malades à l'Hôtel-Dieu sans inconvénient, nous dit-il.

Les eaux évacuées, on enlevait la canule, et on
pouvait alors librement se rendre compte de l'é-
tat du foie, de la rate, etc. Si l'on sentait un squirrhe, la rechute était infaillible, à moins que l'on
ne s'en remît à un médecin expérimenté, qui trai-
tât par les apéritifs, diurétiques, sudorifiques et
purgatifs.

Comme pansement des compresses et des serviettes pliées en double, le tout imbibé d'eau-de-
vie tiède. Enfin un bandage qui remontait jusqu'à
l'omoplate.

TAILLE

Les dangers que font courir aux malades les calculs de la
vessie sont si grands et si manifestes que de bonne heure on a

songé à les extraire artificiellement du réservoir dans lequel ils étaient contenus. Suivant Albinus, les anciens médecins Égyptiens y seraient arrivés en dilatant simplement l'uréthre. Ce fait est fort contestable, et semble démenti *a priori* par la disposition anatomique de la région. Au temps d'Hippocrate l'opération de la taille parait avoir été faite assez souvent, mais exclusivement par des charlatans sans grande instruction médicale ; et les résultats en devaient être déplorables, car on connait le serment que le père de la médecine faisait jurer à ses disciples : « Je m'engage à n'opérer aucune personne atteinte de la pierre, et abandonner cette partie de la pratique aux mercenaires qui s'y adonnent ». Les premiers renseignements que nous trouvons sur la lithotomie nous sont fournis par l'encyclopédiste Celse, tous les écrits antérieurs s'y rapportant ayant été complétement perdus. D'après Celse, Ammonius aurait été le plus ancien lithotomiste ; après lui viendrait Mégès, qui aurait perfectionné le couteau servant à inciser ces parties. Chose fort intéressante, il semble résulter d'une phrase de Celse qu'Ammonius et Sostrate tentaient déjà de broyer le calcul dans la vessie avec une tenette lorsqu'ils le trouvaient trop volumineux. C'est avec tant de soin et de détails que l'écrivain Romain traite cette question de la lithotomie, que le procédé qu'il a décrit a conservé son nom jusqu'à nos jours. Il est trop connu pour que nous y insistions. Bornons-nous à dire que son opération rentrait dans la classe des tailles dites rectales, et qu'elle n'était applicable que chez les enfants. Galien ne fait nulle part mention de l'opération sanglante, et se borne à recommander contre la pierre une foule de remèdes internes, avec lesquels il espère pouvoir obtenir la fonte des calculs. On voit que les remèdes lithontriptiques ne sont pas aussi modernes qu'on le croit généralement, et qu'en tout cas ils sont bien antérieurs à Walpole. Paul d'Égine n'a rien ajouté d'important aux préceptes de Celse. Comme on devait s'y attendre, les arabes pratiquèrent encore bien moins la taille que ne l'avaient fait les Grecs et les Romains. En tout cas ils ne la firent point eux-mêmes, sans doute par excès de pudeur, la loi du Coran ne leur permettant point de découvrir les parties génitales, et la laissèrent pratiquer chez eux par des médecins étrangers. C'est ainsi que Rhazès nous raconte qu'un médecin Indien, du nom de

Sarad, venait la pratiquer en Arabie, et opérait en faisant une incision au côté gauche du raphé. En Occident, les chirurgiens du moyen-âge ne furent pas plus hardis que les Arabes. Ils considérent l'opération comme dangereuse, et Lanfranc de Milan, qui mérita cependant d'être appelé le restaurateur de la chirurgie, et auquel le Collège de Saint Côme dut le commencement de sa splendeur, l'appelle *timorosa operatio*. Guy de Chauliac paraît cependant avoir taillé quelques malades, et uniquement d'après la méthode de Celse. A cette époque, la lithotomie était plutôt laissée aux soins des chirurgiens herniaires, et l'on sait la grande réputation dont jouirent longtemps les habitants de Norcia pour l'extraction de la pierre, l'opération de la hernie et toutes les affections des voies urinaires. Il paraît même que ce fut un Norcini, qui s'étant mis à parcourir la France au XVe siècle, confia la méthode dont il se servait à Germain Colot, l'ancêtre de la nombreuse dynastie des lithotomistes de ce nom. La méthode du haut appareil (taille sus-pubienne) fut pratiquée pour la première fois par un chirurgien de Lausanne resté célèbre, Pierre Franco. Cet auteur n'avait point d'ailleurs cherché en la faisant à pratiquer un procédé de choix ; ce fut bien plutôt pour lui un procédé de nécessité, qui lui fut dicté par les circonstances. Le calcul qu'il essayait d'extraire sur un enfant de 2 ans n'ayant pu l'être par le petit appareil, il eut alors l'idée d'aller le chercher en incisant le réservoir urinaire au-dessus du pubis. Éclair de génie ! s'écrie Malgaigne. Mais Franco, bien que sa hardiesse ait été couronnée d'un plein succès, ne vit point tous les avantages de cette méthode, et, loin de la recommander, en détourna au contraire les praticiens en insistant outre mesure sur la possibilité de la production d'une fistule. François Rousset, dans son ouvrage sur l'opération Césarienne, préconisa beaucoup la taille du haut appareil, ainsi que Nicolas Piètre, chirurgien de Paris. Ce dernier ayant remarqué que la vessie peut faire une saillie assez considérable au-dessus du pubis, eut l'idée d'arriver artificiellement au même résultat en soulevant la vessie à l'aide d'une sonde, comme le font encore quelques chirurgiens de nos jours qui ne veulent pas faire usage du ballon de Petersen ; et, lorsqu'il jugeait l'élévation suffisante, il incisait avec un bistouri et retirait le calcul avec les doigts. Les chirurgiens de ce temps avaient

bien vu les avantages évidents du procédé suspubien.
On évite ainsi en effet de blesser des vaisseaux et des organes glandulaires importants ; on n'est pas exposé à ces hémorrhagies redoutables, et à ces suppurations sans fin, qui empor-
tèrent tant de malades dans le courant du xvi°, xvii° et même
xviii° siècle ; on peut enfin extraire des calculs bien plus volumineux qu'on ne le pourrait faire par une incision pratiquée au
périnée. Mais, par contre, la section du réservoir urinaire expose à des péritonites mortelles. Aussi cette méthode ne rencon-
tra-t-elle que peu d'approbateurs. Cornélius de Solingen s'en
fit bien l'apologiste ; mais il eut le tort de compliquer son procédé de détails peu commodes à suivre. Il insufflait la vessie,
avant d'inciser au-dessus du pubis. Ce qui porta un coup
presque mortel au haut appareil, ce fut le perfectionnement
apporté à la taille périnéale par Marianus Sanctus. Ce dernier
devait à son maître, Jean des Romains, les grandes lignes de
son manuel opératoire ; mais il eut le mérite de corriger ce
qu'il y avait de fautif dans le procédé de celui-ci, et de le faire
connaître au public médical par son fameux mémoire « *de la-
pide renum et vesicæ*, 1543 ». Sa méthode différait de celle de
Celse. en ce qu'on introduisait dans l'urèthre une sonde creuse
sur laquelle on incisait le canal. On portait ensuite dans la
canelure de la sonde un explorateur qui servait de guide au
conducteur, puis un gorgeret mousse, qui dilatait, déchirait,
écrasait les muscles bulbo caverneux, le bulbe, le constricteur de la vessie, les vésicules séminales, la prostate et parfois même l'anus. Dès que la plaie était devenue suffisamment
béante, Marianus levait la pierre avec des tenettes, et se servait d'une petite curette pour retirer les graviers. Le procédé
de Marianus fut importé d'Italie en France par Marien Da-
villa, chirurgien de Rome, qui l'enseigna à un des Colot
Laurent. Ce Laurent Colot acquit une telle célébrité qu'Henri
II le fit venir ' sa cour, et que l'on vit alors accourir à Paris
des gens de tous pays demandant à se faire tailler par lui.
Ses deux fils héritèrent de sa dextérité chirurgicale, et
A. Paré nous dit qu'ils pratiquaient la taille avec un succès extraordinaire. Franco, celui-là même qui avait trouvé le haut
appareil, eut encore le mérite d'imaginer un procédé de taille
latérale. Au lieu de faire l'incision sur la partie médiane du
raphé, il l'exécutait sur la partie latérale droite en fendant les

parties molles sur une sonde cannelée introduite jusque dans la vessie. Après avoir incisé ainsi le périnée, il introduisait dans le col de la vessie, tout comme le fit frère Côme 200 ans plus tard, un lithotome caché, dont il faisait saillir la lame avant de le retirer, et avec lequel il fendait le col vésical de dedans en dehors. A. Paré, A. de la Croix, Fabrice d'Aquapendente décrivirent avec détail le grand appareil, mais n'ajoutèrent rien d'important. Fabrice de Hilden ajouta à l'Arsenal des Instruments pour faire la taille une pince, qu'il appela spéculoforceps, et qui était composée de 4 becs recourbés en dedans, striés transversalement à leur pointe, et pouvant se rapprocher ou s'éloigner de l'axe de l'instrument au moyen d'une vis. Il avait pour but : 1° de dilater le col, 2° de saisir solidement le calcul quand on donnait un tour de vis. Au commencement du XVIIIᵉ siècle, un chirurgien de la Charité de Paris, Fr. Tolet, essaya, comme Cornélius de Solingen, de remettre en honneur la méthode du haut appareil, et rappela les brillants succès qu'un chirurgien de l'Hôtel-Dieu, Bonnet, obtenait avec elle. Comme le veulent plusieurs de nos chirurgiens actuels, il paraît préférer la taille sus-pubienne chez les adultes, et la taille périnéale chez les enfants, sans rejeter pourtant le grand appareil, dans l'exécution duquel il acquit d'ailleurs une réputation considérable. Ce serait lui, d'après Malgaigne, qui serait l'inventeur du fameux tour de maître, que l'on attribuerait faussement à ses élèves, Maréchal et Lapeyronie. Ceux-ci tout au moins le perfectionnèrent, et le succès qu'ils obtinrent fut tel qu'on accourait de tous côtés à l'Hôtel-Dieu et à la Charité. Maréchal acquit même une telle dextérité dans l'opération que Garengeot nous rapporte qu'il le vit tailler plus de 20 malades dans l'espace de 3 heures. C'était par véritables fournées qu'on opérait alors dans les hôpitaux, où l'on taillait quelquefois jusqu'à 30 malades dans la matinée. L'arrivée de frère Jacques à Paris devait cependant porter quelque atteinte à la gloire de ce procédé. « Une espèce d'ermite, nous dit Garengeot, nommé frère Jacques Beaulieu, natif de Beaufort, baillage de Lons-le-Saunier, dans le comté de Bourgogne, vint à Paris en 1697 dans le dessein d'y faire connaître une nouvelle façon de tirer la pierre de la vessie. Quelques tailles que cet ermite fit dans cette ville (Paris) aussi bien qu'à la cour, lui fit bientôt un grand nom... M. du

Harlay, premier président du Parlement, toujours attentif au bien public, ordonna à feu M. Méry d'aller voir tailler cet opérateur et de lui en faire son rapport ». Méry, tout en rendant hommage à l'habileté et aux succès du frère Jacques, se montra somme toute dans sa réponse l'antagoniste de ce dernier, surtout, paraît-il, parce qu'il se servait de mauvais instruments. Mais, sur les conseils de Fagon et de Félix, l'ermite abandonna bientôt son cathéter sans canelure, et adopta l'instrument ordinaire. Nous croyons devoir suivre Méry dans son rapport pour faire connaître la façon dont s'y prenait frère Jacques. « Ayant introduit dans la vessie une sonde solide, exactement ronde, sans rainure, et d'une figure différente de celles des sondes dont se servent ceux qui taillent suivant l'ancienne manière, il prit un bistouri ordinaire, mais plus long, avec lequel il fit une incision au côté gauche et interne de la tubérosité de l'ischion, et coupant obliquement de bas en haut, en profondant, il trancha tout ce qu'il trouva de parties, depuis la tubérosité de l'ischion jusqu'à sa sonde, qu'il ne retira point. Son incision faite, il poussa son doigt dans la vessie pour reconnaître la pierre; et après avoir marqué sa situation, il introduisit dans la vessie un instrument (qui, suivant Garengeot, ressemble à un grattoire.) tranchant d'un seul côté, pour dilater la plaie, et rendre par ce moyen la sortie de la pierre plus facile. Sur ce dilatatoire, qu'il appelle son conducteur, il poussa une tenette dans la vessie, et retira aussitôt ce conducteur ; et, après avoir cherché et chargé la pierre, il retira sa sonde de l'uréthre, et ensuite sa tenette avec la pierre par la plaie ; ce qu'il fit avec beaucoup de facilité, quoique la pierre fut à peu près de la grosseur d'un œuf de poule ». Malgré toutes les critiques que Méry adressa à la façon de faire de Jacques Beaulieu, il ne faudrait pas croire cependant qu'il ferma complétement les yeux sur les avantages qu'elle présentait. Voici, en effet, comment débute son premier rapport au président du Harlay : « Monseigneur, la manière d'opérer du frère Jacques me paraît beaucoup plus avantageuse pour l'extraction de la pierre que celle qui se pratique ordinairement, parce que l'incision étant faite dans le cou et le corps de la vessie, et la pierre tirée par la partie la plus large de l'angle que forment les os pubis, elle peut sortir avec facilité et sans aucun effort ». Et il ajoute très justement : « Dans l'opération ordinaire

(grand appareil), comme on ne fait l'incision qu'à l'urèthre,
que l'on tire la pierre par le cou de la vessie qu'on n'a point
coupé, et par la partie la plus étroite de l'angle que décrivent
les os pubis par leur union, il est visible que ces endroits étant
fort étroits, on ne peut pas tirer la pierre qu'avec de grands
efforts et une extrême difficulté, pour peu qu'elle soit grosse :
d'où il est aisé de tirer cette conséquence que l'opération que
fait frère Jacques pour tirer la pierre hors la vessie, ne doit pas
être suivie d'accidents aussi fâcheux que ceux qui suivent l'opération ordinaire. » Et, bien loin de croire, comme A. Paré,
que les parties ainsi broyées sont d'une guérison plus facile,
il remarque que ces dernières, « n'étant que coupées, peuvent
plus facilement se guérir après son opération. D'où il suit qu'il
doit y arriver moins de fistules qu'après l'opération ordinaire. » Et Garengeot ajoute lui-même : « MM. Dupont et
« Sorais, mes confrères, et plusieurs autres chirurgiens dignes
« de foi, m'ont assuré avoir vu tailler par frère Jacques non-
« seulement une grande partie des 60 sujets (qu'il a cités pré-
« cédemment), mais encore un assez grand nombre de per-
« sonnes de Paris, et m'ont certifié que la façon délibérée avec
« laquelle cet opérateur travaillait et la facilité avec laquelle
« il poussait ses tenettes dans la vessie et en tirait prompte-
« ment les pierres sans faire un effort, charmaient tous les as-
« sistants. Il est vrai, m'ont-ils dit aussi, qu'ils ont été suivis
« d'accidents très funestes, mais aussi qu'ils en ont vu guérir
« une bonne partie avec une promptitude inconcevable et sans
« avoir eu le moindre accident ». Néanmoins, il faut bien
avouer que les accidents ne manquaient pas aux opérés
de frère Jacques. Appelé de nouveau à tailler 42 calculeux à l'Hôtel-Dieu et 18 à la Charité, il en mourut
25. Cet insuccès, et la jalousie naturelle qui devait s'emparer des chirurgiens habitués à opérer par le grand appareil en voyant leur procédé favori menacé par un rival,
amenèrent bientôt une forte réaction contre l'ermite, et dans
laquelle Méry prit sa part, sans pourtant nier les avantages de
cette taille latérale. On autopsia les opérés qui avaient suc-
combé, et on tomba d'accord que vraiment il manquait de
notions anatomiques. « Je ne pouvais pas croire alors, dit Méry, cherchant à se défendre contre ceux qui l'accusaient de
versatilité, que dans les vivants il (frère Jacques) percerait, com-

me il a fait depuis, aux uns l'intestin rectum, qu'aux autres il
saperait l'urèthre et la verge d'avec le cou de la vessie, qu'à
ceux-ci il percerait son corps tantôt avec la sonde et tantôt
avec son bistouri, et qu'à ceux-là il couperait les vaisseaux hy-
pogastriques avec les veines, les artères, les nerfs, ... » Et
Garengeot ajoute que « M. Méry et tous les spectateurs
« éclairés remarquèrent dès les secondes opérations, que ce
« nouvel artiste n'avait aucune teinture de la structure, ni de
« la situation des parties sur lesquelles il opérait avec une
« hardiesse inexprimable ». Ne se voyant plus apprécié à
Paris, frère Jacques reprit sa carrière errante, et s'en alla en
1704 à Amsterdam, où il opéra de nouveau un grand nombre
de calculeux, sans doute avec assez de succès, car les magis-
trats de la ville firent frapper en son honneur une médaille avec
son effigie. C'est là que Rau eut occasion de le voir appliquer sa taille latérale. Il la décria beaucoup, déclara cette façon de tailler abominable....., et, en définitive, s'appropria
son procédé sans crier gare. Meilleur anatomiste que frère
Jacques et aussi brillant opérateur, il obtint de plus beaux
succès que lui, fit un nombre étonnant d'opérations, 1550,
nous apprend Garengeot, et devint en peu de temps le plus
grand lithotomiste de la Hollande. Mais il se gardabien de faire
comme frère Jacques, qui avait la générosité d'opérer en présence de tout le monde, et garda pour lui sa manière de faire.
Sa méthode ne fut même divulguée qu'après sa mort, grâce à
une dissertation latine que composa sur Rau le père du célèbre Albinus ; mais ce dernier n'étant pas du métier et n'ayant
assisté qu'à quelques opérations ne put en donner qu'une description assez confuse. Cheselden, en Angleterre, qui avait lu
la dissertation d'Albinus, chercha avec les faibles données
contenues dans cet opuscule, à retrouver le procédé de Rau,
et ses recherches furent couronnées de succès. Il opérait à
Londres un grand nombre de malades avec un succès presque
constant. On en parla bientôt à Paris, où les insuccès étaient
au contraire assez fréquents, et Morand, un des bons chirurgiens de Paris à cette époque, voulut aller lui-même voir opérer l'heureux Cheselden (1730). Mais, comme le fait remarquer
Malgaigne, soit qu'il ait mal compris le procédé du lithotomiste
Anglais, soit que ce dernier lui eût en réalité caché sa méthode, il l'exposa fort mal dans le traité qu'il publia à son re-

tour à Paris, et eut le tort de ne se contenter que de petites incisions multiples, insuffisantes à produire l'effet désiré. Pendant que Morand s'en était allé en Angleterre, Perchet et Garengeot, qui étaient restés à Paris, tentèrent de leur côté de retrouver la méthode de Rau, en se servant et de la dissertation d'Albinus, et des remarques de Méry sur la manière d'opérer de frère Jacques, et aussi des renseignements que voulurent bien leur donner les confrères qui avaient assisté aux opérations de frère Jacques. Ils entreprirent des recherches sur le cadavre, et parvinrent à retrouver la méthode dite de la taille latérale. Perchet l'exécuta même à la Charité sur un enfant, et le succès répondit à l'attente. Quant à Garengeot, qui n'avait point de service d'hôpital, il se contenta de la reproduire sur le cadavre, ce qui lui valut les reproches jaloux de Morand et une critique acerbe de son éternel adversaire d'Outre-Rhin, Laurent Heister. On ne peut en tout cas refuser à Garengeot le mérite réel d'avoir fort bien exposé la question des tailles dans le petit traité qu'il publia en mars 1730, et d'avoir fait connaître à Paris le procédé de Rau avant Morand. Celui-ci se montra très froissé de la hâte avec laquelle il avait annoncé au public médical de Paris le résultat de ses recherches, et lui décocha à ce propos une phrase aigre douce, dont notre auteur se contenta de rire. Garengeot entre aussi dans quelques détails sur la taille suspubienne, qu'employaient également en Angleterre Cheselden et Douglas, et montre comment, pendant la distension de la vessie, le cul-de-sac vésical antérieur, sur lequel Douglas attira le premier l'attention, peut s'élever en haut et faire que ce réservoir urinaire et les parois abdominales se touchent alors directement sans l'intermédiaire du péritoine. On le voit, Garengeot fut mêlé à l'histoire des deux grands procédés auxquels se réduit actuellement l'opération de la taille, c'est-à-dire à la taille suspubienne, et à la taille latérale, modifiée par Dupuytren et Nélaton. Mais, il faut bien le dire, ces tentatives restèrent à l'état d'espérance. Maréchal, l'inventeur du tour de maître, défendit qu'on se servît à la Charité de l'appareil latéral et du haut appareil, et d'autre part, Boudou, sous l'influence de Lapeyronie, créateur d'une variante du tour de maître, mit également à l'Hôtel-Dieu l'appareil latéral à l'index. D'ailleurs, les praticiens de la ville avaient trop l'habitude du grand appareil pour se laisser convertir aux méthodes nouvelles. Les recherches de Perchet et de Garengeot, le traité de Morand, celui de Ledran, restèrent sans écho, et l'on revint au grand appareil. Notre auteur, qui avait montré avec tant de justesse les avantages de la taille latérale, ne s'en montra d'ailleurs pas alarmé outre mesure. Il défend même volontiers le grand appareil, et oppose à la statistique exagérée de Colot celle plus exacte des hôpitaux. « L'honneur de la chirurgie française, dit-il, nous ont « porté à cette entreprise (ses recherches sur la taille laté- « rale), plutôt que l'alarme qu'on a voulu jeter dans notre na- « tion, en nous assurant que « l'expérience prouve que la moitié « de ceux qui sont taillés par le grand appareil meurent (Colot, • div. façons de tailler, p. XXXVI) ». Plus de bonne foi et de jus- « tice pour les lithotomistes de Paris nous force d'avouer, quel- « que préférence que nous donnions à la taille latérale, que « cette prétendue expérience est fausse et dictée par la passion, « car de 20 taillés par le grand appareil, soit à l'Hôtel-Dieu, « soit à la Charité, il en guérit 16, 17, et souvent 18. C'est ce « que les régistres de ces hôpitaux confirment ». En résumé, c'était donc seulement le grand appareil qui était en usage à cette période, et, pour nous conformer à notre programme de ne donner que les procédés chirurgicaux de l'époque que nous étudions, c'est ce dernier dont nous allons entreprendre l'analyse, d'après Garengeot (1).

Manière de préparer les malades à l'opération de la lithotomie (2). « Il faut, dit Garengeot, pré-

1. Dionis : « Avant Jean de Romanis, qui fut le premier qui inventa l'extraction de la pierre par le grand appareil, et qui le pratiqua à Rome l'an 152., on taillait toujours par le petit appareil... mais aujourd'hui on ne taille plus que les enfants par le petit... c'est le grand appareil qu'on pratique le plus souvent, et celui qui jusqu'à présent a été jugé le meilleur ». La différence entre l'une et l'autre méthode ne consistait d'ailleurs que dans le nombre plus petit ou plus grand des instruments Parlant du haut appareil, il dit : « cette manière n'est plus en usage aujourd'hui... Je ne la trouve pourtant point si périlleuse qu'on pourrait s'imaginer ; je la crois au contraire moins dangereuse que le grand et le petit appareil ».

2. Dionis : « c'est une précaution nécessaire avant l'opération que de préparer son malade ». Il dit, parlant de frère Jacques : « il ne se souciait point que le malade eût été préparé, c'est-à-dire saigné et purgé avant l'opération ».

« parer les malades quelque temps devant par
« différents remèdes. L'intention des chirurgiens
« dans la préparation est de rendre le sang doux,
« fluide et coulant, afin de ne causer aucun dé-
« sordre dans les différentes parties qui compo-
« sent le corps humain, et surtout dans celles où
« l'on doit faire des divisions ». Imbus des doctrines humorales, les anciens chirurgiens se pré-
occupaient en effet beaucoup de préparer les malades qu'ils devaient opérer ; et, du reste, si les
conceptions théoriques étaient fausses, il n'en est
pas moins vrai quelles renfermaient une part de
vérité. Même à l'heure actuelle, il est bon, avant
d'intervenir dans une opération sanglante, de la
faire précéder d'un traitement diathésique ou d'un
traitement reconstituant. Garengeot sait également
établir une division entre les sujets relativement
bien portants et ceux dont la santé est déjà alté-
rée. « Ceux qui paraissent bien constitués, dit-il,
« n'ont pas besoin d'une longue préparation » ;
quant aux autres, « ils demandent des attentions
« plus sérieuses, afin de leur redonner les forces
« qu'ils ont p   es ». Voici le régime que l'on
faisait suivre aux calculeux de l'Hôtel-Dieu et
de la Charité. « D'abord que les malades arrivent
« à l'Hôtel-Dieu, on a coutume de les laisser au
« repos huit jours ou davantage, de les rafraîchir,
« et d'adoucir leur sang par quelques émulsions,
« eaux de ris et de poulet, ou de les fortifier par
« de bor   soins. Si les enfants ont des vers, on
« leur fait prendre du mercure doux ; mais comme
« le mercure échauffe quelquefois la bouche et
« peut exciter de petits ulcères et une salivation,
« je crois qu'on pourrait lui substituer l'œtiops
« minéral, qui fait le même effet, et qui n'est pas
« suivi des mêmes accidents. On donne pendant
« assez de temps des nourritures humectantes,

« rafraîchissantes, et adoucissantes, à ceux qui pa-
« raissent d'une mauvaise constitution, ou qui sont
« épuisés. Pour tous remèdes on se contente d'une
« médecine fort douce deux jours avant l'opéra-
« tion, et on leur tire le lendemain, qui est la
« veille, une ou deux palettes de sang, se réglant
« selon leur force et leur âge ». Naturellement
les gens vigoureux n'en étaient pas quitte à aussi
bon compte, « on leur réitérait la saignée, et on
« les purgeait deux jours de suite ». Enfin, la
veille de l'opération on donnait à tous un lavement, et le matin même de l'opération « trois ou
« quatre heures devant, deux œufs frais aux adul-
« tes, un aux enfants, et pardessus un grand verre
« de vin, ou bien une petite rôtie au vin et au
« sucre ».

A quelle époque de l'année doit-on opérer? (1)
— Garengeot indique comme saisons les plus avantageuses « le printemps et l'automne, parce que la
« chaleur et le froid y sont modérés... Il faut dif-
« férer l'opération quand on prévoit un temps
« d'orage, et attendre que le temps soit calme. Je
« me suis trouvé, dit-il, à une taille générale à la
« Charité de Paris, qui se monta à près de trente
« malades. Deux ou trois jours après l'opération,
« les chaleurs devinrent fort grandes, il tonna
« avec beaucoup de violence pendant un jour et
« une nuit, et ce temps orageux fit mourir dix ou
« douze malades ».

Préparatifs et instruments. — « L'opérateur
« doit recommander la propreté dans l'endroit où
« est le malade et à l'égard de ceux qui en ont
« soin. Le linge doit être blanc de lessive à tous

1. Dionis : « Les anciens nous ont prescrit de ne tailler que dans le
printemps et dans l'automne... Pourvu qu'on évite les excessives chaleurs et le trop grand froid, j'estime qu'on peut tailler pendant le reste
de l'année ».

« les pansements ». Il faut raser et nettoyer soigneusement les parties que l'on va inciser. Les instruments étaient : « Une sonde solide, à grande courbure, qui commence par un coude mousse, un long bec, et qui doit avoir une crénelure dans sa convexité. Ses anneaux doivent former de chaque côté une sorte d'S, ou bien deux petites ailes, qui représentent un cœur, afin qu'une surface plus étendue donne plus de prise au chirurgien... puis des conducteurs mâle et femelle, un gorgeret, des tenettes droite et courbe, un bouton et un crochet ». Quant au lithotome, c'était tout simplement un bistouri, dont on limitait la partie tranchante avec une bande de linge qu'on enroulait sur la lame et aussi sur le manche pour mieux assujettir l'instrument (v. en la descript. dans l'*Arsenal des instrum.* de Garengeot). Garengeot indique ensuite l'attitude à donner au patient : « A l'Hôtel-Dieu, où cette opération est fort commune, il y a un lit fait exprès, qui est fort élevé, d'un plan oblique et fort incliné. Mais dans les maisons particulières on se sert d'une table carrée, sur laquelle on renverse une chaise », et on liait le malade sur cette chaise. Puis il passe à l'énumération des aides. « Le premier est monté sur la table et situé derrière la chaise. Il porte les quatre doigts de chaque main sur les clavicules et le pouce sur les omoplates, et pèse sur les épaules du malade », afin d'en empêcher le redressement. « Deux autres aides sont placés aux côtés du malade et appliquent une main sur son genou et l'autre sur son pied, ayant soin de les écarter et de soutenir le malade. Un quatrième aide sera monté sur une chaise, qui sera posée auprès de la table, à la droite du malade, et son ministère est de relever les bourses et de bander la peau. Un cinquième aide, placé à la droite du chirurgien, est chargé des instruments ».

Opération. — Quant au chirurgien, « placé entre les jambes du malade, il prend la sonde crénelée après l'avoir trempée dans l'huile, et l'introduit dans la vessie... il prend ensuite des mains de l'aide le bistouri, qu'il doit tenir comme une plume à écrire, et le porte dans sa bouche, afin de tâter avec l'indice l'endroit qui correspond à la convexité de la sonde et de chercher à ce niveau la crénelure de la sonde tout comme on cherche à toucher juste une veine profonde pour saigner. Lorsque le chirurgien a senti la crénelure de la sonde et observé précisément l'endroit de la peau qui y répond, il prend le bistouri qu'il tient à sa bouche et en porte la pointe sur l'endroit qu'il a marqué, en l'enfonçant doucement, jusqu'à ce qu'elle soit engagée dans la crénelure de la sonde. Puis il descend vers l'anus, en inclinant l'instrument pour le faire couper du tranchant, afin de ménager la pointe, qui doit achever de couper ce que le premier coup de bistouri peut n'avoir pas coupé, en montant vers la partie supérieure de l'incision et redescendant vers l'inférieure. Mais, comme par cette méthode de faire l'incision on coupe plus des téguments que de l'urèthre, il y a un nouveau coup de bistouri à donner, qui consiste à avancer un peu la pointe de l'instrument, et la sonde vers le cou de la vessie, ayant dans ce moment le poignet baissé et observant bien que la pointe du bistouri n'abandonne pas la crénelure de la sonde; car si ce coup de bistouri coupe également l'urèthre et les téguments, il est quelquefois arrivé qu'en le donnant, on a percé le rectum. On remonte ensuite vers la partie supérieure de l'incision : et quand on y est parvenu, on incline un peu le bistouri du côté droit du malade, et on le fait tenir dans cette situation, et toujours dans la crénelure de la sonde, par l'aide chirurgien qui tient les bourses ». Garengeot a soin aussi de prier les aides de ne pas exercer sur les testicules une compression violente, « car leur compression et leur froissement contre les pouces pendant l'opération leur attire souvent une inflammation, une tension considérable, et de grands abcès qui font presque toujours périr les malades, comme je l'ai vu arriver, quoique de savants lithotomistes eussent fait les opérations ». Telle était l'incision de Thibaut, nous dit Garengeot, et il ajoute qu'il la faisait « de différente longueur, suivant la différence des sujets et des pierres, mesurant selon le cas de « un travers de pouce de longueur à trois travers de doigt ». Pour introduire le conducteur mâle, le chirurgien le prend en cachant les branches dans la paume de sa main. Il le porte à la faveur du bistouri dans la crénelure de la sonde, puis il ordonne à l'aide de retirer le bistouri, et l'opérateur éloignant un peu les anneaux de la sonde du ventre du malade conduit cet instrument dans la vessie avec la sonde ». Mais Garengeot recommande de l'introduire avec beaucoup de modération si l'on ne veut amener des traumatismes graves du côté du réservoir urinaire. On sentait qu'il avait pénétré dans la vessie, « quand on s'apercevait qu'il était dans une cavité spacieuse et surtout qu'on voyait sortir par la plaie l'urine toute teinte de sang ». Pour pratiquer la dilatation de la plaie ainsi faite, « les lithotomistes de la Charité ont coutume de tourner l'éminence du conducteur mâle vers la partie inférieure de la plaie »; ils introduisaient ensuite le long de l'instrument leur index dans la vessie et l'y poussaient fort avant. Mais ceux de l'Hôtel-Dieu arrivaient au même résultat en écartant les anneaux de la tenette sur les côtés. La dilatation faite, on introduisait le conducteur femelle en se guidant sur l'éminence ou la crête du conducteur mâle. « L'opérateur glissant ensuite la tenette entre les doigts indice, du milieu, et les conducteurs, la pousse dans la vessie à la faveur des crêtes de ces instruments, qui s'engagent dans une espèce de coulisse par la rondeur du bec de la tenette ». Mais « M. Maréchal, dit Garengeot, ne se servait point des conducteurs. Il introduisait à leur place le gorgeret dans la vessie, et conduisait la tenette sur cet instrument ». Une fois la tenette dans la vessie, qu'elle fut introduite grâce aux conducteurs ou avec le gorgeret, on allait à la recherche de la pierre, et lorsqu'on l'avait sentie, on s'occupait de la charger. Plusieurs cas pouvaient alors se présenter. « Si la tenette introduite dans la vessie et chargée de la pierre fait voir un trop grand écartement des anneaux, il faut introduire le bouton (instrument propre à retourner la pierre dans la vessie, représentée, p. 311, des instruments de Garengeot)... Si l'écartement des anneaux de la tenette est causé par ce que la pierre est trop proche du clou, on la repoussera un peu avec le bouton ». Garengeot indique comme un bon moyen pour éviter cet accident, de ne rendre rugueux que la moitié terminale de la tenette. Si l'écartement résulte de ce que la pierre étant ovale on l'a saisie par ses grands diamètres, on essaiera avec le bouton de l'appréhender d'une façon plus favorable. Mais, « si la dilatation des anneaux de la tenette est produite en conséquence du volume de la pierre, il n'y a d'autre manière de tirer le corps étranger qu'en faisant plusieurs mouvements de côté et d'autre ». On comprend les désordres épouvantables qui survenaient alors, tels que déchirure de la prostate, des vésicules séminales, du bulbe, souvent même du rectum, ainsi que les souffrances atroces des opérés, qui faisaient retentir de leurs cris déchirants l'hôpital tout entier.

Manière d'extraire la pierre chez les femmes. — L'opération chez la femme n'est plus à proprement parler une taille, mais se réduit à une simple dilatation de l'urèthre, qui, comme on le sait, cède beaucoup dans le sexe féminin. Garengeot met la femme dans la même attitude que l'homme; le nombre des aides est le même; on introduit pareillement un conducteur mâle et un conducteur femelle pour faciliter le passage de la tenette ; « on charge la pierre et on la brise, comme je l'ai dit pour l'homme...; enfin on met aussitôt une compresse sur l'ouverture de l'urèthre pour empêcher l'air d'entrer dans la vessie, on délie la femme, et on la panse ».

Manière de panser les hommes qui ont été taillés, et qu'on suppose dans leur lit. — Les pansements étaient regardés comme une chose qu'il ne fallait point négliger, puisque Garengeot explique en partie les insuccès de frère Jacques par ce fait qu'il ne pansait pas lui-même ses malades, « chose fort importante », ajoute-t-il. D'autre part, c'est pour n'avoir pas pansé lui-même un malade opéré de la taille, empêché qu'il avait été par son service d'accouchement, que Méry dut donner sa démission de second chirurgien de l'Hôtel-Dieu. Après avoir lavé soigneusement la plaie, on introduisait à travers cette dernière jusque dans la vessie une sonde flexible, car la canule d'argent incommodait souvent les malades. « Le chirurgien, dit Garengeot, qui a inventé cette canule était un grand opérateur et avait beaucoup de génie. C'est M. Tolet, lithotomiste du roi ». On

pansait le malade différemment suivant les opérateurs. « M. Guérin, ancien maître de la Charité,
couvre la plaie avec des plumasseaux secs, des
bourdonnets, des compresses, un couvre-bourse, etc. Les lithotomistes de l'Hôtel-Dieu pansent différemment. Dans les premiers appareils
ils appliquent sur la plaie un plumasseau couvert
d'un astringent fait avec le bol d'Arménie, le
vinaigre, le cérat et l'huile rosat. Ensuite ils font
une embrocation avec l'huile rosat chaude sur
le ventre, dans les aines, sur le scrotum, et à
la circonférence de la plaie. Puis ils appliquent
sur le plumasseau une compresse simple taillée
en forme de fer à cheval, et couverte du même
astringent, le tout trempé dans l'oxicrat, un couvre-bourse simple et percé pour passer la verge,
couvert du même astringent; et par-dessus tout
cet appareil un couvre-bourse double trempé
dans l'oxicrat chaud ; sur le ventre une grande
compresse en plusieurs doubles, qu'on appelle
ventrière, aussi trempée dans l'oxicrat ». Le
tout était maintenu par un bandage en T double,
et pour éviter tout mouvement intempestif, on
liait les pieds du malade, qui ainsi ligaturé ne
pouvait absolument pas bouger. On glissait sous
lui une grande alaise enroulée, et qu'on déroulait
à mesure que l'opéré laissait aller sous lui ses
matières fécales et son urine. « Cette alaise ar-
rangée en rouleau est située au côté droit par
exemple du malade, dit Garengeot, et quand
l'endroit du drap qui est sous le malade est
gâté, on le tire du côté gauche pendant qu'on
déroule un peu du rouleau du côté droit ». Dans
les pansements suivants on abandonnait les astringents, « on couvre le plumasseau d'un baume
doux et un peu suppuratif... on change encore
de baumes et d'onguents suivant les indications

et les différents accidents qui surviennent. On
est même quelquefois obligé de faire des injections dans la vessie, quelquefois e panser le
malade très souvent, d'autres fois plus rarement; souvent on ne met point de bandages;
quelquefois on laisse la plaie sans y rien mettre du tout. On saigne les taillés suivant le besoin ; on leur donne des lavements, de la petite médecine, des potions différentes suivant les
différentes indications et [les différents accidents.
Le régime sera très sévère les premiers jours,
réduisant les malades aux seuls bouillons et à
quelques cuillerées de gelée. Pour boisson des
tisanes adoucissantes, de riz, etc. Enfin on augmente peu à peu en leur donnant du vin en petite quantité, [un œuf frais, une aile de poulet,
et les autres aliments nécessaires à mesure qu'ils
approchent de la guérison ».

PHIMOSIS ET PARAPHIMOSIS

Ces opérations, très simples, sont déjà décrites à peu près
dans les mêmes termes par Celse et surtout par Paul d'Égine.
Les Arabes, les chirurgiens du Moyen-âge, ceux de la Renaissance, et les contemporains de Garengeot, n'ajoutèrent rien
d'important au Manuel opératoire.

Garengeot distingue deux sortes de phimosis.
Le premier, qu'il appelle *phimosis bénin*, n'offre
d'ordinaire aucun danger. Tout au plus occasion-
ne-t-il quelque gêne « par la présence des sels de
l'urine qui s'unissent et s'agglomèrent entre le
gland et le prépuce ». La saignée et des cataplasmes anodins et adoucissants lui suffisent. — Le

second, ou *phimosis malin*, reconnaît le plus souvent pour cause des maladies vénériennes, chancres, chaudepisse, etc. S'il est occasionné par des
chancres « qui n'aient aucune callosité à leur circonférence », on se contentera d'injections entre le
gland et le prépuce. Mais s'il est occasionné par des
chancres « durs, calleux, profonds », il faut débrider
à leur niveau pour aller soigner ces chancres
« par des frictions mercurielles et une quinzaine
de jours de salivation, afin d'éviter au malade
la vérole qui donnent tant d'enfants atteints d'é-
crouelles, scorbut, chartre, (rachitisme), etc. ».
— Pour débrider, on se servait d'un *canif* recouvert d'une boule de cire à sa pointe, et qu'on introduisait entre le gland et le prépuce ; puis on
coupait la peau du prépuce, ayant bien soin de ne
pas plus couper de la peau interne que de l'externe. Or, la boule de cire ne garantissant pas suffisamment la pointe du canif, Garengeot préférait
se servir du *bistouri herniaire récemment perfectionné par Lapeyronie*, qui ne risquait pas de
piquer les parties, sa lame étant cachée dans une
sorte de canule.

Le *paraphimosis* peut être la conséquence des
maladies vénériennes. Il peut survenir encore « à
la suite des manœuvres que les enfants exercent
sur leur prépuce pour se passer la fantaisie d'a-
percevoir le gland qui jusqu'alors n'était point
découvert, ou encore à la suite des efforts que
font les jeunes mariés pour dépuceler les jeunes
filles qu'ils ont épousées », comme Dionis nous
en cite un cas survenu chez un mari le troisième
jour de son mariage, et qui accusait sa femme de
lui avoir donné « le mal vénérien ». Avant d'en
venir à l'incision, il faut tenter la réduction, et, du
temps de Garengeot, on discutait beaucoup sur
les menus détails du procédé à choisir. Les uns

voulaient qu'on passât les doigts indice et du milieu derrière le gonflement circulaire, et qu'on tirât vers l'extrémité du gland, sans toucher au gland lui-même. D'autres appliquaient les deux pouces sur le gland, et tiraient à eux, les doigts indice et du milieu placés comme nous l'avons dit. D'autres enfin, les doigts placés toujours de la même façon, amenaient le prépuce sur le gland pendant qu'ils repoussaient le gland avec les deux pouces. *J.-L. Petit* donnait un meilleur conseil, c'était d'allonger le gland en le serrant avec une bandelette avant de tirer pour réduire. Si on ne réussissait pas, on dégageait les vaisseaux par des scarifications, on relevait la verge vers l'aîne, et on appliquait des cataplasmes émollients pendant quelques heures : après quoi on tentait à nouveau la réduction. Enfin si l'on échouait encore, sans perdre de temps et dans la crainte de la gangrène, J.-L. Petit « conseillait de prendre alors un bistouri demi-courbe, et le glissant le dos de la lame sur la verge, d'aller inciser un 1ᵉʳ, un 2ᵉ, un 3ᵉ, un 4ᵉ bourrelet, jusqu'à ce qu'on ne sentît plus aucun étranglement ». Arnaud disait qu'on pouvait également couper le filet sans crainte, s'il y avait lieu. Comme pansement consécutif, on faisait des embrocations d'huile rosat chaude sur la verge. Les jours suivants il était bon également de faire des injections de vin tiède entre le prépuce et le gland.

CASTRATION

La castration est une opération extrêmement ancienne. Ainsi, sous le règne de Cyrus, les Éthiopiens, célèbres par leur adresse à châtrer, payaient aux Perses un tribut qui consistait en 100 jeunes eunuques. D'après un texte, d'une véra-

cité historique douteuse, il est vrai, celui d'Amien Marcellin
(liv. xiv), Sémiramis faisait castrer les hommes faibles et d'une
mauvaise santé, afin que les générations débiles ne pussent se
propager. Pendant leur séjour en Égypte, les Israélites semblent s'être familiarisés avec cette coutume, et pour arrêter
les progrès de cette pratique barbare, il fallut que Moïse con-
damnât formellement la castration « *non intrabit eunuchus, attri-
tis vel amputatis testiculis et abscisso veretro, ecclesiam Domini.* »
L'amputation du pénis est appelée dans le texte karouth ssi-
pheké, mot que les septantes ont traduit par ἀποκεκομμένος.
Celse indique la castration dans certains cas de varicocèle, dans
le sarcocèle, et enfin dans certaines inflammations du testicule.
Archigène d'Apamée (Aëtius Tétrab, IV) nous apprend que
les médecins de son temps pratiquaient souvent l'ablation du
testicule dans les cas de lèpre, parce qu'ils avaient remarqué
que les castrats sont exempts de cette terrible maladie. Suivant Cœlius Aurélianus, on aurait pratiqué aussi assez souvent
cette opération pour guérir de l'épilepsie. Paul d'Égine nous
a donné son procédé opératoire. Il fendait le scrotum, comme
dans l'hydrocèle, attirait le testicule en dehors, isolait le cordon, et le liait en totalité, et c'est alors seulement qu'il extir-
pait la glande spermatique. Les Arabes, les chirurgiens du
Moyen-Age pratiquèrent la castration, surtout dans les cas de
hernie, quelquefois cependant pour certaines affections malignes du testicule, telles que le sarcocèle, dont ils donnent du
reste une description très confuse. Guy de Chauliac, revenant
aux idées de Celse, conseilla de commencer par lier le cordon
spermatique. Souvent, au lieu de pratiquer cette ligature, les
chirurgiens de l'époque se contentaient de cautériser le cordon
avec le fer rouge. Les hémorrhagies consécutives étaient fréquentes à cause de cette mauvaise ligature ou de cette cautérisation insuffisante. D'ailleurs, depuis A. Paré, l'indication
la plus fréquente de la castration, c'est-à dire l'ablation du testicule dans la cure radicale des hernies, n'est plus admise par
la majorité des chirurgiens. Du temps de Garengeot, certaines
modifications eurent lieu dans le manuel opératoire. Ainsi
L. Heister, au lieu de lier au préalable le cordon avant de
pratiquer l'ablation du testicule, jugea cette précaution inutile,
parce que, suivant lui, la douleur n'a point diminué par la cons-
triction de la ligature, et d'autre part parce qu'il est plus com-

mode de faire cette dernière après avoir enlevé la glande spermatique. Un des maîtres de Garengeot, Arnaud, attribuait la plupart des accidents fâcheux qu'on observe à la suite de la castration, à la compression que l'anneau inguinal exerce sur le cordon, qui se tuméfie après l'opération. Pour éviter cet accident, il se comportait de la façon suivante : Il plissait la peau près de la verge incisait ce pli, agrandissait l'ouverture avec des ciseaux mousses, fendait ensuite la tunique vaginale, réduisait l'intestin, si c'était pour une hernie qu'il avait entrepris la castration, détachait le cordon jusqu'à l'anneau sans toucher au testicule, puis dilatait cet anneau lui-même en incisant les piliers. Il liait ensuite le cordon au-devant ou un peu au-dessus de l'anneau, plaçait une compresse étroite sur la ligature, et procédait à l'extraction du testicule. Garengeot adopta les vues d'Arnaud, en faisant remarquer cependant que quand le cordon spermatique est très tuméfié, une seule ligature ne suffirait pas, parce qu'il y aurait relâchement des fils dès que le gonflement viendrait à diminuer. Nous verrons la modification qu'il propose pour éviter ce danger dans l'analyse que nous donnons de son chapitre.

Garengeot commence sagement par prémunir les jeunes élèves contre la tendance qu'on avait eu d'abuser de la castration (1). « La fonction des testicules étant de séparer de la masse du sang ce liquide si précieux qui rend les hommes immortels, il faut, dit-il, que les chirurgiens aient une application particulière à guérir les maladies qui les attaquent,, sans être obligés, autant qu'ils peuvent, de les détruire », car, dit-il avec raison, il y a plus d'honneur pour le chirurgien, et plus d'avantages pour le malade, à guérir sans rien retrancher ». Il cite quelques exemples du trop

1. Dionis en était si peu partisan qu'il lui consacre à peine quelques lignes. « Mon intention est moins de vous l'enseigner, dit-il à ses auditeurs du Jardin des Plantes, que de vous détourner de la pratiquer... pourtant si l'extirpation était nécessaire, il faudrait, après avoir ouvert les membranes du scrotum, sans offenser les vaisseaux spermatiques ni leur gaine, lier ces vaisseaux à un doigt au-dessus de ce qu'on veut retrancher ».

de précipitation de certains praticiens à castrer.
« Par exemple, on n'aurait pas balancé autrefois à
lier le cordon des vaisseaux spermatiques gonflés et variqueux, en ouvrant un hydrocèle. Un
abcès dans le testicule, ou un épanchement de
quelque liquide dans sa propre substance, aurait
déterminé les chirurgiens à faire promptement la
castration. Mais aujourd'hui, plus instruits des
causes de ces accidents, nous épargnons le plus
souvent au malade dans l'un et l'autre cas la
cruauté de cette opération».Ce n'est pas qu'il veuille prétendre que cette opération soit toujours inutile. Ainsi, « dans un hydrocèle, si le cordon reste
toujours gonflé et volumineux, malgré tous les
moyens employés pour faire disparaître cet état,
il faudra se résoudre à extirper le testicule ». Il
en sera de même « si après avoir ouvert un abcès
de cet organe, ce dernier reste malgré tous les
remèdes mis en usage dur et calleux ». Mais il ne
juge nullement la castration nécessaire dans l'or-
chite ordinaire ou traumatique, et il rappelle que
dans ce cas Dionis a réussi plusieurs fois avec l'emplâtre suivante : « Prenez de l'emplâtre de diabota-
num, du divin, et du vigo, de chacun égales parties, que vous ferez dissoudre dans de l'huile de
lys, et vous étendrez cet emplâtre sur du cuir pour
en couvrir le testicule. De bons praticiens ajoutent à ce mélange une partie d'emplâtre de Nuremberg (1), qui est un très bon fondant ». Elle
n'est point non plus indiquée « dans les tumeurs
chancreuses, ou les excroissances, mêmes dures,
raboteuses et inégales, d'une chair blanche qui
vient ou du corps même du testicule ou de ses

1. *Emplâtre de Nuremberg :*

   Huile d'olives, cire jaune, — 1 liv. ââ

   Céruse, litharge, —   2 onces ââ.

   Minium, --   1 liv.

   Camphre, —   1/2 liv.

membranes. Les remèdes que nous venons de proposer ont souvent réussi dans de semblables cas, à condition de les continuer longtemps et de les renouveler souvent ». Dans les cas où, malgré ces remèdes, « l'excroissance tend plutôt à augmenter qu'à diminuer, il faut alors ouvrir le scrotum, examiner si le testicule n'a point changé de figure, si l'espèce de champignon ne paraît attaché qu'aux membranes du testicule, si le cordon des vaisseaux spermatiques n'est point calleux, si l'épididyme n'est point envahie par cette masse charnue. On pourrait alors espérer la guérison en la coupant ou se servant d'un consomptif convenable. Mais si le testicule ou les vaisseaux spermatiques ont perdu leur figure naturelle, et que la masse charnue paraisse venir du corps de ces parties, il faut promptement emporter la tumeur et le testicule ». On le voit, ce que conseille Garengeot, c'est la fameuse incision exploratrice mise si souvent en usage par les chirurgiens actuels. Ce passage nous montre en outre combien de praticiens de la valeur de Garengeot étaient alors embarrassés pour savoir si le sarcocèle était a... ... ou non. Le diagnostic, en effet, avec la vaginalité blennorrhagique, le tubercule, le fongus du testicule, le cancer, n'était point encore tracé. Le sens clinique seul ainsi que la marche de l'affection renseignaient sur la nature bonne ou mauvaise de l'affection. Garengeot jugeait encore la castration indiquée dans la gangrène traumatique.

Pour la pratiquer, Garengeot nous expose les préceptes qu'il tenait de son premier maître, « feu M. Arnaud ». Ce dernier faisait principalement dépendre les accidents fâcheux que l'on observe à la suite de la castration de la compression que l'anneau inguinal exerce sur le cordon, qui se tuméfie après l'ablation du testicule. Aussi, pour les

éviter, incisait-il sur un pli fait à la peau au niveau de la région inguinale, tout près de la verge,
agrandissait cette ouverture avec des ciseaux
mousses, fendait une grande partie du scrotum, et
réduisait l'intestin si l'opération avait été faite
pour une hernie, ou si cette dernière ne faisait que
compliquer l'affection du testicule. Il libérait ensuite le cordon jusqu'à l'anneau, sans intéresser le
testicule, et dilatait cet anneau en coupant une
partie du pilier interne. Il pratiquait alors la ligature du cordon au niveau de l'anneau ou un peu
au-dessus, et mettait une petite compresse sur la
ligature. Puis il coupait le testicule, qu'il avait
détaché des parties voisines, à quatre travers de
doigt au-dessous de la ligature, afin d'avoir de la
place pour en appliquer une seconde si la première
venait à manquer. Il avait bien soin de faire remarquer à ses élèves que bien souvent on trouvait dans le cours de l'opération un hydrocèle
ainsi qu'un testicule gonflé et fluctuant. On pouvait dans ce cas se contenter de ponctionner avec
le trocart et d'évaquer le liquide, et ne recourir
à l'extirpation du testicule qu'en cas d'insuccès.
Après avoir indiqué ainsi le procédé opératoire
d'Arnaud, Garengeot fait observer que dans les
cas où le cordon est très gonflé, la simple ligature
peut exposer à des accidents. Aussi conseille-t-il
de passer à travers le cordon une aiguille armée
de plusieurs fils. Lui aussi recourt au procédé de
la compresse longuette sur laquelle on noue les
fils, et, comme son maître Arnaud, coupe le cordon assez bas pour se conserver, en cas de néces-
cité, l'espace nécessaire à une seconde ligature. Il
fait remarquer que l'opérateur est souvent effrayé
par une hémorrhagie assez abondante, qui vient
des artérioles béantes du scrotum et de la cloison,
et qu'il ne faut point confondre avec celle qui

proviendrait de la rupture de l'artère spermatique.
Il fait également remarquer que parfois, à la suite
de l'ablation du testicule, le scrotum est trop re-
lâché : « si après toutes ces opérations on s'aperçoit que les lambeaux de la bourse soient trop
grands et incommodes, on les coupe ». Comme
pansement, voici ce que conseille Garengeot.
« On fait d'abord élever le cordon pour mettre
par dessous des lambeaux et des tampons de
linge souple, fin et usé, qui sont dans ce cas
bien meilleurs que la charpie, à moins qu'elle
ne soit brute, informe et sans aucune figure de
plumasseau. On en met ainsi aux côtés et au-
dessus du cordon. Enfin, on l'entoure entièrement de lambeaux de toile, aussi bien que de
charpie brute; puis on remplit la plaie, mettant
par dessus tout cet appareil des compresses
graduées et fort élevées, afin de réprimer la violence du sang et d'empêcher l'hémorrhagie. Et
pour terminer, on assujettit le tout par le spica
de l'aine ».

ABCÈS ET FISTULE A L'ANUS

L'opération de la fistule à l'anus, qui était restée station-
naire pendant tant de siècles, avait subi du temps de Garengeot des perfectionnements notables. L'affection dont avait
été atteint Louis XIV n'avait pas été étrangère à ce progrès.
« Il semble, dit Dionis, que cette maladie soit à présent plus
fréquente qu'elle ne l'était autrefois. On entend parler tous les
jours des opérations qu'on a faites à des personnes qui n'en paraissaient pas incommodées. C'est une maladie qui est devenue
à la mode depuis celle du roi, à qui on fut obligé de faire l'o-
pération pour l'en guérir. Plusieurs de ceux qui la cachaient
avec soin avant ce temps n'ont plus eu honte de la rendre

publique. Il y a eu même des courtisans qui ont choisi Versailles pour se soumettre à cette opération, parce que le roi s'informait de toutes les circonstances de cette maladie. Ceux qui avaient de petits suintements ou de simples hémorrhoïdes ne différaient pas à présenter leur derrière au chirurgien pour y faire des incisions. J'en ai vu plus de 30 qui voulaient qu'on leur fît l'opération, et dont la folie était si grande qu'ils paraissaient fâchés lorsqu'on les assurait qu'il n'y avait pas nécessité de la faire ». Opérant souvent et avec plus de confiance, les patriciens d'alors se délivrèrent définitivement des idées qui avaient rendu pendant si longtemps inefficace ou atrocement douloureuse la cure de cette affection.

Définition. — « La fistule à l'anus, dit Dionis, est appelée par les Grecs syrinx, flûte, dérivé du grec sirinxein siffler, et cela par métaphore, à cause que ce mal a une cavité longue et étroite, semblable à celle des flûtes. Elle est définie un ulcère profond et caverneux, dont l'entrée est étroite et le fond plus large, avec issue d'un pus âcre et virulent, et *presque toujours accompagné de callosités* ».

Pathogénie. — Tous les auteurs du commencement du XVIIIe siècle, Verduc, Dionis, Lavanguion, Lacharrière, ont eu bien soin de faire remarquer que la fistule à l'anus est toujours la conséquence d'un abcès. Aussi Garengeot comprend-il dans un même chapitre les 2 affections. « Puisque, dit-il, les fistules sont précédées d'un abcès, il s'ensuit que tout ce qui sera capable de produire un abcès sera la véritable cause des fistules. » Les écrivains de cette époque insistent beaucoup sur la présence d'une assez grande quantité de graisse tout autour du sphincter anal. S'appuyant sur cette idée que les corps gras s'altèrent avec une grande facilité, ils regardaient cette graisse comme une véritable source de fermentation et de putréfaction de toutes sortes. Il faut dire du reste, à leur décharge, qu'ils avaient fort bien entrevu le rôle que joue dans la production de ces fistules les hémorrhoïdes, la présence des corps étrangers, une mauvaise santé habituelle. Ils avaient même su reconnaître que tous les trajets fistuleux n'ont pas pour point de départ une lésion anale, mais que certains d'entre eux sont produits par une affection des os ou même des organes urinaires.

Anatomie pathologique. — Nos 3 variétés de fistule, la complète, la borgne interne, la borgne externe, étaient connues depuis longtemps, puisqu'on trouve déjà cette division indiquée dans Celse. On n'ignorait point non plus que ces fistules n'ont que trop de tendance à présenter un très grand nombre de prolongement dans toutes les directions, et que les chairs du voisinage subissent une transformation lardacée à laquelle on donnait le nom de callosités.

Symptomatologie. — « Cette affection, dit Dionis, commence par une petite dureté qui grossit et se mûrit en peu de temps. On la prend ordinairement pour une hémorrhoïde. C'est ce qui fait que souvent on néglige de la montrer au chirurgien. Cet abcès venant à percer ou dans l'intestin ou au bord de l'anus, on se sent soulagé, et pour lors on se croit guéri sans le secours du chirurgien. C'est en quoi on se trompe, car la matière ne s'étant fait qu'un petit trou par où elle s'écoule, il demeure dans l'endroit où elle était un vide d'où il sort continuellement du pus ».

Traitement. — Le traitement chirurgical de cette maladie remonte à une très haute antiquité. On trouve en effet, dans la traduction des œuvres hippocratiques par Littré les renseignements curieux qui suivent. Il faut, dit l'auteur grec, introduire dans la fistule une tige d'ail pour en mesurer la profondeur, prendre ensuite un morceau de toile d'Égypte qu'on trempe dans le suc de la grande tithymale, et qu'on saupoudre ensuite de fleurs de cuivre brûlées et pulvérisées. On en forme une tente de la longueur de la fistule, et on unit celle-ci à la tige d'ail par un fil qui passe à travers la tente. On introduit le tout dans le trajet fistuleux, et lorsque la tente a pénétré, on met dans l'anus un suppositoire de corne enduit de bol rouge, que le malade retire de temps en temps quand il veut aller à la selle. On laissera séjourner la tente pendant 6 jours dans l'endroit indiqué. Passé ce temps on l'enlèvera et on pansera l'anus avec l'onguent de myrrhe jusqu'à cicatrisation parfaite. Outre ce procédé par les *caustiques*, le médecin hippocratique employait une méthode qui eut dans les siècles suivants une étrange fortune, qu'elle ne méritait du reste d'aucune façon. Il prenait un cordonnet formé de quatre ou cinq fils, introduisait un de ses bouts par la fistule, le faisait ressortir par l'anus, l'attirait au dehors, puis après avoir compris le mal dans l'anse du cordonnet, il serrait progressivement celui-ci de façon à couper peu à peu au bout d'un temps variable toutes les chairs qui se trouvaient sur le passage de cette anse. S'il s'agissait d'une fistule borgne, on la rendait complète en la perçant d'outre en outre, et on lui faisait alors le traitement exposé plus haut. Celse indique un manuel opératoire plus efficace. S'il parle des caustiques et de la ligature, il conseille aussi l'incision avec le bistouri. Il pratiquait même des incisions parallèles, enlevait le lambeau de peau intermédiaire dégénéré, et remplissait le vide de charpie. Galien se servait du fameux syringotome, dont on trouvera plus tard la description dans tous les traités de chirurgie. Aëtius nous apprend que Léonidas d'Alexandrie inspectait d'abord l'anus au moyen d'un spéculum, dont les branches courbées et creuses s'écartaient l'une de l'autre au moyen d'une vis. Il ne se contentait pas d'inciser tout le trajet fistuleux avec le syringotome, mais conseillait encore d'enlever soigneusement avec l'instrument tranchant toutes les callosités dont il avait probablement reconnu l'influence nocive. C'est aussi la conduite de Paul d'Egine, et ce grand chirurgien eut même le mérite de montrer combien était insuffisante et douloureuse la méthode de la ligature ; mais il eut le tort de rejeter le spéculum de Léonidas, si utile cependant dans les cas où l'orifice interne est difficilement accessible. On sent cependant en lisant ces vieux auteurs qu'ils ne traitaient guère ainsi que les fistules superficielles remontant à une petite hauteur. L'écrivain hippocratique nous apprend, en effet, que lorsque la fistule est trop profonde pour qu'on ose pratiquer l'incision, on se contente d'injecter certains caustiques, tels que la fleur de cuivre, la myrrhe et du natron dissous dans de l'urine. Les arabes rejetèrent l'intervention sanglante et lui préférèrent les caustiques ou l'apolinose (ligature). Cependant le plus hardi d'entre eux, Albucasis, n'était pas satisfait de ces procédés, et il conseille le *fer rouge*, dont il faisait, comme on le sait, un très grand usage. Tous les chirurgiens du Moyen-Age firent comme les Arabes. Guillaume de Salicet, un de leurs plus habiles patriciens, rendait même l'apolinose plus douloureuse en se servant d'un fil garni de nœuds, afin qu'il coupât mieux et qu'il irritât davantage. Jean de Vigo, au moment de la Renaissance, revint pourtant en partie au procédé d'Albucasis. Il dilatait le trajet fistuleux avec la racine de genjiane, et se servait du fer rouge pour détruire les callosités.

Ambroise Paré ne fit aucune innovation au traitement classique, c'est-à-dire qu'il continua à préférer l'apolinose et les caustiques. Mais Fabrice d'Aquapendente, peu après lui, eut le mérite de montrer les avantages du procédé de Celse, de Galien, de Léonidas d'Alexandrie et de Paul d'Egine, c'est-à-dire l'incision. Il se servait d'un bistouri boutonné, un peu courbé en avant, qu'il conduisait le long d'une sonde cannelée, et détruisait ensuite les callosités avec de la fleur de cuivre. C'est l'incision aussi que préfère Marc A. Séverin, malgré qu'il recommande encore le fer rouge, sur l'autorité d'Albucasis. Enfin Jean Scultet indiqua un procédé opératoire, qu'il avait appris de son maître, Adrien Spigel, et que suivit en grande partie Félix lorsqu'il opéra Louis XIV. Il introduisait dans la fistule une canule d'argent un peu recourbée et boutonnée à l'une de ses extrémités. Dans cette canule se trouvait un syringotome également courbe et boutonné. Ces deux instruments étaient embrassés à leurs extrémités par un double fil de soie. Il s'arrangeait de façon à pousser la canule entièrement dans le rectum, de manière que le syringotome demeurât seul ; puis il tirait sur le fil de soie, afin de faire affleurer exactement le syringotome au niveau de l'orifice interne. Il lui faisait trancher alors d'un seul coup la paroi de la fistule. Félix, comme nous l'avons dit, apporta peu de modification à ce procédé. Il remplaça la canule par un stylet flexible porté à l'extrémité d'un long syringotome, dont le tranchant était garni de papier et l'extrémité boutonnée. Le bistouri reçut, à cause des circonstances dans lesquelles il avait été employé, le nom de bistouri royal ; mais il ne tarda pas, comme nous l'apprend Petit, à tomber en désuétude. L'incision prévalut dès lors. C'est elle que recommandent Verduc, Dionis, Lacharrière, Lavanguion. Ces derniers nous font remarquer cependant que lorsque la fistule remonte trop haut, il est préférable d'employer les caustiques. C'est qu'en effet les praticiens de cette époque se trouvaient fort embarrassés dans ce dernier cas, et en 1740 Ledran raconte avec orgueil qu'il a osé un des premiers opérer des fistu'es remontant très haut le long du rectum. Garengeot eut moins de hardiesse, car il recommande de s'abstenir toutes les fois que la fistule est assez élevée dans le rectum pour qu'on ne puisse plus la sentir avec le doigt. Si on passe outre, dit-il, on risquerait de blesser quelque grosse artère. Son manuel opératoire, qui est celui de J.-L. Petit, est beaucoup plus simple que celui indiqué par Félix et Dionis, et celui qu'on emploie de nos jours, c'est-à-dire qu'il fend la fistule sur une sonde cannelée avec un bistouri ordinaire.

« *L'abcès du fondement,* nous dit Garengeot, est d'abord une petite tumeur dure, pas plus grosse que le doigt, chaude, très douloureuse, une sorte de charbon, qui en peu de temps peut faire des ravages considérables, si on ne l'ouvre promptement et sans attendre que la fluctuation puisse être perçue. Pour l'opérer, on videra d'abord la vessie et l'intestin. » Les auteurs qui précédaient Garengeot faisaient coucher le sujet sur le bord de son lit, les fesses relevées par un traversin placé sous le ventre. Mais à l'époque où Garengeot écrit, Méry, Arnaud, J.-L. Petit, Thibaut, préféraient la position suivante : décubitus latéral, les fesses en dehors, et les cuisses un peu repliées, « comme si on voulait donner un lavement ». Si la dureté était par trop forte, on essayait de la ramollir par l'application d'un cataplasme maturatif qu'on laissait deux ou trois heures. On l'enlevait ensuite et on plongeait sans tarder la lancette dans la dureté. Garengeot prévient que le pus n'est pas collecté dans ces abcès, et que l'incision fait venir autant de sang que de pus. Pour bien tout vider, il faut presser le pourtour de l'anus, un doigt étant introduit dans le rectum, au besoin dilater le trajet, l'agrandir, et même faire une incision cruciale, afin de bien enlever tout ce qui est dur et calleux. On bourre ensuite la cavité de l'abcès de tampons de charpie retenus par un fil, et on fait une forte compression.

La *fistule à l'anus* est toujours la conséquence d'un abcès du fondement qu'on n'a pas ouvert. Elle se forme « parce que la matière du pus étant corrosive, ses sels brisent et déchirent les tissus qui s'opposent à sa sortie. La matière se répand à droite et à gauche. L'intestin cède plus facilement que la peau, parce qu'il est plus tendre et d'un tissu moins serré ». Garengeot distingue des fistules complètes et incomplètes, borgnes internes et borgnes externes, comme nous le faisons aujourd'hui. Comme Félix (1), comme Dionis, Garengeot recourt à l'incision. Pour l'opérer, le malade étant placé sur le bord du lit, dans la position caractéristique du « lavement », Garengeot introduit un doigt dans l'anus, passe un stylet dans un des orifices de la fistule, perce l'intestin s'il ne l'est déjà à l'aide de ce stylet, puis le recourbant et le faisant ressortir par l'anus, il coupe avec un bistouri courbe tout ce qui se trouve compris dans l'anse de ce stylet. Un bistouri et un stylet, avec quelques éponges préparées pour dilater au besoin le trajet : voilà donc tout son arsenal. Mais en revanche il sait fort bien que pour obtenir la guérison sans récidive, il faut donner tous ses soins aux pansements ; et, après avoir enlevé toutes les callosités, il bourre la fistule de tampons remontant un peu plus haut que l'ouverture de la fistule dans l'intestin. Il sait que la cicatrice doit se faire de l'intérieur à l'extérieur et pour la hâter, il trempe ses tampons de charpie « dans le pompholix, qui dessèche fort bien la plaie ». Il craint la récidive, et pour l'éviter, à chaque pansement pendant les dix ou douze premiers jours, il recherche s'il n'aurait point oublié un clapier, ou s'il ne s'en est pas reformé un nouveau. L'hé-

1. Louis XIV récompensa royalement ses opérateurs. Félix de Tassy, son premier chirurgien, eut 50,000 écus ; Daquin, son premier médecin, 100,000 livres ; Fagon, son deuxième médecin, 80,000 livres ; Bessières, un autre médecin, 40,000 livres ; ses quatre apothicaires, chacun 12,000 livres ; le garçon chirurgien de Félix, 400 pistoles.

morrhagie le préoccupe également. C'est ainsi qu'il juge incurable une fistule qui remonterait dans le rectum au-delà du doigt, car « on risquerait d'ouvrir un vaisseau et de ne pouvoir se rendre maître de l'hémorrhagie », ce qui arriva dans une opération que fit un de ses contemporains, Joseph de la Chartière.

PLAIES ET ABCÈS DE LA POITRINE ; EMPYÈME

Les anciens n'ignoraient pas la présence du pus dans la poitrine, et ouvraient les empyèmes avec le fer rouge ou l'instrument tranchant. Ils retiraient le pus à l'aide d'une seringue à long canon, appelée pyulcon, et poussaient ensuite des injections, soit de vin ou d'huile, soit d'eau miellée (Galien). Les Arabes se conformèrent aux préceptes des Anciens, mais avec plus de témérité, et bien moins fréquemment, et au Moyen-Age l'opération était totalement tombée dans l'oubli. Puis, Guy de Chauliac, Guillaume de Salicet, Columbus, A. Paré, commencèrent à la refaire. Pourtant elle ne jouissait pas encore d'un grand crédit à la fin du XVIᵉ siècle, puisque Fabrice d'Aquapendente se plaignait qu'elle n'était point adoptée de son temps par tous, comme elle le méritait. Mais, à partir de Scultet (vers 1630), qui contribua à la relever en inventant des seringues pour extraire le pus et pousser des injections, ainsi que des canules d'or et d'argent, elle devint opération courante. Et à l'époque de Garengeot, on ne discutait plus guère que sur le lieu où l'on devait pratiquer la ponction, sur l'instrument dont il fallait se servir (bistouri ou trocart), sur les seringues à employer pour extraire le pus (le vieux pyoulque, ou les seringues récentes d'Anel), enfin si l'on devait pousser des injections ou non, et de quelle nature, et aussi sur le pansement à faire (canule, tente, ou simple morceau de linge). Ajoutons qu'un chirurgien de Valognes et contemporain de Garengeot, de la Motte, nous dit, comme Dionis, qu'à cette époque il était de mode de faire sucer les plaies de poitrine, et qu'il y avait à chaque duel un suceur de profession (1). Cette succion avait même eu parfois, nous dit-il, de si merveilleux résultats (bien entendu lorsqu'il n'y avait pas eu de gros vaisseaux ouverts), que beaucoup de personnes les attribuaient au diable, et qu'un curé refusa l'extrême-onction à un blessé qui avait été traité ainsi. J.-L. Petit, a longuement parlé des plaies de poitrine ; mais il ne nous a rien laissé sur sa façon de faire l'empyème.

Garengeot distingue des plaies simples, « celles qui ne sont suivies d'aucun accident, et qui ne demandent pour guérir qu'une prompte réunion », et des plaies compliquées. Et à propos de ces dernières, il a bien soin d'insister sur les *plaies pénétrantes ou non*. « Mais il y a souvent grande difficulté, dit-il, à savoir si elles sont pénétrantes, et c'est souvent cette grande exactitude et curiosité des chirurgiens à vouloir rechercher si elles le sont ou non, qui rend ces plaies fâcheuses, alors qu'elles ne l'étaient pas primitivement ». Garengeot invite donc à ne pas trop sonder les plaies de poitrine, et à porter le diagnostic de plaie pénétrante plutôt par les simples signes de la vue : « il y a souvent emphysème à la circonférence de la plaie. On distinguera cet emphysème de l'œdème en ce que la peau ne change pas de couleur, n'est ni luisante ni tendue, qu'elle devient noirâtre quelques jours après du fait du sang qui s'y est épanché... par un petit bruit de craquement que sent le doigt lorsqu'on presse, et parce que le doigt

1. On sait que les rabbins pratiquent aussi la succion dans la circoncision ; mais ils ont souvent réussi à tout autre chose qu'à arrêter le sang avec ce procédé d'un autre âge. Aussi le consistoire Israélite de Paris, frappé du danger de cette opération, vient-il de la supprimer (mai 1868).

n'y laisse point son empreinte... En outre, il sort de la plaie un sang écumeux..., puis on sent l'air qui sort avec un petit bruit et en sifflant ». Si des accidents ultérieurs ne surviennent pas, dit Garengeot, « sans trop chercher à sonder, il faut panser mollement et délicatement cette plaie, et chercher à s'opposer, autant qu'on le pourra, à la pénétration de l'air dans la poitrine ». — « Si la plaie est au niveau du diaphragme, et qu'il y ait du sang épanché, on l'agrandira au bistouri, quand elle sera trop étroite, et après avoir fait pencher le malade de ce côté, on lui pincera le nez, et on lui ordonnera de dilater ses poumons, afin que les poumons remplis d'air puissent aider à chasser ce sang épanché ». — Si la plaie était à la partie supérieure, « comme il y a à ce niveau de gros vaisseaux, la plaie est trop souvent mortelle ». — Si la plaie était encore à la partie supérieure, mais qu'il y eût en outre « un épanchement sur le diaphragme », c'était alors qu'il fallait faire une contre-ouverture, pratiquer l'empyème. Mais, chirurgien éclairé, Garengeot, avant d'opérer, avait bien soin de s'assurer de la réalité de l'épanchement. Sans doute, à cette époque on ne savait point encore diagnostiquer entre elles les différentes inflammations de la poitrine. Pneumonie, péripneumonie, pleurésie, tout cela n'était que des mots vagues et mal définis. Il était réservé à notre grand compatriote, Laënnec, de venir faire la lumière dans cette grande obscurité. Mais, pourtant, les chirurgiens de ce temps, bons cliniciens et bons observateurs, avaient observé des vomiques. On commençait à faire de temps à autre des autopsies, et on avait souvent rencontré des liquides de diverses sortes dans les plèvres. Aussi cherchait-on en clinique à reconnaître les épan-

chements par quelques signes extérieurs. « M. Ver-
« duc, nous dit Garengeot, a fort bien décrit les
« *signes de l'épanchement dans la poitrine* ».
Aussi lui emprunte-t-il sa description. « Si passé
« le quatorzième jour la péri-pneumonie ou la
« pleurésie ne marquent point leur issue par les
« crachats, les sueurs, les selles ou les urines...
« si du vingt-cinq au trentième jour, plus tôt ou
« plus tard, la fièvre reparaît, augmente, qu'elle
« s'accompagne de frissons déréglés, d'une toux
« fort sèche sans crachats... si la douleur est plus
« aggravante, plus pesante sur le diaphragme ; si
« l'oppression est plus grande ; si la situation
« assise augmente la difficulté de respirer et que
« le malade se trouve soulagé en se couchant sur
« le dos... ou sur le côté malade... tous ces symp-
« tômes, dit Verduc, dénotent l'abcès ». Cet auteur avait même essayé de faire le diagnostic de
la pleurésie séreuse avec la pleurésie purulente.
« Il y a simplement épanchement d'eau, hidropi-
« sie, quand la maladie a été longue, que la fièvre
« est lente, que le malade a soif, que la toux
« est sèche et sans crachats, que le sujet a le vi-
« sage pâle, quelquefois bouffi, et l'enflure des
« jambes... En se remuant fortement ou tout d'un
« coup, le malade entend parfois un bruit de fluc-
« tuation dans la poitrine à peu près de même
« que quand on remue une bouteille à demi-
« pleine ». (Bruit de clapotement).
Comment Garengeot pratiquait-il l'empyème ?
« Le lieu le plus commode est la partie posté-
« rieure et inférieure de la poitrine, entre la troi-
« sième et la quatrième fausse-côte, en comptant
« de bas en haut, à 5 ou 6 grands travers de doigt de
« l'épine (1)... pas plus près, car on serait exposé

1. Dionis donne le même endroit pour la partie postérieure, mais il

« à piquer les tendons des muscles de l'épine,
« surtout du sacro-lombaire, à couper les vais-
« seaux intercostaux, qui ne sont point encore à
« ce niveau dans la sissure de la côte ». Si le sujet avait beaucoup d'embonpoint, ou que l'emphysème fût considérable, il faisait fléchir l'avant-
bras sur la poitrine pour mieux sentir l'angle de
l'omoplate, et mesurait « quatre travers de doigt
« au-dessous, 5 ou 6 de l'épine ». On exécutera au
lieu indiqué une large incision de « 3 ou 4 grands
« travers de doigt », comprenant peau, graisse et
muscles, sans trop craindre de blesser le poumon, « car M. Petit nous assure qu'il s'affaisse et
« s'éloigne de l'instrument, aussitôt que l'air le
« frappe ». Introduisant alors le doigt dans l'ouverture, « on détache tout doucement les adhé-
« rences du poumon avec la plèvre, s'il y en a, et
« on fait pencher le malade pour favoriser la sortie
« du pus. On fera des injections, qui doivent tou-
« jours être chaudes, et qu'on pompera sur le
« champ (1). Celles de persicaire ou de guimauve
« sont excellentes ». Comme pansement, « qui
« d'ailleurs sera renouvelé plus ou moins fréquem-
« ment », il rejette les « grosses tentes bien fermes
« et bien liées » de Méry et ses élèves, lesquels
avaient surtout pour but d'empêcher la réunion
hâtive. Il ne veut pas davantage des « canules de
« plomb », et se contente, comme J.-L. Petit,
d'un simple « morceau de linge, suffisant pour
« empêcher la réunion des muscles intercostaux

admet aussi qu'on peut la faire à la partie antérieure « entre la deuxième
et la troisième des vraies côtes en comptant de bas en haut ».

1. Dionis « les injections sont nécessaires. Il y a même des praticiens
qui laissent dans la capacité (du thorax) ces liqueurs adoucissantes et
détersives... de plantes vulnéraires, eau de scabieuse, de pas d'âne...
durant l'intervalle d'un pansement à un autre ».

« et pouvant pourtant permettre la sortie du pus
« et de quelques plumasseaux (1) ». Il craint également l'entrée de l'air, et recommande bien de
« ne point tenir longtemps la plaie ouverte, car
« on doit garantir ces plaies de l'air extérieur au-
« tant qu'on le peut ». Et pour la même raison
encore « on mettra sur l'appareil un grand em-
« plâtre d'André de la Croix, bien garni à sa cir-
« conférence ». Pour purifier l'air de la chambre,
ou simplement s'opposer à la pénétration de
l'air froid, qui vient saisir le malade et peut ainsi
susciter une quinte de toux, il veut même « qu'on
« ferme bien les fenêtres, et qu'on corrige l'air
« par du feu allumé et dans la cheminée et sur
« des réchauds placés sur le lit ».

Nous avons vu notre chirurgien prescrire de
pratiquer l'empyème en un point fixe, qu'il appelle
lui-même « le lieu d'élection » ; mais il sait qu'il y
a des cas où la nécessité peut obliger à la pratiquer en un autre endroit comme dans les *deux
cas de fistule pleuro-cutanée*, qu'il lui fut donné
de voir sur deux de ses compatriotes. « Les abcès
« par épanchement qui suivent les péri-pneumo-
« nies et les pleurésies sont quelquefois contenues
« dans une membrane qui leur sert de kyste... Le
« lieu de nécessité pour pratiquer l'opération nous
« est ici indiqué par le siège du mal. J'ai vu se
« présenter ce cas deux fois, dit-il. La première
« fois, ce fut chez un Recolet de Vitré. Feu mon
« père agrandit l'ouverture de l'abcès, qui s'était
« faite d'elle-même, en y passant une sonde canne-
« lée, et coupa sur la cannelure la peau et les

---

1. Dionis mettait une tente, « et aux environs de la plaie une grande
emplâtre de *Gratia Dei* » lorsqu'il s'agissait d'une plaie, et « une canule d'argent dont on bouche l'ouverture avec un petit tampon, lorsqu'il s'agissait d'une rupture d'abcès ».

« muscles intercostaux avec un rasoir, comme c'é-
« tait la coutume. Je pansai le malade durant six
« semaines et plus avec une grosse tente. On mit
« par la suite une canule. Le malade resta long-
« temps fistuleux, mais finit par guérir. La seconde
« personne était un chirurgien privilégié de la
« même ville, qui vint à Paris, et y fut aussitôt at-
« taqué d'une péri-pneumonie. L'inflammation fut
« si grande qu'elle occupait tout le côté, avec une
« tension considérable. On l'apporta à l'Hôtel-
« Dieu le cinquième jour de sa maladie. On le
« saigna 11 fois en 3 jours. Malgré les bons soins
« dont on l'entoura, il se forma un abcès dans le
« poumon, qui se déclara vers le quarantième
« jour par une tumeur entre la sixième et la sep-
« tième vraie côte gauche. M. Méry y fit appliquer
« un cataplasme ; dès le lendemain l'abcès perça,
« et le malade mourut ».

TUMEURS ET PRINCIPALEMENT CANCER
DE LA MAMELLE

De bonne heure les chirurgiens ont cherché à amputer les
seins cancéreux, dont la pratique journalière leur avait appris les
formidables dangers. Celse rapporte que de son temps certains
médecins combattaient le mal par les caustiques, d'autres par
le fer rouge, d'autres enfin par l'instrument tranchant ; mais il
avoue son peu de confiance pour ces différents traitements, car
il fait remarquer que la cautérisation ne sert qu'à donner un
coup de fouet à la maladie, et que d'autre part après l'extirpation la récidive est la règle. Aussi, s'il approuve cette dernière
au début du mal, conseille-t-il à une période plus avancée de
se contenter simplement des calmants et des palliatifs. Le procédé qu'indique Galien est assez curieux, et ressemble beaucoup, à certains égards, à un mode de traitement qu'on a em-

ployé contre le lupus. Il cernait avec l'instrument tranchant
toute la partie malade aussi exactement que possible afin de
détruire toutes les racines du mal, et, loin de chercher à s'opposer à l'hémorrhagie, il la favorisait au contraire en comprimant les veines du voisinage; puis il pansait ensuite la plaie
comme un ulcère ordinaire. Aétius rapporte qu'Archigène d'A-
pamée et Léonidas d'Alexandrie pratiquèrent fréquemment
l'amputation du sein et employèrent la cautérisation au fer
rouge, peut-être autant dans le but de détruire les racines du
mal lui-même que de s'opposer simplement à l'hémorrhagie.
Quant à Aétius lui-même, il recommande, soit le procédé de
Galien, soit l'extirpation avec le fer rouge des auteurs précédents. Chose étonnante, étant connue leur crainte habituelle
de toute opération sanglante, les Arabes recommandent expressément l'ablation des mamelles. Au Moyen-Age, Roger de
Parme dit que lorsque la mamelle est dure et livide, il n'y a pas
d'autre moyen de la guérir qu'en amputant tout le sein. Lanfranc de Milan prescrit même d'aller extirper le mal jusque
dans ses plus petites racines. Guy de Chauliac, frappé sans
doute des nombreuses récidives ainsi que des accidents mortels
qui peuvent suivre l'opération, est beaucoup moins radical et
moins précis. Dans un passage il se contente de recommander
les palliatifs, préférant ainsi ne point hasarder sa réputation
d'opérateur dans une opération à l'issue aussi douteux,
et dans un autre passage il conseille néanmoins l'extirpation
radicale avec l'instrument tranchant ou les caustiques. Paracelse, comme on devait s'y attendre, ne manqua pas de donner un remède infaillible contre cette maladie. Pour lui, le cancer de la mamelle est une affection arsenicale qui doit être
chassée par le fourneau du grand alchimiste Archée. Il cherche à lui attribuer une cause générale : chez l'homme c'est
la rétention du sang des hémorrhoïdes qui le produit, chez
la femme c'est la rétention des menstrues. Quant à vouloir
le traiter par l'extirpation, l'instrument ou la cautérisation, ce sont
là des méthodes dignes tout au plus d'un bourreau. A. Paré
ne fit guère que répéter ce qu'en avaient dit les Anciens ; mais
il rejeta la cautérisation au fer rouge après l'ablation. Fabrice
d'Aquapendente s'éleva avec beaucoup d'énergie contre les
topiques locaux qui, en dépit des préceptes des grands chirurgiens, tant de l'antiquité que des époques subséquentes,

semblent avoir été longtemps d'un usage courant pour les praticiens ordinaires. Il juge que les emplâtres qu'il a employés lui-même ou vu employer, ont bien pu guérir quelques malades ; mais avec un grand sens clinique, il trouve que ce ne sont là que d'heureuses exceptions, et qu'il ne faut compter vraiment sur la cure qu'avec l'intervention sanglante. Il opère avec un couteau rougi au feu ; mais, comme Celse, il avoue que l'opération est bien peu assurée dans ses résultats, et que les récidives sont bien fréquentes. Son homonyme, Fabrice de Hilden, se montra aussi partisan convaincu de l'ablation, et l'on peut lire dans ses ouvrages la relation de plusieurs opérations suivies d'un plein succès, bien que dans certains cas le cancer fût déjà ulcéré. Il eut même, chose remarquable pour l'époque, l'idée d'enlever chez un malade trois ganglions de l'aisselle qui lui paraissaient engorgés. Dans le courant du XVII⁰ siècle vint s'ajouter aux méthodes jusque-là préconisées un procédé assez barbare pour mieux présenter la tumeur à l'instrument tranchant. Ainsi Jean de Horne passait à travers la mamelle deux fils croisés, à l'aide desquels il soulevait la mamelle qu'il voulait extirper. Scultet vante beaucoup les avantages de ce procédé. Après avoir ainsi dégagé la mamelle, il la coupait d'un seul trait avec un fort bistouri courbé sur son tranchant, et brûlait ensuite au fer rouge, comme les Anciens, la plaie ainsi produite. Dionis (1) insiste sur l'utilité d'intervenir de bonne heure par le bistouri, bien qu'il croit parfois à la guérison par les topiques de certains cancers qui commencent. Son incision était cruciale, comme celle de la plupart des chirurgiens de cette époque, et il se servait pour soulever et embrasser le sein de tenettes que venait d'inventer Helvétius, sorte de pince dont les bords internes se courbaient en arc l'un vers l'autre. Ver-

1. Dionis : «L'extirpation se pratique, quand le cancer n'est point ouvert, qu'il n'est encore que de la grosseur d'une noix. Le plus promptement est toujours le meilleur. On fait une incision cruciale à la peau. Après l'opération, on laisse couler le sang pendant quelque temps, on presse même avec la main autour de la plaie pour faire dégager des veines ce sang noirâtre qu'elles reportaient de la tumeur. On ne se sert plus de boutons de feu, ni de platine rouge, pour cautériser à ce qu'on croyait le reste de l'acide dévorant, etc.» Après l'ablation, il faisait continuer au malade un long régime pour éviter la récidive.

duc voulait qu'on opérât dans tous les cas de cancer, même
ulcéré. Il traversait la tumeur avec les fameux fils de Van
Horne, et ne craignait pas au besoin d'aller raser jusqu'aux
côtes. Son incision est à peu près celle que l'on emploie aujourd'hui, c'est-à-dire qu'elle partait du sternum pour aboutir
horizontalement au niveau de l'aisselle. Il soutint, contrairement à Paré, l'utilité de la cautérisation au fer rouge, et au besoin appliquait même sur la surface amputée du vitriol et autres
caustiques. C'est là, ajoute-t-il, le procédé de maître Pimper-
nelle. Il parle également avec éloge du procédé rapide des chirurgiens Allemands, Hollandais et Anglais, qui amputaient
tout le sein d'un seul coup, de bas en haut. Pallin ne fit guère
que copier Dionis; mais il est plus affirmatif que Lui sur la
possibilité de la guérison par la seule administration des topiques et des remèdes. Lui Heister était d'avis d'amputer de
bonne heure les seins cancéreux, son procédé ne différait pas
de celui de ses prédécesseurs; mais au lieu de se servir des
fils passés en croix ou des tenettes d'Helvétius, il se contentait
de soulever la mamelle en la pinçant avec la main. Nous verrons Garengeot rejeter les pinces et surtout les fils, qu'il considère comme inutiles et barbares, et, toujours moderniste à
l'exemple de son maître, J.-L. Petit, ne point chercher à faire
suppurer la plaie comme ses contemporains, mais au contraire
tendre à la réunion immédiate [1].

**Suivant son habitude, Garengeot commence
par donner dans un chapitre spécial intitulé «** *Les
tumeurs enkystées du sein* **»** **l'histoire clinique de**

1. On sait que la mère de Louis XIV mourut d'un cancer (1666). La
question fut donc étudiée, et trois traités parurent presque en même
temps, ceux de Gendron et Alliot, qui furent appelés à donner leurs
soins à la reine, puis celui d'Helvétius. Pour Gendron, le cancer était
dû une transformation des parties nerveuses glanduleuses et des vaisseaux lymphatiques, et ne demandait qu'un traitement palliatif, notamment un topique à la belladone. Pour Alliot, il consentait à une tumeur
acide, qu'il fallait essayer de détruire par une poudre composée
d'arsenic rouge, dissous dans l'eau forte, avec addition de vinaigre de
Saturne. Pour Helvétius, ce n'était qu'une coagulation dans une glande
de quelque goutte d'humeur, qu'il fallait essayer de consumer par
quelques légers caustiques. Si on n'y parvenait pas, l'ablation totale de
la tumeur était indiquée.

ces affections, qui étaient connues de son temps
sous le nom de « loupes, glandes, squirrhes, cancers (1) », et à une époque antérieure sous la dési-
gnation « d'athéromes, stéatomes, méliceris, etc. ».
Grâce à des autopsies de plus en plus nombreuses,
grâce surtout aux progrès que l'on avait faits dans
la connaissance de la structure du corps humain,
l'anatomie pathologique, quoique encore bien
rudimentaire, commençait cependant à prendre
jour. A propos de la pathogénie de ces néoplasmes,
Garengeot rapporte l'opinion de son maître, J.-L.
Petit, opinion que cet auteur avait énoncée « dans
« deux discours, l'un à l'Académie royale des
« sciences, et l'autre dans l'amphithéâtre des chi-
« rurgiens jurés de Paris ». Abandonnant les idées
de métastase humorale, chères aux anciens, et
que l'on retrouve encore reproduites dans tous
les ouvrages du XVII° siècle, J.-L. Petit, ainsi que
beaucoup d'écrivains de son époque, expliquait,
du reste, la production de ces tumeurs enkystées
« par le gonflement d'une glande, qui prend dif-
« férentes formes suivant ses différents degrés
« d'accroissement, ce qui fait que les unes sont
« charnues, les autres humorales; d'autres dégé-
« nèrent en cancers; la plupart ont des kystes,
« mais il n'en paraît point à quelques-unes; il y
« en a qui suppurent, etc... Puisque toutes les
« tumeurs n'ont d'autre commencement dans leur

1. En fait de tumeurs, comme on le voit, il n'est ici question par cette expression. Heister ne parle que : 1° des squirrhes « tumor corporis durus, qui
absque omni fere dolore sensu est, foecique semper ab inspissato era so
atque induraro inglandulis sanguine seboritur », et 2° du cancer ou car-
cinôme, celui-ci toujours douloureux : « ...d dolores, ea a sensu ardoris,
ita vehementes sunt, et, disturbio pre... ubus sentiat et quieta... ,
aegri vasdi cesal tentur... » On parlait déjà de la *contagion du cancer*,
car il dit « quodam carcinoma contagio um credunt fabrice de Hilden,
cent. II, obs. 74, boos, et Nic. Tulpius L. IV, obs. 6, 1672, quod ego
tamen adhuc nondum observavi licet plures ejusmodi aegros viderim ».

« naissance que le gonflement d'une ou de plu-
« sieurs glandes, en conséquence du suc nourri-
« cier et de la limphe qui s'y sont épaissis par
« leurs vices particuliers ou par la mauvaise dis-
« position de la glande même, il est sûr que cet
« épaississement obstruera les vaisseaux qui sont
« dans l'intérieur de la glande et empêchera le
« cours des liquides qu'ils contiennent... Mais de
« tous ces vaisseaux, les sanguins le seront moins
« que les limphatiques, parce que le sang se meut
« plus vite que la limphe, et parce que les veines
« et les artères ont une vertu de ressort que les
« limphatiques n'ont pas. Les limphatiques étant
« donc plus comprimés, la limphe doit s'accumu-
« ler à la circonférence de la glande, ce qui pro-
« duira une espèce d'œdème ». Pour bien comprendre cette théorie, il faut se reporter à l'état
de la science au commencement du XVIIIe siècle.
Ignorant la structure propre des différentes parties
de l'économie, et n'étant pas arrivés à la connaissance des éléments cellulaires, qui seuls donnent
la clef des perturbations nutritives, telles que
l'inflammation et les phénomènes hyperplasiques
qui constituent les tumeurs, les auteurs de cette
époque en étaient toujours réduits à considérer
toute substance animale comme un simple dérivé
plus ou moins modifié de la substance propre du
sang ou de la limphe depuis que la découverte des
limphatiques avait permis de connaître ces tumeurs. Aussi l'hypertrophie d'une glande ne signifie pas du tout chez eux ce qu'il signifie parmi
nous autres modernes. Et, comme on le voit
par les paroles de J.-L. Petit, les idées soutenues par cet auteur se ressentent encore fortement
de la théorie des métastases humorales. Changez
le mot lymphe par un des quatre noms des humeurs peccantes, et vous aurez à peu près la

même explication des phénomènes. D'autre part, depuis la découverte de Bartholin et Rudbeck, les lymphatiques jouaient un rôle énorme dans l'histoire de toutes les perturbations nutritives, et J.-L. Petit semble même à ce point de vue avoir dépouillé les vaisseaux sanguins de la plus grande partie du rôle qu'on leur avait attribué jadis. Il suffit pour s'en rendre compte de lire les œuvres de Boerhaave.

« Si, reprend Garengeot, il s'épanche beaucoup
« de sang et peu de limphe, la tumeur sera tou-
« jours sanguine, la fermentation sera lente, le
« pus ne se formera qu'après un long temps, ou
« même point du tout... Si au contraire la limphe
« domine sur le sang, la tumeur sera toujours sé-
« reuse... Le mélange proportionné exact des
« deux liqueurs fermentant d'une certaine ma-
« nière formera du pus ». Cette fermentation
peut avoir lieu de bien des façons diverses, il en
résulte «beaucoup de différences dans la nature du
« pus. Aussi on voit que dans les mêmes tumeurs
« il peut se rencontrer certains endroits qui n'au-
« ront pas perdu toute la tissure glanduleuse,
« d'autres, par les degrés différents de la fermen-
« tation et par les sels irréguliers dont ils seront
« imbus, seront durs et calleux. On en trouve qui
« ressemblent à du suif, à de la bouillie, et d'au-
« tres à du miel, ce qui a caractérisé les trois es-
« pèces que les auteurs ont appelées athérome,
« steatome et melicéris ». Garengeot, revenant sur
ce qu'il a dit plus haut, que toutes les tumeurs
sont pourvues de kystes, avoue cependant que
certaines, bien que très dures, en sont dépour-
vues. Et voici comme il explique ce paradoxe ap-
parent : « S'il est vrai que toutes les tumeurs
« commencent par un tubercule glanduleux, il
« n'est pas moins vrai que toutes les glandes ont

« une membrane, et que par conséquent toutes
« les tumeurs doivent avoir un kyste ou une en-
« veloppe ». Mais la simple inspection des tissus
enlevés démontre que cette opinion, vraie pour
les tumeurs bénignes, qui, comme on le sait, sont
encapsulées, ne l'est plus pour les tumeurs malignes, chez lesquelles on ne trouve plus de limites
appréciables entre le tissu sain et le tissu morbide.
Aussi Garengeot explique-t-il cette anomalie en
admettant que la membrane s'est crevée dès le
début, ou que le développement de la masse sarco-
mateuse a rendu intérieur ce qui était auparavant
extérieur. « Par ce renversement, dit-il, la mem-
« brane propre de la glande sera contenue dans
« les chairs, et c'est ce qui a été confirmé par
« l'examen de certaines pièces ». Cette membrane
a pu également disparaître parce qu'elle était très
mince et par une sorte d'usure : « Le kyste a en-
« core pu disparaître parce qu'il s'est rendu adhé-
« rent et s'est confondu avec les parties voisines,
« surtout quand elles sont graisseuses... Enfin,
« continue-t-il, il s'est trouvé des tumeurs où les
« enveloppes ont été rongées par la pourriture ».
Outre les tumeurs glanduleuses, Garengeot admet
encore deux autres sortes de tumeurs, les premières constituées par une dilatation soit des vaisseaux lymphatiques, soit des vaisseaux veineux et
artériels, « les secondes ayant leur origine dans
« les cellules graisseuses (actuellement lipômes),
« et produites par l'humeur huileuse du sang re-
« tenu dans les cellules graisseuses. Je sais, ajoute-
« t-il, que M. Petit en a extirpé une de cette es-
« pèce à une femme, qui pesait quarante-huit li-
« vres et était située entre les deux épaules ». Garengeot admet donc trois sortes de tumeurs enkystées, « des tumeurs glanduleuses, vasculaires et
« vésiculaires ». A l'époque où écrit notre auteur,

la pathogénie de ces tumeurs était vivement dis-
cutée. Les uns tenaient pour les causes locales, les
autres pour les causes générales, tout comme aujourd'hui. Et voici les raisons de ces divergences.
« Les uns les attribuent au vice local, apportant
« pour raison que lorsqu'on extirpe une tumeur
« chancreuse dans son commencement, elle gué-
« rit sans aucune rechute. Les autres prétendent
« que le sang en est infecté, et ils disent, pour
« soutenir leur système, que lorsqu'on a extirpé
« une tumeur chancreuse, bientôt après la masse
« du sang en reproduit dans d'autres parties. Les
« troisièmes enfin voulant concilier ces deux senti-
« mens, disent que les tumeurs chancreuses tien-
« nent du vice local et de l'infection du sang ».
Garengeot penchait pour la théorie locale. On
sait qu'il est bien difficile au début de dire si telle
tumeur sera bénigne ou maligne, et c'est pour
cette classe de néoplasmes qu'on a inventé un
groupe intermédiaire de tumeurs, tantôt bénignes,
tantôt malignes, exemple : genre sarcôme et ses
variétés. Aussi les contemporains de Garengeot,
qui n'apportaient pas tant de rafinement, et pour
cause, dans leur classification, pensaient que toutes les tumeurs pouvaient devenir « chancreuses,
« et cela souvent par les mauvais traitemens, qui
« sont l'application de remèdes capables de met-
« tre en mouvement les sels de la tumeur, ou bien
« de figer les différents liquides qui s'y rencon-
« trent ». Cependant l'observation clinique force
Garengeot à reconnaître « qu'il y a des tumeurs
« qui sont à la vérité plus chancreuses les unes
« que les autres, ne s'élevant pas également, et
« faisant voir sur leur surface des bosses de diffé-
« rentes couleurs et des vaisseaux gonflés et vari-
« queux et renoués, tout cela accompagné de
« douleurs très-cruelles ». Et à ce propos, il rap-

pelle une opinion qui eut longtemps cours dans le
public non médical et même parmi certains médecins : « C'est ce qui a fait penser à quelques-
« uns que le cancer est un animal qui rongeait et
« arrachait, pour ainsi dire, la mamelle, ayant pris
« les vaisseaux variqueux, gonflés et renoués,
« pour les pieds de cet animal. On a même poussé
« la folie jusqu'à mettre sur ces tumeurs ouvertes,
« des morceaux de chair pour nourrir ce prétendu
« animal ; comme si on ne pouvait pas donner
« des raisons plus vrayes et plus plausibles de
« tous ces symptômes (1) ». Garengeot se demande ensuite « si les tumeurs enkystées, comme
« loupes, scirrhes, cancers, ont des racines et des
« adhérences... C'est une erreur populaire qui
« s'est glissée chez tous ceux qui ont écrit de ces
« matières (2) que de faire aux tumeurs chancreuses
« ou non des racines longues et pénétrantes qui
« empêchent, suivant leur raisonnement, le succès
« de l'opération ». Le vulgaire ainsi que ces médecins que plaisante Garengeot, avaient donc bien
eu quelque pressentiment de ces prolongements
qu'envoient dans toutes les directions les tumeurs
malignes et qui rendent ainsi si difficile l'extirpation complète de ces néoplasmes. Mais, il faut
pour les constater l'examen microscopique ; en
outre, ils n'apparaissent qu'à une période relativement avancée de l'affection. Aussi Garengeot ne
les ayant point vus, et se basant d'ailleurs sur ce

1. Dionis : « il y en a qui croient que le cancer ulcéré n'est qu'une
multitude prodigieuse de petits vers qui dévorent et consument peu à
peu toute la chair de la partie. Ce qui a donné lieu à cette opinion,
c'est qu'avec le microscope on a quelquefois vu de ces insectes dans les
cancers, et que mettant sur l'ulcère un morceau de veau, le malade ressent moins de douleurs, parce que, dit-on, ces vers rongeant pour lors
ce veau, laissent quelque temps le malade au repos. Cette opinion a eu
ses partisans et ses censeurs ».

2. Effectivement presque tous les auteurs du temps parlent de racines.

fait d'observation que la tumeur récidive moins lorsqu'elle est opérée de bonne heure, en arrive-t-il tout naturellement à cette exclusion catégorique :

« Il est constant qu'il n'y a point de racines ». Il n'est pas plus heureux lorsqu'il nie les adhérences qu'admettaient plusieurs auteurs de ce temps : « Quand ces tumeurs, dit-il, sont parvenues à un « certain point de grosseur, pour lors, elles sont « immobiles et inébranlables, non parce qu'elles « ont contracté des adhérences avec les parties « voisines, ni qu'elles ont des racines, comme les « arbres, qui les tiennent en cette situation, mais « parce qu'elles occupent tout le creux de l'ais- « selle, et que pressées de toutes parts, elles ne « peuvent se remuer ».

Traitement. — Comme Dionis et beaucoup de ses contemporains, Garengeot croyait que le trai- tement palliatif pouvait réussir, au moins dans certains cas. « Les glandes des mamelles ou des « autres parties se gonflent quelquefois en consé- « quence de quelques coups, et dégénéreraient « souvent en cancer si l'on n'y apportait pas d'a- « bord toute l'attention qu'elles méritent. J'ai « quelquefois traité de ces sortes de tumeurs et je « les ai guéries, en me servant les deux premiers « jours du cataplasme de mie de pain bien condi- « tionné et souvent renouvelé, afin de diminuer « la tension et l'inflammation. Et pour résoudre « les sucs épaissis dans la glande, je couvrais tous « les jours la tumeur avec l'emplâtre d'onguent « de la mère, ayant soin de purger souvent. C'est « ajoute-t-il, la pratique de Messieurs les Chirur- « giens de l'Hôtel-Dieu, qui réussit assez fréquem. « ment ». Il reconnaît cependant l'inefficacité trop souvent de ces moyens palliatifs : « quand les re- « mèdes externes les mieux indiqués, dit-il, n'ont « pas l'efficacité qu'on s'en était promis, il en

« faut venir à l'opération ». Ainsi que Celse et
bien d'autres auteurs, Garengeot s'était rendu
compte que l'ablation par les caustiques est une
mauvaise méthode, « car, outre qu'ils sont
« trop longtemps à agir, ils attirent souvent plus
« de mal à la partie qu'il n'y en a, et causent
« beaucoup de douleurs ». Comme pour la taille
et les autres opérations, Garengeot ne manque pas
d'indiquer avec beaucoup de détails la façon dont
on doit préparer les malades. « Avant d'en venir à
« l'opération, il est bon d'y préparer le malade
« par des saignées, de doux purgatifs, de légers
« apéritifs, des absorbants et des adoucissants ;
« et cette préparation doit être plus ou moins
« longue, suivant que la maladie est plus ou moins
« ancienne ». Garengeot voit bien la contra-
diction apparente qui existe entre cette façon de
faire et la théorie qu'il professe, d'après laquelle
ces tumeurs sont d'origine locale : « On me dira
« peut-être que, puisque j'ai prouvé par la méca-
« nique de ces tumeurs et par les expériences des
« plus habiles chirurgiens, que le vice était plutôt
« local qu'universel, que la préparation est inu-
« tile et qu'il faut promptement recourir au sou-
« verain remède. Cela est vrai dans certaines tu-
« meurs où une ou deux saignées et un léger
« purgatif sont suffisants pour prévenir l'inflam-
« mation ; mais j'ai dit qu'il y avait des tumeurs
« très anciennes, chancreuses, ulcérées, très livi-
« des, qui étaient de vrais cancers, qui, par leur
« long séjour avaient communiqué tant de sels
« au sang, qu'ils l'avaient plus ou moins infecté,
« et qu'il était alors empreint d'un virus chan-
« creux ou cancéreux selon quelques-uns ». En
conséquence de la doctrine qu'il professait sur
les racines du cancer, « nous abandonnerons, dit-
« il, le précepte de tous les chirurgiens qui re-

« commandent de ne pas toucher à celles qui ne
« sont pas vacillantes ». Contrairement aussi à
d'autres opérateurs qui voulaient des ablations
très larges, et aussi parce qu'il est partisan de la
réunion immédiate, il veut « qu'on conserve au-
« tant de peau qu'il est possible, afin de faciliter
« une prompte réunion ». Si la tumeur est d'un
volume médiocre, on se contentera de faire une
incision longitudinale, puis après avoir fait l'ablation de la tumeur « on approchera les lèvres de
« la plaie l'une de l'autre, afin de les réunir le
« plus promptement qu'il est possible ». Lorsque la
tumeur a un volume plus considérable, on fera
une incision en T. Enfin, quand le néoplasme est
très gros « comme il faut beaucoup d'ouverture à la peau, on fera une incision cruciale ».
Quant au mamelon, il recommande avec raison
de les respecter autant que possible. Passant ensuite au manuel opératoire proprement dit : « Il
y a, dit-il, trois manières différentes de faire l'o-
pération du cancer, savoir celle des Anciens, des
Modernes, et des Opérateurs d'aujourd'hui. Celle
des Anciens consiste à passer au travers de la tumeur deux cordons, qu'ils arrêtent tous ensemble
pour faire une anse avec laquelle ils suspendent
la tumeur, à couper tout autour avec un rasoir...
qui emporte d'un seul coup la mamelle. Les modernes ont inventé des tenettes qui ont de petits
crocs qu'ils enfoncent dans le corps glanduleux,
et, soulevant par ce moyen la tumeur, ils l'em-
portent avec le rasoir comme les premiers. » Garengeot regarde avec raison ces méthodes comme
« trop cruelles », et aussi parce que l'on ne se
rend pas assez compte de ce que l'on fait « quand
on coupe ainsi d'un coup la tumeur », et se range
bien plus volontiers à la méthode de ses contemporains, qui se contentaient de soulever

la tumeur de la main gauche et « commen-
« çaient leur incision en un lieu d'élection, à la
« partie supérieure de la tumeur ». Garengeot dit
même qu'il « commencerait volontiers l'incision,
« et c'est la meilleure pratique, par l'endroit de
« la circonférence de la tumeur qui donne le plus
« de prise ». Au lieu du rasoir, Garengeot préfère
le bistouri. Quant à la façon de tracer l'incision, il
se préoccupe peu de la faire exactement circulaire
et fait même remarquer avec raison que l'incision
longitudinale rend la réunion plus facile. L'ablation une fois faite, on essaie de réunir le plus tôt
possible. « On voit par notre méthode de traiter
toutes les tumeurs enkystées, dit-il en terminant,
que nous sommes fort éloigné du sentiment de
ceux qui, pour purifier la masse du sang et prévenir par conséquent la récidive, entretiennent
une longue suppuration, pour servir, à ce qu'ils
disent, d'égoût aux sérosités mauvaises dont les
chairs et les graisses sont infiltrées. Il serait même
à souhaiter de pouvoir réunir la plaie en vingt-
quatre heures ». Garengeot croit même, à tort,
qu'une longue suppuration favorise la récidive, en
tout cas « elle expose la plaie aux injures d'un
air souvent très impur ».

ESQUINANCIE ET BRONCHOTOMIE

Les phénomènes effrayants de suffocation produits par certaines affections du larynx ou par l'introduction dans les voies
aériennes d'un corps étranger donnèrent de bonne heure aux
chirurgiens l'idée d'ouvrir la trachée pour tourner ainsi l'obstacle qui s'opposait à la respiration. Asclépiade de Bythinie

(100 av. J.-C.), puis Antilus (330 ap. J.-C.), paraissent être les premiers qui aient pratiqué la bronchotomie. Leur procédé opératoire est encore, dans ses grandes lignes, celui qu'on emploie aujourd'hui. Ils penchaient la tête du malade en arrière, fendaient la peau au niveau de la trachée, incisaient celle-ci au niveau du troisième et quatrième anneau, et introduisaient une canule. Paul d'Égine (634 ap. J.-C) s'est contenté de copier la description d'Anthylus, qui sans lui aurait été perdue. Anthylus avait également étab'i très nettement les indications de l'opération. C'est ainsi qu'il conseillait d'opérer lorsque des corps étrangers ou des affec- tions du larynx faisaient obstacle à la respiration, mais qu'il la défendait dans les cas où la suffocation était due à une maladie pulmona're. Les Arabes reproduisirent les préceptes donnés par les grecs sur ce sujet, mais ne sem- blent point avoir pratiqué cette opération. Albucasis pour- tant insiste déjà, comme le fera Garengeot, sur la possibilité de la guérison des plaies de la trachée ; et Avicenne alla même jusqu'à tenter l'opération sur une chèvre, dans le but de montrer à ses contemporains que la guérison pouvait s'en suivre. Les chirurgiens du Moyen-Age firent comme les Arabes : ils la conseillèrent, mais ne la prat'quèrent po'nt. Le premier qui l'a't de no veau tentée chez l'homme fut un méde- cin de Florence, Antoine Benivenni, qui la pratiqua en 1529, 12 siècles après Anthylus. Peu de temps après (1543) Brassa- vola la fit également. (On sait qu'à cette époque sévissait une épidémie d'angine maligne, qui parcourut l'Italie, l'Espagne (garottillo), les Pays-Bas, etc. et dont nombre d'auteurs de cette époque s'occupèrent). Mais c'est à Fabrice d'Aquapen- dente que l'on doit une description détaillée de l'opération de la trachéotomie. Elle est sans danger, dit-il, parce qu'elle n'in- téresse aucun organe important et qu'il est facile d'éviter les vais- seaux sanguins ; elle est utile, parce qu'elle sauve tout d'un coup une vie qui paraissait déjà éteinte. Il rejeta avec raison l'incision transversale conseillée par Anthylus, qui expose trop à blesser les vaisseaux sanguins. Il coupait les téguments dans l'étendue d'un pouce environ au-dessous du troisième cartilage, après avoir tendu la peau au préalable pour en rendre la section plus facile, et fendait la trachée entre le troisième et le quatrième anneau. Une canule rectiligne lui semblait plus avantageuse

qu'une canule recourbée. Jules Casserius et Sanctorius reproduisirent les idées de Fabrice d'Aquapendente ; mais le premier revint à la canule recourbée, tandis que le second se servit de la canule de Paré pour la thoracentèse. Le grand retentissement qu'eurent les écrits de Fabrice d'Aquapendente attira l'attention de tous les bons chirurgiens sur la bronchotomie. Un praticien assez célèbre du xvii° siècle, Nicolas Habicot, chirurgien de l'Hôtel-Dieu, la pratiqua à plusieurs reprises, et lui prodigua les plus grands éloges dans un petit ouvrage publié en 1620. D'autre part, René Moreau, répondant à Bartholin, qui lui demandait son avis sur ce sujet, lui assurait que l'opération était très utile dans l'angine gangréneuse, et qu'il l'avait pour son compte pratiquée deux fois. A la fin du xvii° et au commencement du xviii° siècle, la bronchotomie, si elle n'était pas encore une opération courante, avait cependant rallié les suffrages des praticiens les plus autorisés. P. Dionis la conseilla dans les violentes inflammations du larynx (1). Lavauguyon et Lacharrière firent de même, ainsi que Verduc, qui raconte qu'un chirurgien du nom de Binard, la fit avec succès sur un boulanger atteint d'une angine extrêmement intense. Heister s'en montra également partisan, et fut même d'avis de ne point épargner les cartilages, qu'il assure se cicatriser aisément par la suite. Nous verrons également Garengeot approuver l'opération de toutes ses forces. Ajoutons que c'est encore à lui que nous devons de connaître la manière dont opéraient ses maîtres Arnaud et J.-L. Petit, car le premier, qui fut un excellent patricien n'a jamais rien écrit, et le second n'a point parlé de cette opération dans ses œuvres chirurgicales.

1. Dionis. « Il y a une grande contestation entre les auteurs pour savoir si on doit la pratiquer ou la rejeter ; les uns et les autres ne manquent point de raisons pour appuyer leur opinion... La maladie qui nous oblige à la faire est l'esquinancie... On plonge entre deux anneaux l'instrument appelé bronchotomiste ou une lancette, et on introduit une canule d'argent courte, et ayant deux petits anneaux à sa tête pour y passer un ruban et l'attacher autour du col., On panse en mettant sur l'ouverture un petit morceau d'éponge trempé dans du vin chaud... Iln'y faut point fourrer de coton ni de charpie (dont les brins pourraient tomber dans la trachée)... Cet appareil ne doit subsister que 3 ou 4 jours, car ou le malade meurt ou l'obstacle à l'entrée de l'air est levé dans ce temps-là ».

Garengeot semble englober sous le nom d'esquinancie tous les maux de gorge un peu graves,
accompagnés surtout de phénomènes de suffocation. « L'esquinancie, dit-il, est une difficulté très
grande de respirer et d'avaler, causée le plus souvent par le gonflement et l'inflammation des glandes qui sont au voisinage du larynx, du pharynx,
et des muscles qui servent à ces organes ». Nous
nous croyons même autorisé à affirmer qu'il a
surtout en vue ce que l'on appelle aujourd'hui le
croup, bien que sa description, comme celle de
tous les auteurs de cette époque, laisse sans doute
beaucoup à désirer, car on ne parlait point encore alors de fausse membrane. Qu'on en juge
plutôt. « Il y a épaississement de l'humeur (1) que
« filtrent les glandes de la gorge, par suite de
« l'épaisissement du sang... Il y a resserrement
« du larynx et du pharynx... le fond de la gorge
« est rempli de salive... l'écume sort par la bou-
« che... la trachée est obstruée... la respiration
« est presque abolie, les narines fort dilatées, le
« visage rouge et enflammé, les yeux étincelants..,
« parfois les malades ne peuvent cracher ; ils ne
« peuvent non plus rien avaler, et les liquides
« ressortent par le nez... la fièvre est aiguë... les
« malades finissent par être assoupis... Cette ma-
« ladie, continue-t-il, est très dangereuse, lors-
« qu'elle est bien confirmée, et bien que l'extérieur
« du cou ne paraisse ni gonflé, ni enflammé ».
Et plus loin « *l'inflammation peut passer jus-*

---

1. Ce ne fut qu'en 1775 que Marteau de Grandvilliers commença à
dire : « la gangrène (angine gangréneuse) détache des voies respira-
toires les parties malades », et en 1765 que Hume, qui créa l'expression croup, dit « c'est du mucus coagulé ». En 1826, Bretonneau dira
« qu'il y a une membrane superposée comme un vêtement », et l'appellera diphthérite. (Notes prises au cours de M. le professeur Laboulbène).

« *qu'au poumon*, ce qui rend encore le danger
« plus grand. » Enfin, le sang peut être considérablement épaissi, puisque son premier maître
Arnaud, « qui fit une fois l'opération de la bronchotomie, trouva à l'autopsie le sang des jugu-
laires internes et des carotides dur comme de la
cire. » Citons encore cette observation de Petit,
qui prouve bien qu'assurément il s'agissait du
croup. • M. Petit fut appelé à 9 heures du soir
« pour voir un jeune homme qui avait une es-
« quinancie des mieux caractérisées ; il le saigna
« copieusement, puis recommença une demi-
« heure après. Voyant que le mal ne diminuait
« point, il continua toute la nuit de le saigner des
« bras, des pieds, de la gorge... A 6 heures du ma-
« tin 13 saignées n'avaient point soulagé le malade.
« On appela deux médecins qui, loin de le blâ-
« mer, en ordonnèrent encore trois autres. A 9
« heures du matin la respiration devint plus li-
« bre... Si les 12 heures passées, le nombre des
« saignées qui se montait à 16, n'eût pas ouvert
« un petit passage, on se serait déterminé à la
« bronchotomie. » Si donc, dit Garengeot, l'esquinancie est bien confirmée, il est inutile de
« s'amuser aux topiques, cataplasmes, baume
« tranquille chaud, etc. qui font perdre un temps
« précieux ; il faut saigner copieusement et sou-
« vent, et si les saignées ne donnent pas d'amé-
« lioration, il faut opérer. » L'opération est grave
sans doute ; mais pourtant « Fabricius d'Aqua-
« pendente rapporte qu'il a guéri des plaies de la
« trachée artère.... M. Dionis nous dit qu'il a
« guéri une plaie de la trachée faite par une balle
« qui l'avait traversée de part en part... M. Bi-
« nard, maître chirurgien de Paris (cité par Ver-
« duc) a fait l'opération à un boulanger atteint
« d'esquinancie et l'a guéri en 24 heures. M. Ar-

« naud cite encore deux plaies de la trachée gué-
« ries... Tous ces exemples semblent donc favo-
« riser la bronchotomie, » et il se croit autorisé à
la faire. Mais, remarque judicieuse, « cette opéra-
« tion est très dangereuse. L'on voit très peu
« d'auteurs qui l'aient faite, encore moins qui
« disent l'avoir réussie. La raison de ce peu de
« succès vient vraisemblablement de ce qu'*on la
« fait trop tard*, et qu'on attend que le malade
« soit à l'extrémité. »

« Pour faire la bronchotomie, dit notre auteur,
« le chirurgien pincera la peau transversalement
« à un travers de pouce au-dessous du cartilage
« tiroïde, entre le troisième et le quatrtème an-
« neau au-dessous du cricoïde. Puis élevant la
« peau, il la coupera de la longueur de trois ou
« quatre travers de doigt, depuis la symphyse du
« menton jusqu'au premier os du sternum ». Mais
cette grande incision, remarque Garengeot, coupe
trop de vaisseaux et « *le sang tombe dans la tra-
« chée : c'est ce qui rend peut-être si souvent
« cette opération infructueuse* ». Aussi Arnaud
et J.-L. Petit avait perfectionné la méthode. Ils
portaient « l'index gauche dans l'entre-deux du
troisième et du quatrième anneau », et pénétraient
dans la trachée simplement avec une lancette, se
contentant ensuite d'agrandir leur première ouverture « en portant doucement la lancette sur
les côtés ». On plaçait ensuite dans l'ouverture
pratiquée une canule plate, à l'aide d'un stylet.
Comme pansement, « les uns conseillent de met-
« tre dans la canule un peu de coton pour modi-
« fier l'air. Mais d'autres, jugeant que le coton
« peut s'effiler et tomber dans la trachée, ou la
« boucher trop exactement, préfèrent un plumas-
« seau de charpie fort léger. Enfin d'autres ne
« mettent rien du tout. Pour moi, dit Garengeot,

« je laisserais la canule un petit moment décou-
« verte, après avoir eu soin de faire fermer préa-
« lablement les fenêtres et de *corriger l'air par
« le feu*. Puis, je la couvrirais *d'un simple linge
« à tissu très lâche*, afin que l'air pût entrer et
« sortir au travers; et, après avoir jeté sur l'exté-
« rieur de la plaie quelques gouttes du baume du
« Commandeur, je ne mettrais par-dessus aucun
« appareil, défendant au malade de parler et rien
« avaler de 4 ou 5 heures pour que le baume se
« durcisse et forme sur la plaie une croûte qui la
« réunira bientôt ».

BEC-DE-LIÈVRE

L'opération du bec-de-lièvre était, à l'époque où écrivait Garengeot, de date toute moderne. Les anciens ne firent que de
vagues allusions à cette difformité. Celse se contente, en effet,
de conseiller, lorsqu'il manque quelque chose aux lèvres, la réunion de ce qui reste de ces « voiles membraneux », et si la suture est par trop difficile, de pratiquer sur la peau des incisions
demi-circulaires. Les Arabes s'occupèrent quelque peu de cette
affection, qu'ils appellent « lèvres fendues », mais d'une manière bien vague encore. Seul Albucasis est plus précis. Tantôt
il cautérisait au fer rouge les bords des lèvres, afin de déterminer la suppuration et l'agglutination consécutive des lambeaux ;
tantôt, mieux inspiré, il excisait ces mêmes bords, les réunissait
par une suture, puis saupoudrait la plaie de sang-dragon et
d'encens. Mais les préceptes d'Albucasis furent bientôt
oubliés, et nous voyons les chirurgiens du Moyen-Age garder
sur cette difformité le plus profond silence. C'est à notre grand
A. Paré que revient l'honneur d'avoir vraiment et définitivement implanté dans la pratique chirurgicale l'opération du
bec-de-lièvre. Après avoir détruit les bords de la fissure, il
passait dans les lèvres de grosses aiguilles d'acier anguleuses,
munies d'un chas, dans lequel il avait introduit un fil ciré, puis
il contournait ce fil ciré en huit de chiffre sur la plaie. Le pro-

cédé de Fabrice d'Aquapendente est à peu près identique ; mais
cet auteur coupait le frein de la lèvre supérieure, et préférai
se servir d'aiguilles plutôt flexibles, afin de pouvoir les recour-
ber à leurs extrémités. Malheureusement, il eut la malen-
contreuse idée, croyant ainsi faciliter la suture, de chercher à
rapprocher les bords de la plaie, en les tenant fortement serrés dans des pinces, appelées morailles, (Garengeot les décrit
dans son *Traité des instruments*). Ces morailles déterminaient
une inflammation assez vive des bords de la plaie, parfois même
la mortification. Aussi rencontrèrent-elles bientôt des contradicteurs. François Thévenin, chirurgien de Louis XIV, proposa, lorsque les lèvres étaient séparées par un écartement trop
considérable et que par conséquent l'emploi de morailles semblait tout-à-fait indiqué, de rejeter néanmoins cet instrument,
et de déterminer l'allongement à l'aide d'une incision demi-
circulaire, comme l'avait déjà dit Celse. C'était en voulant éviter un inconvénient, aboutir à un autre, car il augmentait ainsi
le nombre des cicatrices: aussi sa manière de faire ne fut-elle guère imitée par ses contemporains. Grâce à Roonhuyzen, accou-
cheur et chirurgien d'Amsterdam, qui en 1672 publia une
excellente monographie sur le bec-de-lièvre, l'opération allait
bientôt être mieux réglée. D'après lui, les incisions de Thévenin, ainsi que les morailles, sont superflues ; selon les différences
que présente la difformité, il faut varier le procédé opératoire.
Il ne faut point détruire la muqueuse des bords de la fissure à
l'aide des caustiques chimiques, mais réséquer ces bords, soit
avec le bistouri ordinaire, soit avec des ciseaux bien tranchants,
et les réunir par la suture entortillée, après avoir passé dans
les lèvres de trois à cinq aiguilles, dont on coupera les pointes
à la fin de l'opération. Notons que l'on trouve dans cet auteur
des exemples remarquables de becs-de-lièvre compliqués de
fente de la voûte palatine et du voile du palais. Comme Roonhuyzen, Dionis se servit indifféremment du bistouri ou des ciseaux, mais conserva encore les morailles ; comme lui il employa également la suture entortillée et coupa les pointes
des aiguilles (1) à la fin de l'opération. Lacharrière ne fit

1. Dionis : « On pincera avec les pincettes les deux bords de la
plaie du bec-de-lièvre, de manière que ce qu'on voudra retrancher de
ces bords passe au-delà des pincettes, qu'on serrera, puis on coupera
avec les ciseaux ou bien le bistouri, selon qu'on le trouvera plus com-

guère que répéter ce qu'avait dit Dionis ; mais pour rendre le bandage plus solide, il le maintint avec un cercle d'acier entourant la tête. Lavanguyon employa les ciseaux et la suture entortillée, et recommanda, ce qu'avait déjà dit Dionis (1), de placer un petit linge entre les lèvres et la gencive, afin de prévenir les adhérences, et de panser avec le baume d'Arcœus. Certains auteurs cependant, imitant la conduite de Pierre Franco, se contentaient de la suture sèche. C'est ainsi que Jean Muys opérait la réunion à l'aide de bande'ettes agglutinatives et d'un bandage. Laurent Heister trouvant qu'il était souvent difficile d'introduire les aiguilles à cause de leur ténuité, les plaçait sur un porte-aiguille de son invention. Contrairement à Dionis, il conseille de pratiquer l'opération dès que les enfants sont sevrés (2). Rappelons enfin que comme Dionis, il avait le tort de se servir encore des morailles. En lisant le chapitre que Garengeot a consacré au bec-de-lièvre, nous verrons que J.-L. Petit avait modifié l'opération d'une façon assez heureuse. Il abandonna les aiguilles d'acier, trop faciles à se rouiller, pour employer des aiguilles d'argent, métal presque inoxydable, en garnit les extrémités de têtes, et comme Heister, se servit d'un porte-aiguilles de son invention en forme de lardoire, pour les faire pénétrer dans les chairs. C'est du reste à Garengeot que nous devons de connaître le procédé opératoire de J.-L. Petit, car ce dernier ne parle point de cette affection dans le manuscrit chirurgical qu'il laissa après sa mort. Ledran remplaçait les aiguilles d'argent par des aiguilles d'or, et opérait soit avec le bistouri, soit avec les ciseaux, en cherchant à former un triangle à sommet supé-

---

mode, ces mêmes bords pour en faire une plaie récente... Le fil bien entortilé et arrêté, on coupe les pointes des aiguilles, et on met deux petites compresses plates sur les pointes afin que la peau n'en soit point offensée ».

1. Dionis : « Si on a été obligé de désunir la lèvre d'avec la gencive, on fourera un petit linge entre ces deux parties, afin qu'elles ne se reprennent pas ensemble : on met sur la plaie un plumasseau couvert de baume blanc du Pérou, puis un emplâtre échancré, pour s'accommoder à la partie, et par-dessus, la compresse, enfin le bandage qu'on appelle la fronde ».

2. Dionis : « on n'opérera point un enfant qu'il n'ait cinq ou six ans... vu que les lèvres ne sont pas assez épaisses ni solides pour soutenir les aiguilles ».

rieur. Plus hardi encore qu'Heister, il avait opéré des enfants même à la mamelle.

Garengeot distingue plusieurs espèces de bec-de-lièvre.

Le congénital ne devra pas être opéré de trop bonne heure chez les enfants, sous peine d'insuccès, car « à cet âge tendre et délicat, ils crient « presque continuellement et ne sont apaisés que « par la mamelle de leur nourrice, ce qui met « toujours la lèvre en mouvement et par consé- « quent s'oppose à la réunion », et aussi parce que « le tissu des lèvres est si délicat qu'il ne pourrait « supporter des aiguilles. S'il est accompagné de « quelque ulcère vénérien, scrofuleux ou scorbu- « tique, si le malade est maigre et exténué », il ne faut point l'opérer avant d'avoir donné des remèdes spéciaux. Enfin, « lorsqu'il y a une perte de subs- « tance considérable, les modernes nous disent « que la guérison serait alors plus désavantageuse « que le mal, car la peau serait tendue et le malade « ne pourrait articuler un grand nombre de mots »: Garengeot répond que Fabricius d'Aquapendente recommande expressément l'opération même dans ces cas, et que, pour ce qui le concerne, il a vu de nombreux succès obtenus par Arnaud, J.-L. Petit, Ledran et autres. « Les lèvres sont des parties molles, qui prêtent beaucoup », on n'est donc point autorisé à s'abstenir, « à moins toutefois que la perte de substance ne soit par trop consi- dérable ». Il a probablement en vue ici les gueu- les de loup.

Avant d'opérer, « il est bon de préparer le ma- « lade dix ou douze jours devant par quelques « saignées, quelques purgatifs légers, et un régime « de vie assez humectant, afin de rendre le sang « bien lié, doux et balsamique, et le suc nourricier

« qui doit réunir les parties divisées, bien condi-
« tionné. Il faut couper, à l'aide de ciseaux droits
« bien effilés, les bords calleux du bec-de-lièvre,
« sans assujettir les lèvres avec les morailles. Cet
« instrument serre et meurtrit les lèvres, et expose à
« une suppuration consécutive, accident qu'il faut
« toujours éviter avec grand soin dans toutes les
« sutures ». Quant au filet, il avait prescrit de le couper toujours dans sa première édition ; mais dans
la deuxième, il est d'avis de ne le couper qu'autant
qu'il gênera l'opérateur. Toutes les duretés étant
bien coupées, et les bords de la plaie formant à la
partie supérieure un « angle bien aigu », il faisait
la suture entortillée. Pour enfoncer les aiguilles
« trop petites pour qu'on pût les manier avec toute
la sûreté requise », il se servait du porte-aiguille,
et perçait d'un seul trait les deux lèvres. Les aiguilles placées, il mettait bien en contact les bords
de la plaie, passait entre elles un fil croisé, les
coupait aux deux extrémités, et passait de petites
éponges sous chaque extrémité, pour qu'elles ne
pussent piquer les lèvres et amener des mouvements. J.-L. Petit faisait mieux, et c'est à Garengeot
que nous devons de connaître son procédé, car
ce chirurgien n'a rien écrit, que nous sachions,
sur le bec-de-lièvre, et s'est contenté de nous
laisser une figure des aiguilles que nous allons
décrire (Pl. 3, tome I des *Mal. chir.*). « M. Petit,
« nous dit-il, ne se sert point de porte-aiguille.
« Il a imaginé de grandes lardoires. Dans la
« fente de la lardoire, il place une épingle à
« deux têtes faite d'argent mou. Il enfonce cette
« lardoire dans les lèvres, et quand il l'a tirée à
« lui, l'épingle reste dans les lèvres comme un
« lardon reste dans la viande ». Ces épingles,
ajoute-t-il, sont très avantageuses : 1º elles sont
à l'aise dans les trous que la lardoire vient de

faire ; 2° elles sont d'argent, métal qui n'est point sujet à la rouille comme le fer et l'acier ; 3° l'argent mou dont elles sont formées leur permet de se prêter aux torsions et contours qu'on peut avoir besoin de leur faire prendre ; 4° enfin, leurs têtes douces et polies ne peuvent causer aucun mal. « Il s'en suit que cette méthode des lardoires et des épingles à deux têtes est la plus parfaite ». L'opération terminée, Garengeot plaçait « un « petit linge trempé dans un baume adoucissant « entre la lèvre et la gencive afin d'empêcher « le frein de se réunir quand on l'avait coupé ». Sur la suture « il laissait tomber quelques gouttes « de baume du Commandeur, qui en se desséchant « formait une croûte qui empêchait l'air de pé- « nétrer et de venir corrompre le suc nourri- « cier », puis soutenait le tout par le bandage appelé la fronde, prenant soin de ne la point trop serrer. Le second jour il défaisait l'appareil pour voir si le bandage n'avait point été trop serré, et enlevait les aiguilles le cinq ou sixième jour.

Quand la lèvre avait été coupée à la suite d'un traumatisme chez une personne qui n'avait plus de dents à cet endroit, il posait une *plaque de plomb* qu'il fixait aux dents voisines, et opérait comme nous l'avons dit.

POLYPE DES NARINES (1).

L'histoire des polypes est fort ancienne. Déjà les auteurs Greco-Romains en reconnaissaient deux variétés : l'une molle, bénigne ; l'autre dure, d'un pronostic plus sérieux. Celse

1. *Origine du mot.* — Galien, Aétius, Paul d'Égine, Théophanes Nonnus et Actuarius s'accordent à dire que la tumeur appelée polype tire son nom de la ressemblance avec cet animal que l'on appelait ainsi chez les Grecs, et que nous appelons aujourd'hui le poulpe. Seulement les

nous signale même les prolongements rétro-pharyngiens comme
pouvant amener des troubles de la déglutition et de la phona-
tion, susceptibles parfois de déterminer la mort. Ils les traitaient
quelquefois par l'instrument tranchant, plus souvent par le fer
rouge ou les caustiques, sans doute pour éviter ainsi des hémorrhagies redoutables par leur durée et leur abondance. Galien rapporte qu'un certain Antipater recommandait l'oxyde de
cuivre et le vermillon de sinops. Paul d'Égine (VII° siècle) nous
apprend que de son temps on coupait d'abord le polype à l'aide
du σπαθίον πολύωτον, puis qu'on détruisait les adhérences avec
le polypoxystre, que parfois aussi on recourait à la ligature,
déjà recommandée dans les livres hippocratiques, et que l'on se
servait des plaques de plomb. Les Arabes n'en parlèrent que
par les Anciens, Guillaume de Salicet et Guy de Chauliac
(XIII° et XIV° siècle), firent de même. Mais au XVI° siècle,
Aranzi, conçut le premier l'idée de la pince à polypes et en fit
fabriquer une à longues branches. Vers la même époque Fallope perfectionnait la ligature en ayant l'idée d'aller embrasser le pied du polype à l'aide d'un fil d'archal : il ne s'agissait
plus cette fois d'un fil de lin ou de soie, comme on l'avait fait
avant lui, mais bien d'un fil métallique, que l'on serrait chaque
jour et qui finissait par couper la tumeur, idée que Levret et
Desault devaient reprendre quelque cinquante ans après Garengeot. Au XVII° siècle, Fabrice d'Aquapendente fit une étude
particulière des polypes, et préconisa les ciseaux courbes, qui,
disait-il, remplissaient parfaitement toutes les indications. Clan-
dorp fit également usage tantôt de ciseaux, tantôt d'un crochet
particulier garni d'un chat. Mais, comme le fait remarquer
Bartholin, ces divers instruments ne mettaient pas à l'abri des
hémorrhagies mortelles. Dionis, avec son talent remarquable
d'exposition, a consacré quelques excellentes pages aux polypes, et la lecture qu'on en pourra faire donnera une bonne
idée de la pathogénie qu'on leur attribuait à cette époque et
des procédés opératoires que l'on employait (1). Garengeot

uns trouvent cette ressemblance dans le rapport qui existe entre la couleur et la consistance de la chair de la tumeur avec celle de l'animal
tandis que les autres disent que cette tumeur saisit les parties où elle
se développe comme le poulpe saisit les pêcheurs qu'il entraîne au fond
de la mer.

1. Dionis : « On remarque cinq espèces de polypes », mais ses distinctions ne supportent pas l'analyse « ... la membrane intérieure du nez a

nous montrera également que les trois moyens indiqués par les Anciens (caustiques, ligatures, incision), étaient encore en vigueur à son époque. Il relatera l'observation intéressante d'un polype fibreux que J.-L. Petit opéra par la voie buccale par un procédé analogue à celui qui porte actuellement le nom de procédé de Nélaton, et qui avait du reste été déjà pratiqué par un chirurgien d'Avignon, Henri de Mandeville, en 1717 ; il comblera ainsi quelque peu la lacune qu'a laissée son maître sur ce sujet dans son manuscrit chirurgical. Enfin, nous le verrons démontrer, en nous racontant l'histoire d'un nez arraché, qui fit beaucoup de bruit à l'époque, que les cartilages peuvent se réunir, ce que l'on hésitait encore à admettre.

On entend par polype, dit Garengeot, « une « excroissance charnue en apparence, qui a sa « base assez étroite, et qui en se grossissant se « divise par l'ordinaire en plusieurs branches ». Comme la plupart de ses contemporains, il lui assigne une *origine glandulaire*. Il dit en effet: « Ce « n'est ni la membrane pituitaire, ni le sang qui « à eux seuls peuvent donner naissance à un po- « lype », comme le voulaient la plupart de ses contemporains. « Mais puisque les auteurs con- « viennent tous qu'il y a des polypes durs, scir- « rheux, chancreux, etc., qu'ils s'ulcèrent quel- « quefois et sont souvent incurables, il y a de « l'apparence qu'ils ont même origine que le can- « cer. Car, le cancer commence par un tubercule « glanduleux, et la membrane pituitaire est, elle « aussi, garnie d'un nombre infini de petites « glandes ». Que la lymphe et les liqueurs se dé-

une grande part à la génération du polype... Les auteurs nous proposent 5 manières de faire l'opération : 1° la contusion ; 2° la cautérisation (calcantum, chaux, orpiment, esprit de vitriol.) et cautère actuel ; 3° la ligature ; 4° l'incision avec le polypicouspatule ; 5° l'arrachement (qu'il semble préférer).. Fabricius se donne la gloire d'en avoir été l'inventeur ». Comme pansement « des onguents corrosifs, pour empêcher la renaissance de cette chair... et des poudres rongeantes..... sur la fin de la cure, scringuer des eaux vulnéraires et dessicatives pour tarir les humidités ».

posent et s'épaississent dans une de ces glandes,
la glande se gonflera et donnera naissance à un
polype. Mais, s'il semble leur attribuer à tous la
même origine glandulaire, il sait pourtant qu'ils
ne comportent pas tous le même pronostic. « Le
« polype dur, livide, douloureux, d'une couleur
« plombée, est mauvais, et les auteurs défen-
« dent d'y toucher... Ceux qui ont des branches
« dans la bouche sont également difficiles à gué-
« rir. Quant à ceux qui sont rougeâtres ou blan-
« châtres, sans dureté, sans beaucoup d'adhéren-
« ces, sans grandes douleurs, ils sont plus faciles
« à extirper, surtout si leur origine n'est pas bien
« avant dans le nez » (1).

Pour traiter un polype, les chirurgiens de ce
temps avaient recours à deux procédés : les caustiques ou l'opération. « Pour consommer un po-
« lype, nous dit Garengeot, on applique deux petits
« emplâtres entre le polype et la paroi intérieure
« du nez, afin de préserver les cartilages de l'appro-
« che du *caustique*. Puis on fait un petit goupillon,
« qu'on trempe légèrement dans du *beurre d'an-
« timoine*, et qu'on porte sur le polype. On fait
« aussitôt des lavages à l'eau, afin que le caustique
« ne cause pas de désordre. Nous concluerons avec
« Fabrice d'Aquapendente que cette méthode peut
« réussir, mais il est arrivé quelquefois une hé-
« morrhagie considérable ». Aussi pour y obvier
donne-t-il avec les idées du temps, le fâcheux
conseil de « préparer auparavant le malade par
« des saignées, qui diminuent la quantité du sang »,
et prescrit-il de « doux purgatifs qui nettoient les

---

1. Lafaye « Il faut distinguer deux sortes de polypes ; les polypes
vasculaires, formés par l'engorgement des glandes qui tapissent les parois de la membrane pituitaire, et les polypes vésiculaires, qui sont des
extensions de cette membrane allongée peu à peu ».

« voies et divisent la lymphe grossière et épaisse
« qui a fait gonfler la glande pituitaire ». — Si l'on
veut faire *l'opération* « on fait asseoir le malade
« sur une chaise penchée en arrière, la narine en
« pleine lumière pour voir autant qu'il est possi-
« ble du polype. L'opérateur va à l'aide de pinces
« mousses par le bout, ou de pincettes fenêtrées,
« embrasser la tumeur le plus près possible de sa
« base ; puis il tire peu à peu, en donnant des
« demi-tours de main ». Si l'on venait à déchirer
une artère, on en faisait la ligature, et on coupait
le polype au-dessous ; « ce qui restait du polype
« tombait alors par suppuration ». L'ablation
faite, « on tamponnait pendant un mois ou six
« semaines, soit avec des tentes, soit avec des
« bourdonnets recouverts de poudres dessica-
« tives, afin de dessécher et de comprimer
« tous les points qui auraient pu donner nais-
« sance à une nouvelle tumeur ». Si le polype
descendait « bien bas dans la bouche et repous-
« sait la voûte palatine, on l'arrachait par la bou-
« che », comme le fit J.-L. Petit dans un cas où il
extirpa un polype « gros comme le poing ». Enfin, si les narines étaient obstruées au point de
refuser l'introduction des pinces, Garengeot donne
le conseil d'inciser la narine dans un pli naturel
de la peau, la cicatrice étant ainsi moins difforme
« à la base de l'aile du nez », l'expérience lui ayant
appris, ce que l'on ne croyait pas alors, que les
cartilages sont très susceptibles de se réunir. Et à
ce propos il rapporte *l'histoire d'un nez arraché*
par morsure, et qu'on parvint à faire reprendre,
histoire qui fut à l'époque tournée en ridicule dans
une foule de pamphlets, dont un des plus gais a
pour auteur Philippe d'Alcrippe, nom sur lequel
on suppose que Montaulieu se déguisa.

« En 1724, deux soldats se battaient. L'un d'eux

« mordit son adversaire et lui emporta toute la
« partie cartilagineuse du nez, qu'il cracha dans le
« ruisseau et sur lequel, tout en colère, il marcha
« comme pour l'écraser. L'autre ramassa son bout
« de nez, et le jeta dans la boutique de M. Galin,
« mon confrère, pour courir après son ennemi.
« Pendant ce temps, M. Galin examina ce bout de
« nez qu'on venait de jeter dans sa boutique ; et,
« comme il était tout couvert de boue, il le lava
« à la fontaine. Le soldat venu pour se faire pan-
« ser, M. Galin, après avoir nettoyé sa plaie et
« son visage, ajusta le bout de nez dans sa place
« naturelle, et l'y maintint avec un emplâtre agglu-
« tinatif. Je le pansai moi-même, dit Garengeot,
« le quatrième jour chez M. Galin, et vis que ce
« bout de nez était parfaitement réuni et cica-
« trisé » (1). Il cite encore une autre observation
d'un bout de doigt pincé dans une porte et complétement séparé, qu'il pansa lui-même, et qu'il
eut le plaisir de voir reprendre et totalement réuni
dès le troisième jour.

FISTULE LACRYMALE

Traitement. — Bien que les Alexandrins se soient très probablement occupés de cette affection, extrêmement fréquente
en Égypte, leurs travaux ne nous étant pas parvenus, c'est
dans l'encyclopédiste Celse qu'il faut aller chercher les premiers renseignements sur cette question. L'écrivain Romain
recommande d'inciser la fistule et de plonger ensuite dans l'os
unguis la pointe d'un fer rouge, sans doute afin de détruire
plus complétement les parties cariées et de déterminer ainsi la
formation d'un passage durable pour les larmes. Presque tous

1. Dionis cite également l'histoire d'un nez coupé en grande partie,
recousu et réuni sans difformité.

les chirurgiens de la période Greco-Romaine se servirent de ce procédé, ou se contentèrent d'injections caustiques dans les cas plus légers. Les médecins Arabes ne firent guère que copier les préceptes de leurs prédécesseurs. Cependant parmi eux Rhazès parle déjà, sans y ajouter grande confiance, il est vrai, d'une méthode qui fut assez souvent employée dans le cours du xvii° siècle, la méthode par compression; et Avicenne conseille pour certaines fistules de passer un séton à travers les voies lacrymales, devançant ainsi de plusieurs siècles l'idée qui servit de base à la méthode d'Anel. Au moment de la Renaissance, la connaissance anatomique plus exacte des voies lacrymales, car Guy de Chauliac croyait encore que les larmes suintaient d'un petit trou imperceptible, situé à l'extrémité des cils, la connaissance anatomique des voies lacrymales, disons-nous, qui aurait semblé devoir entraîner une amélioration et un perfectionnement dans les méthodes thérapeutiques, ne les changea pourtant point. C'est ainsi que Fallope, qui découvrit joints les lacrymaux, se montre ici opérateur fort peu éclairé, et préfère encore les injections caustiques; que Fabrice d'Aquapendente se contente d'énumérer tous les procédés mis en usage jusqu'à lui et insiste seulement sur les avantages de la compression. Le fer rouge pourtant au commencement du xviii° siècle commence à rencontrer des adversaires, car l'affection est beaucoup mieux connue. Voici comment elle était généralement comprise par les chirurgiens éclairés de cette époque.

« On appelle de ce nom, dit Petit, non seulement la véritable fistule lacrymale, mais encore deux autres maladies bien différentes, dont l'une est à la vérité lacrymale, mais n'est point fistule, et l'autre est fistule, mais non pas lacrymale ». Cette phrase à elle seule prouve que l'histoire de cette affection, sur laquelle tant d'erreurs grossières avaient été accumulées, commençait à être entrevue. Il y avait assez peu de temps du reste que ce progrès avait été accompli. Voici en effet ce qu'en dit Dionis : « La troisième est l'œgilops, dérivé de aix chèvre, et de ops œil, parce que les yeux de ces animaux sont très sujets à cette maladie. C'est ce qu'on appelle la fistule lacrymale, qui consiste en un petit ulcère, calleux et profond, situé au grand coin de l'œil, à l'endroit où est placé ce qu'on appelle la glande lacrymale, qui n'est qu'un sac graisseux et charnu parsemé de plusieurs glandules presque imperceptibles. Cet ulcère commence toujours par un petit abcès en ce lieu où la matière qui se putréfie a bientôt atteint l'os, parce qu'il y a peu d'espace entre lui et la peau, et qu'étant plus spongieux qu'un autre il est plutôt carié..... De ces fistules, les unes sont ouvertes par devant, les autres par dehors. Les premières procèdent d'une humeur lente qui ne forme au dehors qu'une petite tumeur du volume d'un pois, laquelle étant pressée par le doigt, jette par dedans l'œil, je veux dire entre les paupières une sanie séreuse et quelquefois visqueuse et blanche. Les autres sont faites d'une matière active et chaude qui devenant âcre en croupissant, ronge l'os, qui est mince et poreux, et en même temps il se fait jour au dehors pour fluer perpétuellement jusqu'à ce qu'on en tarisse la source ». Verduc, Lacharrière, Lavanguyon sont moins explicites encore.

Ce qui jeta la lumière sur tout ce fouilli de notions confuses, ce fut le fameux travail d'Anel, dans lequel cet auteur établit nettement, non seulement le traitement rationnel dans la majorité des cas de fistule lacrymale, mais encore l'existence au début de l'affection d'une dilatation séreuse du sac, qui dit-il, se complique fréquemment de fistule. Malgré les critiques nombreuses et passionnées que suscita la communication d'Anel, elle ne fut pas inutile aux grands chirurgiens de l'époque. Ils prirent non seulement sa défense ; mais ils adoptèrent encore ses vues, et ce qui mieux est, ils perfectionnèrent son procédé. Nous avons cru devoir rapporter ici la dissertation où Anel consigna sa découverte (1).

1. Voici la dissertation dans laquelle Anel consigna sa découverte : « C'est ce que je viens d'observer nouvellement en la personne de M. Reschi, le digne neveu de son éminence Monseigneur le cardinal Reschi, archevêque de Gênes. M. l'abbé Reschi étant affligé de deux fistules lacrymales, dont l'une était ancienne de plus de trois ans et l'autre de plus d'une année, ennuyé de la longueur de sa maladie et rebuté du peu de succès des remèdes, que de fameux professeurs de médecine et de chirurgie avaient prudemment mis en usage, craignant les fâcheuses suites de sa maladie, prévenu en faveur de la chirurgie de Montpellier, avait formé le dessein d'aller chercher sa guérison dans cette ville si renommée en médecine. Dans cette intention il avait fait faire la description de sa maladie par ceux qui l'avaient soigné, et qu'il me remit quand il me fit appeler pour me consulter.—«Monseigneur, âgé de vingt-quatre ans, se trouve depuis longtemps attaqué d'une fâcheuse indispo-

Malheureusement si certains médecins ne voient dans l'hydropisie du sac ou dans la fistule lacrymale que différentes phases d'une même affection, d'autres, comme Heister, n'ont que trop de tendance à y voir des affections distinctes, tout en ne méconnaissant pas les liens de parenté qui les unissent. Anel du reste avait contribué à cet erreur en comparant la di-

sition dans les 2 grands angles de l'œil, d'où il en sort par la compression une matière séreuse, grasse, visqueuse et de mauvaise odeur, même en quantité, laquelle séjourne dans des sinus. On attribue à diverses causes l'origine de cette maladie, comme à une fluxion ou dérangement d'humeur du cerveau, qui se dépose dans les glandes et qui rend ces parties faibles et capables d'être imbibées de quelque portion d'humeur qui forme et produit un sinus dans les susdites parties. On pourrait aussi faire réflexion si ce mal ne parviendrait point de quelque reliquat d'une mauvaise qualité d'humeur que la petite vérole aurait laissé au malade, de laquelle maladie il fut attaqué à l'âge de sept ans, sans s'être pourtant jamais aperçu qu'une telle maladie lui a t laissé depuis aucune indisposition. Ayant examiné toute chose, on a entrepris la cure avec les remèdes universaux et particuliers, corroborants et balsamiques, en faisant observer au malade un bon régime de vivre. On lui a même fait prendre par le nez des poudres sternutatoires et dessicatives pour purger le cerveau et procurer une salutaire évacuation par cette voie-là. Mais tous ces remèdes n'ont apporté au malade aucun soulagement ni diminution du mal. On demande à présent si l'on doit en venir à l'opération en ouvrant la peau des deux grands angles de l'œil sur les sinus fistuleux, pour empêcher l'impression des matières qui pourraient ronger les os orbitaux ou l'angle supérieur du maxillaire inférieur, qui sont exposés à être corrodés par le continuel séjour de la matière dans ces parties. Cette opération peut être pratiquée en trois manières, avec le fer, le cautère actuel et potentiel, ouvrant la peau dans les grands cantus de l'œil sur l'endroit des sinus pour faciliter l'issue et la matière. Afin de parvenir à une parfaite guérison, on peut encore mettre en usage la compresse avec l'instrument propre aux fistules lacrymales : on remet pourtant le tout, messieurs, à vos meilleurs avis pour la guérison de ce seigneur ». — Après avoir été informé par cette relation de ce qui s'était passé dans le cours de cette maladie, je visitai les parties malades dans le dessein de me mieux informer par mes propres recherches de l'état présent de cette maladie. Rien n'était plus trompeur que l'apparence des parties extérieures des yeux de M. l'Abbé, qui plus on les considérait extérieurement sans les toucher, moins ils paraissaient malades. Cependant la cause de ces fistules, comme un fin serpent caché sous les fleurs, ne laissait pas que de répandre son venin avec d'autant plus de malignité qu'il était difficile sans avoir recours à quelque extrême opération de reconnaître seulement quels étaient les pernicieux effets qu'elle produisait actuellement.

latation du sac par les larmes à l'ascite ou à l'hydrothorax. « *Epiphoram sive oculum lacrymantem Medici oculorum vitium appellant,* dit Heister. *quæ lacrymæ non per puncta lacry-*

Je voyais sortir de chacun des grands cantus des yeux, à toutes les heures du jour, de la matière purulente en abondance, par l'effet de la moindre compression, de couleur jaunâtre, en partie visqueuse, et en partie séreuse et fétide, sans qu'il parût dans le grand cantus aucune inflammation, éminence, callosité, ni ulcération, et sans douleur, non plus qu'à la caroncule lacrymale, au nel be de l'œil, ni dans la partie interne ni externe des paupières. Je me fatiguai, dit Anel, à le chercher au niveau de la caroncule lacrymale, que je croyais ulcérée par la matière. Je découvris à la fin qu'elle se frayait une autre route que celle que j'avais pensé, la voyant évacuer hors des sinus qui la contenaient au moyen de la compression par les points lacrymaux. Ayant observé de la manière que j'ai rapporté l'endroit par où la matière sortait, j'en tirai une bonne conséquence en faveur de la maladie de M. l'Abbé, et je conclus pour lors que puisque la matière n'avait pas eu assez de corrosion pour ronger la peau et se faire un passage dans le grand cantus de l'œil ou bien dans l'endroit même de la caroncule lacrymale, il était possible qu'elle n'eût pas rongé le sac lacrymal ni pénétré par conséquent jusqu'au canal nasal. Désirant m'en éclaircir mieux sans en venir à quelque opération violente, et cherchant à éviter d'ouvrir, extérieurement, le sac lacrymal dans le grand cantus de l'œil, je pensai d'essayer si cela était possible, d'introduire une petite sonde d'argent par le point lacrymal, la faisant ensuite pénétrer jusque dans le fond de ces sinus, m'assurant ainsi non seulement de leur étendue et de leur profondeur, mais encore de reconnaître leur état, et de voir s'il ne serait pas possible de déboucher le sac lacrymal du côté du nez, à l'endroit où son point excréteur était obturant. Rétablissant par ce moyen un libre passage aux humeurs je projetai en même temps d'y introduire des médicaments au moyen d'une petite seringue dont le tuyau fût très subtil et capable d'être introduit par les points lacrymaux... quoiqu'il semble que ces deux opérations soient seulement idéales et impraticables, je n'ai pas laissé avec beaucoup de difficulté de les mettre en exécution, après avoir eu le bonheur de les inventer, de les perfectionner à un tel point qu'il me semble impossible d'y rien ajouter, par le moyen desquels on parviendra à la cure radicale de cette espèce de fistule, sans être obligé d'employer à cette fin, ni le fer, ni le feu, ni le caustique, pas seulement le bandage compressif. Voici la méthode que j'ai suivie pour l'exécution de mon dessein. J'introduisis par le point lacrymal une soie de sanglier, laquelle me servit ensuite à déterminer la grosseur du bouton de petites sondes en argent que je fis faire, lequel ne doit pas être plus gros que l'extrémité de la soie que j'avais introduite dans le point lacrymal. Je m'assurai de la grosseur du bouton de ces sondes en les faisant passer par la filière.

malia in ipsas nares, sed contra, quam debebant, super genas ex oculo magna cum molestia ac deformitate ægrorum destillant. Sunt equidem non pauci, qui nexæ genus illud cum fistula lacrymali confundant: sed immerito tamen illud fieri inde manifestum est, quia in illa dictis fistulis lacrymalibus non purus lacrymalis humor, sed cum materia purulenta mixtus, ex intus in sacco lacrymali abscondito ulcere profluit ». Par contre Heister ne croit pas avec Dionis que l'ulcère extérieur soit nécessaire pour caractériser la vraie fistule lacrymale. « *Fistulam lacrymalem cum plerisque medicis et chirurgis generatim istud vitium appellamus, ubi ex majore oculi cancho, vel eidem propinquo loco pituita purulenta, aut verum pus, vel sponte sua, vel post compressum digitis lacrymalem sacculum profluit. Nasci autem vitium illud solet, quoties viæ lacrymales et cum primis sacculus lacrymalis ab ulcere quodam infestantur. Quo gravius itaque ipsum ulcus est, hoc magis quoque periculosa esse fistula lacrymalis consuevit... Si cutis non erosa est, imperfecta; si erosa, perfecta; sin ossa simul erosa, complicata cum ossis carie fistula lacrymalis dici solet.... Garengeotius septimam quoque classem adjunxit, dum fistulam lacrymalem in veram et falsam disperscuit. Veram etenim illam dixit quando exulceratio ipsos ductus lacrymales vexat, falsam autem quando juxta illos ulterius quoque vidi, exulceratio existit: quæ a nobis ægilops dicta est. Sunt equidem nonnulli qui fistulis lacrymalibus nunquam non callum quemdam adjunctam necessario esse autumant; ut Signoretus et Platnerus: quia in aliis fistulis callus requireretur. Sed contra tamen rem sese habere in fistulis lacrymalibus, non solum usus receptus vocabuli fistulæ lacrymalis; (ubi verba valent ut nummi) verum etiam Celsi, Fallopii, Cardani aliorumque magnorum medicorum auctoritas, imo ipsius Wolhusii concensus, ut in citata nostra dissertatione evicimus, demonstrant, illud ex ipsa quoque experientia manifestum est.*

Procédés opératoires. — Au temps où Garengeot écrivit la première édition de son *Traité des opérations*, la méthode d'Anel était loin d'avoir partie gagnée. La majorité des chirurgiens tenaient encore pour le procédé ancien, aussi est-ce celui sur lequel Garengeot s'étendra le plus longuement. Mais Petit perfectionna bientôt de telle manière la méthode d'Anel que celle-ci fut acceptée par le plus grand nombre des praticiens un peu éclairés. Non seulement il expliqua mieux qu'on ne l'avait fait jusqu'alors le mécanisme des voies lacrymales, mais encore, incisant le sac dans les cas rebelles, il sectionnait avec un bistouri spécial le canal lacrymal obstrué, puis dilatait celui-ci avec des tentes. C'était à peu près, comme on le voit, le procédé de Stilling. J.-L. Petit eut seulement le tort d'être trop exclusif et de ne pas admettre qu'on pouvait créer artificiellement une nouvelle voie aux larmes, en quoi il fut suivi aveuglement par Garengeot. Monro, Heister, etc. ne se rangèrent pas à cette opinion. De telle sorte qu'il se créa à cette époque 2 camps bien tranchés, ceux en faveur de la possibilité d'une voie artificielle et ceux qui acceptaient la doctrine de J.-L. Petit.

Garengeot définit cette affection « un amas de « matière dans le sac lacrymal, ordinairement sans « callosité, souvent sans entrée apparente, quel- « quefois accompagnée d'une petite tumeur au « grand coin de l'œil, qui laisse sortir, lorsqu'on « la presse, une matière quelquefois purulente, « souvent toute aqueuse ». Les causes en sont: « l'altération des larmes, âcres, salées, corrosives.., « leur séjour prolongé dans le sac.., quelques grains « de petite vérole dans cette région.., des coups, « des chutes.., un tempérament scrofuleux, scorbu- « tique, vérolique.., une inflammation de voisinage, « comme un ulcère dans le nez... Les personnes « qui ont le nez déprimé à sa base y sont plus su- « jettes ».

Le pronostic et le traitement diffèrent suivant les cas : — 1° « Si en pressant la tumeur, l'eau sort claire et limpide par les points lacrymaux, ou qu'elle soit même suivie d'un peu de matière purulente, on n'a affaire qu'à une dilatation ou hernie du sac, et non point à une hydropisie du sac, comme le veut un nouvel oculiste. C'est là une mauvaise expression, car ce sac est, comme la vessie, le réceptacle habituel d'un liquide. Or, lorsque la vessie est distendue par une rétention d'urine, il serait absurde de dire qu'il y a hydro-

pisie de la vessie. Elle peut tout simplement faire hernie. Il en est de même du sac lacrymal ». Garengeot croit que dans ces cas on peut « espérer la guérison soit par des *injections*, soit par la compression. Pour injecter le point lacrymal inférieur, après avoir dégagé un peu la paupière, on introduit dans ce petit trou le bout d'une seringue bien fine, et l'on cherche par quelques petits mouvements le sac lacrymal. Pour injecter le point supérieur, on renverse la paupière supérieure afin de découvrir ce petit trou, et quand le bout de la seringue y a pénétré, on relève doucement la main, et on donne quelques petits mouvements pour chercher le sac nasal. Les liqueurs dont on doit se servir seront claires et très-douces, n'ayant rien de caustique ou d'irritant » (1). La *compression* est « une cure qui, bien que pal-
« liative, peut devenir quelquefois radicale, lors-
« que le pus n'a point encore altéré le sac, que
« la maladie est récente. On propose un bandage
« d'acier qu'on applique sur le sommet de la tête
« et dont la branche vient tomber sur la tumeur;
« un petit ressort permet au malade de comprimer
« sa tumeur quand il le veut. Dionis (2) applique
« 4 ou 5 compresses graduées sur la tumeur qu'il
« assujettit par une bande circulaire, et cela pen-
« dant quelques mois ». Garengeot, sans trouver mauvaise cette dernière manière de faire, croit que la compression serait plus exacte, « si l'on mettait

1. Dionis dilatait préalablement, et poussait même des injections irritantes : « on dilatera la fistule jusque dans le fond avec la racine de gentiane ou l'éponge préparée, après quoi on la modifiera avec l'apostolorum, l'égyptiac, ou la poudre de mercure. Si l'os est carié on le touchera avec quelques gouttes d'huile de soufre ou de vitriol ».

2. Dionis : « par la simple compression avec laquelle j'en ai guéri plusieurs. Je mets un petit emplâtre de cérase brûlée sur la tumeur, et par-dessus une petite compresse triangulaire ».

« sous les compresses de Dionis un petit morceau
« de papier gris mâché, qui se moulerait encore
« mieux à la figure de la partie. J'imite par ce mé-
« canisme, la façon que j'ai donnée de traiter les
« sinus par la compression de charpie brute ». Au
lieu du bandage circulaire de Dionis, il préfère
également le « monoculus, ou œil simple, moins
« sujet à se déranger ». — 2° « Mais s'il ne sort que
« du pus, que la maladie est ancienne, que les in-
« jections et la compression sont demeurées im-
« puissantes, que ce pus a même fini par ronger et
« carier l'unguis, os très mince et qu'on a remar-
« qué depuis peut n'être point recouvert de pé-
« rioste, que le pus enfin passe librement par le
« nez, c'est alors une fistule vraiment compliquée,
« et qu'il faut opérer ». Sans doute Garengeot ne
se fait pas illusion, il n'ignore pas qu'il existe des
cas incurables. Mais « on ne connaît point au juste
« le progrès de la fistule, dit-il, on ne peut sa-
« voir d'avance si elle est hors des secours de la
« chirurgie »; il se croit donc autorisé à tenter
l'opération, qui peut guérir, ou tout au moins sou-
lager. En bon clinicien, il tient grand compte des
antécédents; « on s'informera si le sujet ne vient
point de parents écrouelleux, scorbutiques, ou qui
aient eu la vérole, s'il n'est pas lui-même attaqué
de ces maladies : car toutes ces complications
doivent régler le pronostic du chirurgien ». Il nous
dit qu'avant d'opérer, son premier maître « feu
M. Arnaud, recouvrait l'œil sain d'une compresse
imbibée d'eau de roses ou de plantin, et l'œil malade d'une cuiller d'argent, qui tirait un peu les
paupières vers l'oreille ». Ce procédé, nous dit-il,
avait au moins l'avantage de cacher au patient la
vue des instruments. « D'autres se contentent de
tirer les paupières en dehors avec les doigts indice
et medius ».

Comment Garengeot faisait-il son *incision ?* »
Les auteurs, surtout un moderne (1), recommandent de ménager le tendon du muscle orbiculaire ». Précaution inutile, répond-il, « les anatomistes d'aujourd'hui savent que ce muscle s'attache à toute la circonférence de l'orbite, et
que la section en un de ses points ne lui communique point de relâchement ». Arnaud dans un cas
avait ainsi évité le tendon de l'orbiculaire, « l'œil
de son malade resta cependant éraillé ». Aussi la
fois suivante ne suivit-il plus cette pratique, et
fit-il une « incision demi-circulaire, à convexité
regardant le nez, à convexité vers l'œil, et non
plus cette fois trop près de la commissure des
paupières. Il travailla en sous-œuvre, coupa le
tendon, mais prit bien soin de ménager la peau.
Le malade guérit. Donc on peut couper le tendon, mais il faut ménager la commissure (1) ».
Garengeot trouve à cette pratique deux avantages, c'est d'abord de « découvrir, de voir ainsi
la source du mal », c'est ensuite de « pouvoir par
ce moyen dilater la plaie dans l'endroit même de
la fistule, puisqu'elle se trouve dans le milieu de
l'incision... Après cette première incision, continue notre chirurgien, on doit se servir d'un déchaussoir ou d'une feuille de mirte, qu'on pro-
mène dans la plaie par plusieurs allées et venues,
afin de la dilater. Puis, reprenant le bistouri, on
le porte tout d'un temps dans le conduit nasal, le
tenant comme une plume à écrire, le tranchant
regardant le dedans de la main. On coupe une petite bride qui est sur le bord de ce conduit, c'est

1. Garengeot veut probablement parler de Charles Saint-Yves, grand
oculiste de Saint-Lazare (*Tr. des mal. de l'œil*, p. 65, 1722).

2. La Faye « feu M. Arnaud a fait voir par plusieurs expériences que
cet éraillement ne vient que de la section faite trop près de la commissure des paupières, et non de la section du tendon du muscle orbiculaire ».

un repli du périoste, on coupe le petit oblique,
qui incommode... Si l'on a coupé la veine angulaire, on comprime vers l'angle du coronal, parce
qu'elle vient de là. Si c'était au contraire du sang
artériel, on comprimerait à la partie inférieure de
l'orbite, sur le maxillaire, car c'est par là que
passe l'artère qui va au grand angle ». Quand la
plaie était ainsi bien dilatée, on pouvait apercevoir la carie des os, si elle existait. « Pour détruire
cette carie, les uns appliquent des consomptifs,
des poudres corrosives, des eaux stiptiques...
d'autres veulent l'emporter entièrement ». Et
parmi ces derniers, Garengeot dit que certains
perçaient l'os onguis avec un stylet, un déchaussoir ou tout autre instrument, tandis que d'autres
le cautérisaient au fer rouge. Amand protégeait
même les parties voisines du contact du feu en se
servant d'un entonnoir, qui servait à conduire ainsi
le cautère sur l'os onguis. — L'opération terminée, il s'agissait d'empêcher l'ouverture de se fermer. « Il y a des praticiens qui se servent d'une
éponge préparée, et la laissent quarante-huit heures. D'autres emploient un petit rouleau de linge
qu'ils poussent avec le déchaussoir dans le petit
trou fait à l'onguis ». Mais il penche encore plus
volontiers pour une façon de faire de J.-L. Petit,
toute nouvelle pour l'époque où il écrit. « M. Petit, dit-il, a fait depuis peu cette opération d'une
manière toute singulière, et a eu un succès merveilleux. Au lieu de chercher à créer une nouvelle
route aux larmes, comme je viens de le dire, et
qui d'ailleurs ne réussit jamais, il s'est imaginé que
si on pouvait conserver celle que la nature leur
avait donnée, on guérirait cette affection sans larmoiement... Je l'ai vu passer une bougie par le
sac lacrymal et le canal nasal, et la faire sortir par
le nez. Il laissa à demeure cette bougie jusqu'à ce

qu'il vît, par la matière, que le canal fut bien sain
La malade sur laquelle j'ai vu faire cette belle
expérience est guérie sans aucun larmoiement ».
Et Garengeot, qui nous a si souvent donné des
preuves de son sens judicieux, termine par la réflexion suivante : « Nous laisserons à nos lecteurs
le soin de faire les réflexions qu'ils jugeront convenable. Mais, quant à nous, nous ne pensons pas
qu'ayant détruit les canaux lacrymaux, comme on
le fait pour l'ordinaire, on puisse jamais guérir le
larmoiement ».

PLAIES DE TÊTE ET FRACTURES DU CRANE
A L'OCCASION DU TRÉPAN

Sans parler des crânes perforés trouvés dans les grottes
préhistoriques, qu'ils aient été trépanés ou non dans un but
médical, on peut dire que l'opération de la trépanation est une
des plus vieilles de la chirurgie. Elle était probablement de
pratique courante dans les temples d'Esculape, bien avant la
rédaction des ouvrages hippocratiques. Dans un chapitre
fameux, le père de la médecine s'est accusé, comme on le sait,
d'avoir laissé périr un malade, faute d'avoir employé à propos
le trépan. Le manuel complet qu'on y trouve décrit est déjà si
complet que les auteurs qui vinrent après lui ajoutèrent peu
aux indications qu'il avait tracées. Il emploie déjà le xystre
pour mettre les os à nu et les râcler, afin de reconnaître les
fêlures du crâne, et dans les cas douteux il propose de frotter
l'os dénudé avec de l'encre pour les mieux apercevoir. Sa
façon d'opérer est à peu près celle qui est encore usitée de
nos jours. Il prend bien soin de prévenir qu'on ne doit point
se hâter lorsqu'on opère, qu'on doit s'arrêter de temps à autre,
soit pour laisser refroidir l'instrument, et au besoin le tremper
dans de l'eau froide, soit pour examiner à quel degré de profondeur on est arrivé. Les instruments dont il se servait étaient
de deux modèles ; c'était ou la tarière des charpentiers, ou un
autre trépan auquel Celse a donné le nom de Modiolus. La

pratique de Celse fut à peu près celle d'Hippocrate ; mais au lieu de ne pratiquer qu'un seul trou, ce dernier auteur en faisait deux à côté l'un de l'autre, glissait au-dessous de la lance osseuse qui les séparait une plaque de fer qu'il appelle méningophylax, et la faisait sauter avec les ciseaux. Chose étonnante, dans les siècles suivants, on voit laisser de côté et tomber de plus en plus en désuétude l'usage de la couronne de trépan. Galien ne se sert plus que du couteau lenticulaire, dont il décrit deux espèces. Aétius et Paul d'Égine répètent ce passage de Galien, et ne semblent pas avoir fait beaucoup de trépanations. On se contentait plus volontiers à leur époque de panser les plaies de tête avec les onguents de litharge, d'huile de rose, de suc, du thymus calaminta. C'est à ces seuls onguents qu'eurent recours les Arabes, et Aven-Zohar nous dit qu'à son époque pas un de ses compatriotes n'était en état de pratiquer la trépanation. Pourtant le plus hardi parmi eux, Albucasis, semble s'être servi quelquefois du xystre et du trépan perforatif, et avoir opéré suivant la méthode de Celse. Moins encore que les Arabes, les chirurgiens du Moyen-Age recoururent au trépan. C'est ainsi que nous voyons Hugues de Luques se contenter pour tout remède dans les fractures du crâne de faire avaler au blessé une poudre secrète, préparée en grande pompe et au milieu de prières solennelles. Le célèbre Lanfranc de Milan, le fondateur du collège de chirurgie de Paris, trépane bien quelque peu, mais c'est dans des cas très simples, où il ne s'agissait que d'enlever des esquilles osseuses, faciles à extraire. Les fractures du crâne lui semblent d'ailleurs, devoir bien plus facilement guérir par l'intervention du Saint-Esprit que par celle du chirurgien. Il avait une façon bizarre de s'enquérir si une fracture du crâne nécessitait l'application du trépan ; il frappait la tête du patient à coups de bâton, et si elle rendait un son fêlé, c'est qu'il y avait fracture ; un autre signe encore était que le sujet ne pouvait plus mastiquer ses aliments. Ces signes, quelqu'erronés qu'ils fussent, devaient d'ailleurs être admis longtemps encore après lui. Avec Guy de Chauliac reparut la couronne du trépan, si longtemps oubliée. L'instrument dont se servait ce chirurgien était garni d'une pyramide, dont on n'avait point encore fait usage, et qui fut depuis couramment employée. Il se servit en outre d'un trépan perforatif et d'un couteau lenticulaire. La grande re-

nommée de Guy de Chauliac, considéré si longtemps comme
la plus grande lumière des écoles de chirurgie, ne fut sans
doute pas sans influence sur la résurrection de la trépanation. Après lui, nous la voyons pratiquer par tous les
grands chirurgiens de la Renaissance, Gabriel Fallope, Marianus Sanctus, Carcano Leone, qui trouvent même ridicule
de recourir à des remèdes sans énergie lorsqu'on possède un
moyen si infaillible d'arriver à la guérison. André de la Croix
s'occupa des instruments et y apporta de nombreuses correc-
tions. Fabrice d'Aquapendente les décrivit tous en détail, et en
fit une critique judicieuse, conservant le couteau lenticulaire et
le méningophylax, mais rejetant les poignets et les vis de l'arbre du trépan comme trop lourds, et préférant la tréphine dont
il garnissait la couronne de quatre ailes. A. Paré chercha aussi
à améliorer l'opération, et inventa un type de trépan, le trépan
exfoliatif. Cet auteur détaille très complétement les indications et contre-indications de l'opération, défend un des premiers de la pratiquer au niveau des sinus frontaux, rejette le
méningophylax et le remplace par un petit disque monté sur un
long manche. C'est à Guillemeau, son élève, que l'on doit les
couronnes dentelées qui, depuis leur invention, furent universellement employées. Dans le courant du xvii* siècle on rejeta le méningophylax, le trépan perforatif, les ciseaux, et l'on
chercha à donner une meilleure forme aux élévatoires. Celui
de Fabrice de Hilden consistait en un foret dont l'extrémité
supérieure tenait à un levier articulé. Lavanguyon, à la fin du
xvii* siècle, donna un précepte important sous le rapport des
indications opératoires, et sur lequel on n'avait point insisté
avant lui, celui d'opérer dès que des signes certains annon-
çaient l'existence d'un épanchement, et de s'abstenir quand il
n'existait qu'une simple fêlure sans accidents redoutables. Il
détermina en outre les endroits où l'on ne devait pas trépaner.
On ne doit appliquer la couronne, dit-il, ni sur les sutures, ni
sur le milieu de l'occipital et du frontal, à cause de la grande
adhérence de la dure-mère à ce niveau, ni sur l'écaille du temporal, sauf nécessité, parce que cet os est très friable. Sa méthode simple et précise est à peu près celle indiquée déjà par
Fabrice de Hilden. Dionis (1) se montra également chaud par-

1. Dionis. « Les Anciens attendaient que les accidents leur marquas-
sent sûrement la nécessité indispensable de la faire... Aujourd'hui qu'on

tisan de l'opération, et fut d'avis de la faire sans tarder. Son procédé opératoire est également celui de Fabrice de Hilden. Enfin la tendance générale au commencement du xviii° siècle était que l'on devait intervenir presque constamment. De la Motte recommandait la trépanation, même pour les petites fêlures, et alors même que l'altération osseuse semblait insignifiante. Garengeot nous dira que son père la fit sept fois en une seule année dans la petite ville de Vitré, et sans insuccès. Notre auteur contribua lui-même à accentuer cette tendance extrême à trépaner en démontrant en plein Hôtel-Dieu, devant Méry et ses élèves, que la table interne des os du crâne pouvait être fracturée sans que la table externe présentât la moindre fêlure. Le maître de Garengeot, J.-L. Petit, créa même alors une expression qui dénote combien on faisait facilement l'opération à cette époque : c'est ce qu'il appela faire la trépanation préventive. On sait enfin combien l'Académie de Chirurgie usa et abusa du trépan. Aussi une réaction contraire ne tarda-t-elle pas à se produire à l'époque de Desault, Bichat, Malgaigne, et l'on vit alors la trépanation, qui avait joui d'une si grande vogue à l'époque de Garengeot, tomber totalement en discrédit. On sait qu'elle vient d'être reprise tout récemment.

Garengeot nous donne une étude assez mauvaise des plaies de tête, qui furent mieux étudiées

est aguerri sur cette opération, il suffit d'avoir des marques qu'ils peuvent venir pour aller au-devant d'eux... Par exemple, si d'abord qu'un coup aura été reçu à la tête, le blessé tombe, et qu'il perde connaissance, en voilà assez pour le trépaner, car il doit y avoir du sang extravasé. Si on attend que ce sang soit abcédé, le malade ne peut guère survivre... Le trépan est plus heureux dans certains pays que dans d'autres ; à Avignon et à Rome, ils guérissent tous... A Paris, le trépan est assez heureux ; mais ils périssent tous à l'Hôtel-Dieu de Paris à cause de l'infection de l'air qui agit sur la dure mère, et qui y porte la pourriture ». Et il ajoute : « Les administrateurs devraient faire attention à avoir un lieu dans un faubourg de Paris, où ils mettraient ceux qui seraient blessés à la tête ; par ce moyen ils en échapperaient beaucoup.... Tous les auteurs nous marquent six endroits où ils nous défendent de trépaner : 1° sur la fontaine de la tête aux enfants ; 2° sur les sutures ; 3° sur les sinus sourciliaires ; 4° sur les tempes ; 5° aux parties déclives de la tête ; 6° sur les grandes embarrures. Ces précautions sont justes et fondées ; mais il ne faut pas les garder à la rigueur ».

par J.-L. Petit; mais en revanche il connaît vraiment bien les *fractures du crâne*, qui ne sont décrites ni dans le manuscrit de ce dernier, ni dans son *Traité des os*, où l'on trouve pourtant les autres fractures et luxations traitées de main de maître. « Je ne sais en général que trois espèces de frac« ture des os du crâne », dit-il (1). La première est « l'incision, marque, ou vestige, qui peut être, « suivant la direction, perpendiculaire, oblique ou « horizontale ». La seconde est la « fente, ou fê« lure. La fente capillaire est parfois si fine qu'on « ne parvient à l'apercevoir qu'en répandant de « l'encre sur l'os ». La troisième est « un en« foncement, une dépression de l'os, cette dépres« sion peut s'accompagner d'esquilles osseuses qui « peuvent percer la dure-mère. La table externe « peut être brisée et enfoncée conjointement avec « l'interne. On dit même qu'il y a embarrure, quand, « dans de grands enfoncements, il se loge sous l'os « sain une esquille ». Enfin, il en existe encore une autre variété « *par contre coup*, que presque tous « les modernes, excepté Dionis, traitent de chi« mérique, et disent admise sans fondement par « Hippocrate ». Garengeot réfute longuement, avec observations à l'appui, ceux de ses contemporains qui ne la voulaient point admettre. « Quand « on frappe contre un corps résistant, dit-il, une « planche ou un morceau de bois, maintes fois « ces objets cassent ailleurs que dans le point « frappé ». D'autre part, expérimentant sur le crâne lui-même : « quand j'allais dans des cime-

1. Les Anciens en reconnaissaient un grand nombre. Dionis les réduit à douze : l'hedra ou marque ; l'eccope, ou incision ; la diacope, ou taillade ; l'apoképarnismos, ou dédolation ; le trichismos, ou fente capillaire ; le rogma, ou fêlure ; l'apikima, ou contrecoup ; le tlasis, ou contusion ; l'enthlasis, ou écrasement ; l'engissoma, ou enfoncement ; l'ecpiesma, ou dépression, embarrure avec esquilles ; enfin le camaresis ou voulure.

« tières pour séparer quelque os de la tête dont
« j'avais besoin, et que, prenant un fémur, je don-
« nais de grands coups sur un crâne, j'ai observé
« plusieurs fois que j'obtenais des fractures à une
« distance assez éloignée du point que je frap-
« pais ». Veut-on des observations sur le cadavre,
et non plus sur le squelette ? Il en cite une prise
chez son père, à Vitré, alors qu'il n'avait que vingt
ans. Il fit lui-même l'autopsie. « Étant encore
« chez feu mon père, en 1708, un homme reçut, à
« une petite lieue de Vitré, un coup de bâton sur
« la partie supérieure du pariétal gauche. Il mou-
« rut, et on l'enterra. Mais quelque temps après
« le seigneur du lieu fit faire les perquisitions de
« justice. Les chirurgiens Royaux furent mandés ;
« et comme feu mon père en était un, il s'y ren-
« dit, et je l'accompagnai On déterra le cada-
« vre, et j'en fis l'ouverture. Je ne vis point de
« fracture de la table externe au niveau de la
« plaie ; mais la table interne était considérable-
« ment fracturée. En outre, à la partie inférieure
« de ce même pariétal il existait deux fêlures,
« qui se rejoignaient comme une espèce de V.
« Donc, les modernes se trompent quand ils
« allèguent que la table intérieure ne peut se bri-
« ser sans que l'externe le soit également, qu'un
« os ne peut être fracturé en deux endroits par
« un seul et même coup ». Mais on lui répondait que la personne qui s'était fait ainsi une
fracture en tombant pouvait se relever après
un instant ; mais que, tout étourdie encore, il
pouvait arriver qu'elle retombât de nouveau et
se fit de nouvelles fractures. » Je ne nie pas
« que la chose ne soit possible, reprend-il, mais
« je puis affirmer que tous ceux que j'ai vu tré-
« paner (et ils sont en grand nombre, puisque
« mon père en a trépané, et guéri, jusqu'à sept

« dans une année), n'ont pas branlé de la place
« où ils sont tombés. Je l'ai su positivement ».
Une autre objection contre la possibilité de ces
fractures par contre-coup était que les sutures devaient amortir la violence du coup et empêcher
la fracture de se faire sur l'os contigu. Une nouvelle observation prise à Vitré va encore la
détruire : « J'ai vu en 1708, à deux lieues de Vi-
« tré, un garçon de 12 ans qui était tombé du
« haut d'un arbre sur la partie supérieure d'un
« des pariétaux. Il perdit connaissance. Mon père
« ne trouva aucune fracture au niveau de la plaie,
« d'ailleurs fort médiocre ; mais il existait une
« grosse tumeur derrière l'oreille. On l'incisa, et
« on trouva alors le temporal si fracturé qu'on
« dut trépaner. Le malade guérit bien » Puis, ce
sont deux observations semblables empruntées à
Dionis, une troisième enfin tirée de la clientèle
d'Arnaud, et dans laquelle il s'agissait « d'un
« homme tombé sur l'occipital et ayant perdu
« beaucoup de sang par les deux oreilles, et sur
« lequel on trouva un écartement de la suture tem-
« porale avec fêlure de l'os temporal à gauche, et
« une fêlure à peu près symétrique à droite ».

Garengeot traite également de la « *Commotion
du cerveau* », qui est une secousse, un ébranlement donné à la substance cérébrale, comme lorsqu'on saisit quelqu'un par les cheveux et qu'on
le secoue fortement, ou lorsque des corps mous
et ne pouvant faire de fracture, comme une butte
de foin jetée de haut, viennent frapper la tête, ou
encore « lorsqu'on tombe de haut sur les fesses
« ou tout droit sur les pieds. On en a vu qui en
« sont morts, ajoute-t il, dans le cerveau desquels
« on a trouvé un abcès ».

« Le linge qu'on fait tenir entre les dents et
« qu'on tire à soi pour produire un ébranlement

« douloureux à la plaie..., le saignement de nez...,
« l'ecchymose et la noirceur autour des yeux...,
« l'hémorrhagie par les yeux ou les oreilles..., le
« vomissement..., la fièvre..., tous ces *signes dia-*
« *gnostics* ne sont que des conjectures. Il n'y a de
« certain que les signes que donnent la vue et le
« toucher. On reconnaîtra les fentes ou félure au
« moyen de la sonde ». Mais il avertit de ne pas
les confondre avec les sutures naturelles, dont on
doit bien connaître la situation. — « Si une balle a
« touché à l'os sans le pénétrer, on peut dire or-
« dinairement que dans ce cas la table interne est
« fracturée » surtout s'il y a ce qu'il appelle d'autres signes de conjecture. — « Si l'on n'aperçoit
« rien à la table externe, il ne faudra pas en con-
« clure que la table interne n'est pas fracturée. —
« Dans les cas douteux, il ne faudra encore rien
« préjuger, se rappelant qu'il peut exister des
« fractures par contre-coup ». Enfin, entre autres
observations, il en cite une où il fit preuve d'un
réel tact médical en se gardant bien de prendre
pour une crépitation osseuse celle produite par
une bosse sanguine. « En 1729, un enfant de 12
ans tombe. J'étais absent quand on vint me cher-
« cher, et mon garçon s'y rendit. Un autre chi-
« rurgien arriva, qui dit que l'os était brisé... En
« touchant cette tumeur avec mes doigts indica-
« teurs, je sentis en effet une crépitation; mais je
« sçus bien faire cette différence de crépitation,
« qui répondait à mes doigts comme si je touchais
« un parchemin un peu rôti, du frôlement d'un
« ou de plusieurs os rompus. J'assurai alors qu'il
« n'y avait pas fracture, et que le frottement que
« l'on percevait ainsi n'était qu'un emphysème...
« J'appliquai sur la tumeur plusieurs cartons, que
« je couvris de compresses trempées dans l'eau-
« de-vie, et je serrai par-dessus un mouchoir en

« triangle. Le lendemain la tumeur avait dis-
« parue ».

Le *pronostic* des plaies du crâne est fort bien
étudié. « Les fractures qui portent le pronostic le
« plus grave sont celles qu'on n'a pu découvrir,
« telles que contusions, fentes capillaires, fractu-
« res de la table interne seule ». On doit également bien se méfier des commotions; et les accidents qui ne surviennent qu'ultérieurement sont
plus à redouter et peuvent amener la mort. « Les
« plaies du devant du crâne sont plus souvent
« accompagnées de fractures, parce que l'os fron-
« tal est plus facile à casser. Les coups sur les
« tempes sont suivis plus facilement de fractures,
« parce que l'os temporal cède facilement ».
Quant aux coups sur l'occiput, « ceux-là sont
« surtout dangereux, parce que l'os occipital fait
« plus de résistance, et que la violence se porte
« sur le cervelet et la moelle allongée, dont les in-
« flammations sont absolument mortelles, et aussi
« parce que la trépanation sur les sinus latéraux
« de cette région serait une opération grave. Les
« fractures au niveau des sutures sont également
« plus sérieuses que celles du plein des os, parce
« qu'on ne doit pas trépaner sur les sutures ».

Garengeot recommande d'examiner avec soin
avant de pratiquer *l'opération* l'état des parties
sous-jacentes. « On doit toucher avec les doigts
« toute l'étendue de la contusion, afin de s'assurer
« de la solidité ou de la fragilité de l'os rompu ».
Il se préoccupe peu des lignes d'incisions indi-
quées par les différents auteurs. « J'ai vu, dit-il,
de grands praticiens, et qui ont beaucoup fait
cette opération, faire presque toujours l'incision cruciale, même sur les sutures et sur le
muscle crotaphite sans qu'il en soit arrivé aucun
accident ». Il conseille d'inciser simultanément

la peau et le périoste, et même un peu plus de ce dernier, « pour éviter les tiraillements et les brides qu'il formerait aux angles de la plaie, lesquels seraient bientôt suivis d'inflammation et d'autres fâcheux accidents ». Après avoir découvert la fracture par le moyen de ces incisions, examiné sa grandeur, etc., « on doit, dit Garengeot, décider du temps de l'opération, temps qui a été remis par les auteurs au lendemain de l'incision, c'est-à-dire 24 heures après avoir découvert la fracture, espace de temps qu'on ne devrait pas limiter si juste et si éloigné, puisque plus on fait cette opération promptement, plus le succès en est heureux... En général on ne trépane point sur les sutures, parce qu'on déchirerait les attaches de la dure-mère qui y est fort adhérente, outre que l'on pourrait déchirer les vaisseaux qui passent de cette membrane supérieure et du péri-crâne à cette membrane... Cependant s'il arrivait une fracture qui traversât une suture, on appliquerait la couronne du trépan aux côtés de la suture, et si deux jours après les accidents subsistaient toujours, on ferait la même opération de l'autre côté de la suture. Il ne faut point trépaner sans une grande nécessité sur les endroits des sinus sourciliers, car on croit être sur le cerveau, et on est seulement dans les sinus comme on l'a vu arriver. On s'en détrompe aisément par la sonde, et en faisant couler quelque liqueur amère et odorante dans le trou, car elle se fait d'abord sentir dans le nez. De plus, c'est que les ouvertures de ces sinus restent ordinairement fistuleuses... On recommande de ne point trépaner sur le milieu de l'occipital pour la même raison que pour les sinus. Enfin on ne trépane point sur les pièces d'os qui ont du mouvement et qui paraissant détachées n'ont pas toute la solidité que demande cette opération. Si dans les fractures multipliées et qui se coupent à leurs angles, il y a quelque pièce d'os, il faut faire en sorte de l'ôter, et si la pièce étant ôtée, l'ouverture est assez grande pour permettre au sang épanché et aux autres matières de sortir, il ne faut point d'autre trépan que celui que le hasard a fait ». Garengeot indique ensuite la manière de tenir l'arbre du trépan. Si l'on veut, dit-il, se servir du trépan perforatif, on observe d'abord que la pyramide soit stable et ferme dans la couronne, et qu'elle n'excède pas en longueur plus d'une ligne, parce que dans les crânes minces on pourrait risquer de piquer la dure-mère. « La situation que l'opérateur donne ordinairement à son trépan pour scier le crâne est de mettre la paume de la main gauche sur la pommette de l'arbre du trépan, l'appuyant avec le front, non pas tant pour peser sur l'arbre que pour donner une stabilité à la couronne, et pour que la vue de l'opérateur tombe perpendiculairement à sa circonférence ». Garengeot trouve d'autres défauts à cet instrument. Le premier est que l'on applique trop fortement, et pour ainsi dire d'une façon instinctive, les dents de la couronne dans le crâne. « Le second défaut, est que la main droite qui tourne la manivelle, interrompt trop souvent et trop longtemps le chemin des rayons de lumière qui partent des dents de la couronne pour venir se peindre dans les yeux de l'opérateur, de sorte que ces rayons étant interrompus par la main qui tourne la manivelle du trépan, font que le chirurgien ne peut voir si bien le progrès que fait la couronne ». Il est donc plus convenable de placer le pommeau sous le menton, en même temps qu'on décrit un cercle sous ce pommeau avec le doigt de la main gauche. Quand le trépan a terminé son œuvre, on l'enlève en faisant faire à la

couronne un demi tour de gauche à droite, on
tourne la clef, et on enlève la pyramide; on enlève ensuite la sciure d'os avec une petite brosse,
on nettoie la couronne avec un petit cure-dent de
plume, on applique de nouveau le trépan et on
continue comme ci-dessus. « Toutes les fois, dit
Garengeot, que l'on sent de la difficulté et de la
résistance à la couronne en tournant l'arbre du
trépan, c'est une marque que les petites dents de
la couronne s'enfoncent trop. Pour lors, on donne
un demi tour de gauche à droite, et on recom-
mence de nouveau, mais un peu plus légèrement. »
Dès qu'on est arrivé au diploé, on redoublera de
précaution. « Il est bon d'avoir la couronne de la
même grandeur, parce que si l'une venait à manquer, on pourrait achever l'opération avec l'autre
Il ne faut point trop scier la pièce, car on pourrait non seulement déchirer la dure-mère, mais
ouvrir encore quelques vaisseaux ». Aussi, arrivé
à certains moments, notre auteur s'arrêtait et
ébranlait la pièce d'os avec un petit levier qu'il
décrit dans ses instruments. Il ôtait ensuite avec
soin les corps étrangers, mais avant de les emporter, il pesait un peu sur la dure-mère avec le méningophylax afin de tracer la route au couteau
lenticulaire. C'est avec cet instrument que l'on
ôtait les inégalités que la couronne avait laissées
autour du trou. Immédiatement après l'opération
il appliquait des plumasseaux imbibés de baume
de Fioraventi sur la dure-mère, les recouvrait de
charpie et de compresses, et maintenait en place
toutes les pièces de cet appareil au moyen du
bandage appelé couvre-chef.

ANÉVRYSME

Les anévrysmes paraissent avoir été connus depuis for-
longtemps. Il semble résulter d'un passage d'Oribase, assez
obscur, il est vrai, qu'Antyllus aurait été le premier qui aurait
osé entreprendre le traitement de ces sortes de tumeurs.
Aëtius cependant ne parle pas d'Antyllus, mais de Leonidas
d'Alexandrie. On trouve aussi dans Galien quelques lignes sur
les anévrysmes, et d'après Dezeimeris, il aurait même eu l'idée
d'appliquer le froid à la cure de ces dilatations artérielles.
Quoiqu'il en soit, c'est lui qui a établi la division restée classique des anévrysmes en anévrysmes par dilatation et anévrysmes par rupture. Voici ce qu'on savait sur ces deux variétés au temps de Garengeot.

Causes. — La cause principale des anévrysmes pendant les
siècles qui ont précédé le nôtre, a été incontestablement la
saignée. Non seulement en effet celle-ci était une opération de
tous les instants, mais encore elle était souvent accomplie, soit
par des mains inexpérimentées, soit au milieu de circonstances
extrêmement défavorables. Dionis nous apprend les nombreux
accidents qu'elle entraînait de son temps, « C'est une chose
surprenante dit-il, de voir la prévention du public qui croit que
les chirurgiens sont obligés de donner une pension à tous ceux
à qui ils font une mauvaise saignée. Un célèbre chirurgien
mort il y a longtemps, dont le nom est respecté chez nous, et
qui avait acquis une réputation sur la saignée plus grande que
qui que ce soit avant lui, avoua qu'en une année il avait ouvert
onze artères. On ne pouvait l'accuser d'être maladroit puisque
personne ne saignait aussi bien que lui ; mais il faisait tant de
saignées et de si difficiles, étant appelé par tout Paris pour des
bras où tous les autres avaient renoncé, qu'il ne pouvait éviter
ces malheurs, qui auraient été plus fréquents à tout autre qu'à
lui. S'il avait été obligé, de donner des pensions, tout le bien
qu'il avait gagné pendant 40 ans de travail aurait à peine suf-
fi : » Les blessures par instruments tranchants autres que la

lancette, étaient aussi parfaitement connues. Mais, comment agissaient ces traumatismes ? En affaiblissant les tuniques externes à coup sûr. Lorsque l'anévrysme est *franchement spontané*, la majorité des auteurs se rallie plutôt à l'explication suivante, que nous empruntons à Lacharrière : « quant à la cause interne, du vrai anévrysme, on ne saurait l'attribuer qu'à l'action d'une humeur âcre et corrosive, qui s'échappe des glandes, qui se cantonne autour des vaisseaux, et qui ronge insensiblement la tunique extérieure des artères, de manière que le sang, par des secousses réitérées, dispose la tunique intérieure à s'étendre et à se dilater ; et après plusieurs impulsions, ne se trouvant plus en état de résister à ce mouvement, elle cède et obéit tant qu'enfin il se forme une tumeur qu'on nomme anévrysmale. C'est ainsi que je conçois les anévrysmes qui arrivent naturellement au col, aux bras, aux aisselles, au membre inférieur et à plusieurs autres parties. » Dionis parle aussi « d'une humeur corrosive qui ronge les membranes externes de l'artère, en sorte que les internes ne peuvent résister à l'impulsion du sang ».

Mais souvent l'étiologie est plus nette, et succède manifestement à une affection chirurgicale bien déterminée, telle que tumeurs osseuses, abcès voisins rongeant l'artère, fragments d'une fracture venant blesser la tunique externe, etc., surtout, d'après les auteurs du temps, en ouvrant *la gaîne externe des vaisseaux*. Les parois de l'artère n'étant plus soutenus à ce niveau devaient y faire *une hernie*, que Garengeot et d'autres écrivains de cette époque regardent comme l'analogue à tous les points de vue des hernies intestinales.

L'influence des efforts violents n'avait pas échappé aux praticiens de la première moitié du xviii° siècle, pas plus qu'à leurs devanciers : ils étaient même plutôt portés à en exagérer le pouvoir. « La rupture, dit Dionis, peut être causée par de grands efforts ou par des cris pendant l'accouchement, qui peuvent faire les mêmes désordres que l'incision de l'artère. » Et d'autre part, Garengeot fait la remarque importante que voici : « l'anévrysme vrai survient ordinairement aux grandes agitations et aux mouvements violents, qui se font dans les endroits où les muscles agissent le plus ». Heister est du même avis : « *Verisimile est ea ortum sæpissime debere vel lapsui, ictui, verberibus aut fracturis aliquando perpessis, vel violentis motibus in elevandis aut propellendis magnis oneribus, saltu, equitatione vehemen-*

tiori, aliisque concussionibus violentioribus, quibus arteria quæ-
dam plus justo vel percutitur ac debilitatur vel urgetur, ut in tumorem aliquem distendatur ».

Anatomie pathologique. — Quoique le plus souvent les anévrysmes siégeassent du temps de Garengeot au niveau du pli du
coude, et nous en avons dit la raison, les autres sièges de la
tumeur n'étaient pas ignorés. *Oribase parle déjà des principaux
anévrysmes, de ceux du bras, du cou, de la poitrine, etc.* D'autre
part, la phrase suivante de Heister prouvera que les anévrysmes internes n'avaient pas non plus échappé aux praticiens
d'alors : « *Intus autem in pectore vel abdomine, propter tunicarum arteriæ vel externarum vel internarum factam debilitatem
ex quacumque causa, propter exulcerationem atque erosionem,
anevrysmata moveri quandoque esse, id præter Fallopii, Seve-
rini, Ruyshii, luculentas observationes nostra, nisi vehementer
ego fallor, observatio in annalibus academicæ Juliæ, semestri
XII, p. 81, descripta satis superque est* ». L'ouvrage célèbre
de *Lancisi, de motis cordis et anevrysmatibus,* augmentera notablement ces connaissances, qu'étendront encore les remarquables recherches de *Morgagni*.

On ne saurait demander aux auteurs du temps une conception exacte de la structure de la poche sanguine ; mais déjà on
tend à parler d'anévrysmes par dilatation de la tunique *interne*,
surtout dans les cas de saignées. *Le rôle des caillots n'est pas
même entrevu,* on les regarde plutôt comme *nuisibles*, et lorsqu'on essaie d'oblitérer le sac, c'est en rapprochant intimement
entre elles les parois qui le constituent.

Le *volume* des anévrysmes est, on le sait déjà, très variable
dans les cas particuliers qui peuvent se présenter. Si les récents sont petits, les vieux, on ne l'ignore pas, peuvent atteindre une grosseur énorme. « Il arrive des anévrysmes dans
toutes les parties du corps, dit Dionis, surtout à la tête, au col, à
la poitrine et au ventre. Elles viennent quelquefois en ces
parties d'une grosseur prodigieuse ». Et d'autre part, voyez
ce que raconte Heister. « *Anevrysma tamen verum quandiu
recens adhuc atque exiguum; præter pulsum molestum, levem-
que tumorem, parum aut nihil incommodi affert. Sed postquam
sensim sensimque increscit et vel ad ovi vel pugni alicujus, quin
imo ferme ad capitis usque magnitudinem augetur.*

Lésions de la tunique moyenne. — Willis avait montré que

les artères ont leur tuyau formé par l'enroulement d'une
série de tuniques, la celluleuse, la glanduleuse, la musculeuse, la villeuse. Sennert comprit toute l'importance de
l'affaiblissement de la couche musculaire, et c'est par les
maladies de la tunique musculeuse qu'il exprime la formation
de certains anévrysmes. Cette opinion est développée tout au
long dans la bibliothèque chirurgicale de Manget. L'auteur montre comme l'altération de fibres musculaires rend l'artère incapa-
ble de résister à l'impulsion du sang. Il a le tort, il est vrai, d'attaquer ensuite les écrivains qui soutenaient que le sang était
chargé de sels nuisibles dont la présence était la véritable source
du mal. L'athérome et ses causes ne pouvaient en effet être
entrevus à cette époque, quoique Lacharrière remarque que les
anévrysmes frappent plutôt « les personnes maigres, atrophiées,
qui ont le sang chargé de sels, que ceux qui sont gras et replets, »
et que d'autres invoquent la syphilis, le scorbut, le vice écrouelleux. On aurait dû s'attendre à ce que l'*anévrysme artérioso-*
veineux fut parfaitement connu, car la production d'une pareille
tumeur anévrysmale était bien *fréquente à cette époque.* Cependant il n'en est rien, et c'est J. Hunter à qui reviendra entièrement l'honneur de cette découverte, bien que Sennert eut
déjà observé son signe caractéristique ; mais cet auteur n'en
put reconnaître la véritable cause, et engloba ce symptôme dans
les signes ordinaires de l'anévrysme, comme nous allons le voir
à la symptomatologie, que nous lui emprunterons, car elle
résume excellemment et en peu de mots toutes les connaissances de l'époque.

Symptomatologie. — *Agnoscitur anevrysma et ab ecchymosis*
discernitur, quod in anevrysmate color est cuti reliquæ similis,
tumorque est mollis et laxus, digitorum impressioni plerumque
cedit, sanguine in arteriam recurrente, unde mox rursum effluit.
Sentitur etiam pulsus in anevrysmate. Quanquam Parœus anno-
tat in anevrysmate interdum si magnum sit, nec pulsum percipi
nec sanguinem compressum ad interiora reddire, quod ipse etiam
in femina quanquam observari, motus tamen et strepitus quasi
bullientis aquæ, tum percipitur idque non solum cum digitis
premitur sed etiam alias, et sibilus ille non saltem digitis sentitur,
sed etiam admota aure, quod sit ob spiritus vitalis per augusta
meantis motum, quæ signa omnia non a sanguinis sub cutem
effusione sed ab arteriæ dilatatione proveniunt. (Sennert. de anc-

rrysmate opera omnia). J.-L. Petit parle aussi des phénomènes acoustiques que déterminent les anévrysmes. « Lorsqu'on approche l'oreille de l'anévrysme par dilatation, on entend un bruit semblable à celui que fait l'eau qui passe dans les tuyaux des fontaines. Ce bruit ne s'aperçoit que rarement et faiblement à l'anévrysme par épanchement ».(Petit. *Œuvres posthumes*, III⁰ vol. p. 238).

Pronostic. — Tous les auteurs s'accordent à regarder les anévrysmes comme d'un pronostic très-fâcheux. Cependant Sennert cite l'exemple d'une femme qui aurait gardé jusqu'à la fin de sa vie un anévrysme, sans que celui-ci ait jamais produit le moindre accident. Lacharrière dit formellement que tous les anévrysmes sont loin de présenter les mêmes dangers. « La plupart assurent que ces tumeurs augmentent quelquefois si considérablement qu'elles ne manquent pas de crever. L'on sait cependant de source certaine qu'il y en a qui en ont gardé toute leur vie, et que dans la plupart de ceux qui en sont attaqués la portion de l'artère affaiblie devient si dure et si calleuse, qu'elle résiste à tous les efforts que l'on peut faire. Quoique cette ossification d'artère paraisse très difficile à expliquer on pourrait néanmoins penser que les particules salines, les plus piquantes, les plus exaltées du sang, pénètrent dans les plus petites parties des fibres de ses tuniques, qu'elles s'y arrangent en s'y mêlant avec le suc nourricier de l'artère et qu'elles contribuent aussi à son ossification ». C'était surtout pour l'anévrysme de la carotide que le pronostic était tout particulièrement mauvais, car on n'ignorait pas que la tumeur prenait souvent au cou un volume extraordinaire, et déjà depuis Oribase, les chirurgiens, désespérant de guérir ces anévrysmes cervicaux, les abandonnaient à leur sort, qui était, comme on le savait, la rupture.

Calcification et guérison spontanée de l'anévrysme. — On voit souvent mentionner dans les auteurs de cette époque la transformation de l'anévrysme en une tumeur dure, immobile, sans battements, et donnant une sensation osseuse. Verduc a parfaitement expliqué ce fait dans sa pathologie chirurgicale (1⁰ vol., p. 144). « Mais, dira-t-on, pourquoi dans les anciens anévrysmes ne sent-on point de mouvements ? Est-ce parce que la liqueur perd son mouvement dans ce lac, comme l'ont dit quelques modernes? Est-ce parce que la membrane externe ne fait plus de ressort à cause de sa dilatation? Point du tout! Ce n'est ni par l'une ni par l'autre de ces raisons, qu'il n'y a plus de mouvement dans les anciens anévrysmes des gros vaisseaux, principalement quand ils sont anciens; c'est parce que la dilatation de l'artère qui forme la tumeur s'endurcit et devient quelquefois cartilagineuse. Cette dureté n'est causée que par l'obstruction et l'extravasation du suc nourricier, qui s'échappe des vaisseaux de la membrane de l'artère. Ces liqueurs se fermentent, les particules salines se développent, elles se forment dans les pores de la membrane de l'artère, et ainsi les fibres en se rapprochant et en se resserrant s'endurcissent et deviennent calleuses ».

Traitement. — Les anciens liaient l'artère au-dessus et au dessous de l'anévrysme, puis ils ouvraient le sac, et après avoir retiré de la poche les caillots qui s'y étaient amassés, ils bourraient son intérieur de substances propres à la faire suppurer. On pourra s'en convaincre par le passage suivant qu'Oribase emprunte à Anthyllus. « S'il se présente un anévrysme par dilatation, nous ferons sur la peau une incision droite dans le sens de la longueur du vaisseau; ensuite, écartant avec des crochets les lèvres de la plaie, nous isolerons l'artère et nous mettrons complétement à nu la tumeur. Nous glisserons sous l'artère une sonde, nous soulèverons la tumeur, puis nous ferons passer le long de la sonde une aiguille enfilée d'un fil double. Dès que ce fil est placé on coupe ce fil avec des ciseaux de façon à avoir deux fils et quatre chefs. On lie au-dessus et au-dessous de la tumeur, de façon que l'artère soit placée entre deux ligatures. Nous ouvrons ensuite la tumeur à l'aide d'une petite incision ». On remplissait alors la poche avec de la charpie, de l'étoupe, etc., et différentes substances propres à hâter la suppuration. On le voit, pas plus que pour les hernies, les chirurgiens de l'époque Gréco-Romaine ne se montrèrent timides. Ils inventèrent même ce qui est regardé encore comme l'*ultima ratio* quand toutes les autres méthodes ont échoué.

Modifications à la méthode radicale. Extirpations. — Vers le temps de Garengeot, des modifications importantes eurent lieu, que nous croyons devoir indiquer, bien qu'elles soient restées à l'état de tentatives isolées. Purman essaya d'enlever, d'extirper le sac au lieu de l'ouvrir « *hic deligata utrinque arteria me-*

dius inter vincturam ultramque tumor scalpello exciditur, vulnus que dein eodem prorsus modo tractatur, quem supra jam proposuimus. Atque istam curandi viam Purmanus se se inisse refert, quando gravissimum illud cujus supra mentionen injecimus anevrysma extirparit atque vulnus intra unicum mensem feliciter curavit (Heister, 11 vol.; p. 32).

Procédé d'Anel. — Ambroise Paré, dans un passage qui a donné lieu à de nombreuses disputes, conseille de lier au-dessus de la tumeur. Mais une phrase, douteuse, il est vrai, semble prouver qu'il conseillait d'ouvrir le sac comme on le faisait toujours jusqu'alors. En tout cas, c'est ce que fit son élève Guillemeau pour un anévrysme volumineux de l'humérale. « Je proposai aux médecins et aux chirurgiens de faire le seul remède pour obvier au mal, qui était de lier l'artère plus haut que l'anévrysme ». Il fit une incision qui découvrit l'artère trois doigts au-dessus du pli du bras, lia l'artère au-dessus de la tumeur, qu'il ouvrit, puis il évacua les caillots. En résumé c'est une simple modification du procédé usuellement employé jusqu'alors. Il en est *tout autrement* pour Anel.

Anel lia l'artère brachiale pour un anévrysme au-dessus de la tumeur, comme l'avait fait Guillemeau un siècle auparavant; mais, au lieu d'ouvrir la poche comme l'avait exécuté son prédécesseur, il laissa l'anévrysme intact, et le vit disparaître graduellement. Il eut l'honneur de fonder ainsi une méthode nouvelle, qui a conservé son nom, bien qu'elle ait été oubliée jusqu'à Desault. Hunter l'appliqua à la cure de l'anévrysme poplité comme Desault; mais il lia beaucoup plus haut la fémorale : aussi sa manière de faire porte-t-elle souvent le nom de procédé de Hunter. Ce n'est du reste qu'une variante de la méthode d'Anel, qui présente, il est vrai, des avantages et des dangers spéciaux. Anel pratiqua cette opération le 30 janvier 1710, et la fit connaître dans un livre qui a pour titre : *Suite de la nouvelle méthode de guérir les fistules lacrymales ou discours apologétique* (Turin 1714). Quoique racontée brièvement, cette observation prouve qu'Anel se faisait une idée parfaitement exacte de la nature de son opération. Il s'agissait d'un anévrysme traumatique du pli du coude, à la suite d'une saignée. « Je fis, dit Anel, au révérend père Bernardino di Balsamo, une incision aux téguments, sans toucher en aucune manière au sac anévrysmal. Je cherchai l'artère et je la trouvai située au-dessus du nerf, ce qui n'est pas ordinaire. Je l'en séparai avec une sorte de circonspection, et l'ayant fait soutenir avec une érigne, j'en fis la ligature le plus près de la tumeur qu'il me fut possible. L'artère étant liée, je fis lâcher le tourniquet, et pour lors un petit rameau musculaire que j'avais coupé en disséquant l'artère donna du sang et m'obligea de nouveau à faire serrer sur le champ le tourniquet et à lier derechef l'artère un peu plus haut. Le tourniquet étant levé, je ne vis plus d'hémorrhagies ni de pulsations dans la tumeur. Alors j'appliquai l'appareil et le bandage convenable ».

Il ne survint aucun accident. l'un des fils tomba le 17 février, l'autre ne se détacha que dix jours plus tard, le 5 mars la cicatrisation était complète. La tumeur, dont la consistance n'est pas indiquée, s'affaissa graduellement, et finit par disparaître. Anel ajoute, dans les réflexions qui suivent son observation, que sa manière d'opérer est différente de celle des auteurs et pratiquée par les bons maîtres, qu'en liant ainsi l'artère au-dessus de l'anévrysme, il avait pour but d'empêcher l'apport du sang dans la poche anévrysmale ; d'autre part, comme il le fait remarquer, le sang qui était dans le sac après la ligature devait forcément s'échapper par les capillaires sanguins, de telle sorte qu'à un moment donné l'anévrysme se trouverait complétement vide. Il a donc parfaitement su ce qu'il faisait, et en quoi son procédé différait de celui de ses prédécesseurs, quoiqu'en disent les chirurgiens anglais, qui voudraient bien attribuer toute la gloire de la méthode nouvelle à leur grand Hunter.

Application sur les parois du sac de styptiques, astringents, corps froids. — Cette méthode, si généralement inefficace, n'avait pas été négligée par les anciens chirurgiens. Si l'on en croit Dezeimeris, l'application de corps froids sur l'anévrysme remonterait à Galien. Les Arabes, les praticiens du moyen-âge s'adressèrent à une foule d'emplâtres de composition très diverse, et dont Ambroise Paré recommande l'emploi pour les tumeurs de petit volume. Voici comment s'exprime Dionis sur ce sujet : « Il y en a qui prétendent qu'en versant de l'eau bien froide ou en mettant quelque chose de bien froid sur la tumeur, que c'est un moyen de la guérir. Les remèdes styptiques et astringents y conviennent, parce qu'il faut resserrer les fibres trop étendues des tuniques de l'artère, mais ils seraient *de peu d'effet* s'ils n'étaient aidés par le bandage qu'il faut porter des années entières ». N'oublions pas de rappeler que l'action de ces remèdes styptiques était, comme pour l'action des bandages, favorisée par des saignées abondantes, dont on attendait le plus grand bien. Un auteur italien, Ganga, avait même avant Valsava essayé de guérir certains anévrysmes par des saignées répétées et une diète sévère.

Compression. — La compression est devenue au commencement du xviii° siècle la méthode de choix, *celle que l'on doit toujours employer au moins au début de la cure.* Mais, au lieu de se servir simplement d'un bandage compressif, tel par exemple que celui qui se trouve décrit dans Ambroise Paré, on avait imaginé déjà des appareils plus perfectionnés. L'un d'eux est célèbre, c'est le ponton de l'abbé Bourdelot. « M. l'abbé Bourdelot, premier médecin de M. le Prince, inventa, dit Dionis, un bandage pour se guérir d'un anévrysme qui lui survint après une saignée. Il appelait son bandage le ponton. Il consistait en un petit écusson en acier rond, fait exprès, garni de coton et de cuir comme les bandages pour les hernies. Ce petit écusson a des attaches qui passent au-dessus et au-dessous du coude, qu'on vient arrêter en dedans du bras au milieu de la partie plate de l'écusson. Il y a des petits trous, des attaches pour serrer et relâcher l'écusson quand on veut, et quoique cet écusson soit fait pour comprimer la tumeur, il y a une canelure pour laisser la liberté au sang de l'artère de passer par-dessus. C'est ce qui lui a fait donner le nom de ponton, étant semblable à un pont, qui n'empêche pas l'eau d'une rivière de continuer son cours. Il le porta l'espace d'une année, et la tumeur diminuant tous les jours, il se trouva guéri entièrement ». L'abbé Bourdelot publia sa propre observation dans le journal de Blégny (*Zodiacus Medice gallicus*) en 1681. La même année Roger fit paraître dans le même journal un nouveau cas de guérison d'anévrysme par la compression, qui remonterait même à 1605. En 1685, Brommelius communiqua aux *miscell. acad. natur. curios.* une troisième observation, où l'on avait obtenu le plus heureux résultat en comprimant longtemps l'anévrysme à l'aide d'une plaque de plomb. Voici comment l'on procédait lorsqu'on craignait à la suite d'une saignée malheureuse de voir se produire un anévrysme. « On applique, dit Lacharrière, une petite compresse dans laquelle on met la moitié d'une fève, qui ne comprime que le lieu de l'ouverture. Sur cette compresse

on en met une autre un peu plus grande. On applique ainsi
plusieurs compresses graduées qu'on assujettit avec une bande
d'une longueur proportionnée, et on garnit les parties voisines
de bons défensifs.... Cette compresse produit de très bons
effets, car outre qu'elle modère le cours du sang, et que par
son moyen on peut éviter de trop serrer la bande, c'est qu'elle
facilite encore la réunion de l'artère, parce que l'impulsion du
sang ne se faisant sentir que très faiblement, écarte très peu
l'ouverture ». Garengeot remplace la fève par « un morceau de
papier mâché et bien exprimé, le gris ou le papier brouillard
est le meilleur ». Par-dessus ce papier mâché il accumule les
compresses, comme Lacharrière. Quelquefois la compression
détermine certains accidents. « On ne doit pas être surpris, dit
Garengeot, s'il survient quelques heures après l'application de
l'appareil, une enflure considérable à la main et l'avant-bras :
pourvu que cette tumeur soit mollette, quand même elle s'éten-
drait tout le long du bras, une partie du dos, et qu'elle soit
accompagnée d'inflammation, tout cela ne doit pas obliger à
lever l'appareil ». Parfois cet 1ᵉʳ appareil était insuffisant, on
recourait alors soit au ponton de Bourdelot précédemment décrit, soit à l'appareil de Gillet pour la compression des anévrysmes, soit à de véritables brayers. « On propose encore, dit
Garengeot, les bandages d'acier qu'on trouve chez les Brayers ». Voici celui de Verduc : « j'ai depuis peu fait faire un
bandage d'acier pour un anévrysme du cou. C'est une branche de la carotide qui s'est dilatée après un coup d'épée qui
avait guéri. L'artère s'est dilatée au-dessus de la clavicule à
côté de la trachée-artère, bien au-delà de la blessure. Cette
dilatation n'est pas fort élevée, mais elle a 3 ou 4 pouces de
large. La personne qui est incommodée de cet anévrysme est
un jeune homme de mérite, âgé de 22 ans. Tous les habiles
praticiens qu'il a consultés lui ont conseillé de ne pas faire
d'exercices violents ni de débauches, et d'appliquer quelques
astringents sur la tumeur. Mais pas un ne s'avisa de lui conseiller le bandage que j'imaginai. Je le menai chez M. de Launay, très habile chirurgien herniaire, à qui je donnai le dessein d'un bandage, qu'il a parfaitement bien exécuté. Pour
faire comprendre la figure de ce bandage, il est fait à peu
près comme le bandage d'une hernie de l'aine. La pelote vient
comprimer la tumeur, et la sangle, qui fait ressort, est d'un bon

acier battu à froid. Elle passe au-dessus de l'omoplate par dessus l'aisselle gauche pour aller s'accrocher à la pelote. Si le malade continue à porter ce bandage il y a lieu d'espérer que l'artère se raffermira, et que la tumeur diminuera ou du moins ne grossira pas davantage ».

Compression indirecte. — L'école de Paris s'en tenait du temps de Garengeot à la compression directe, c'est-à-dire exercée au niveau même de la tumeur. Mais, comme l'a fait remarquer Scarpa, un auteur italien du XVIIᵉ siècle, J.-B Ganga, avait déjà recouru à la compression indirecte. Ayant eu en 1673 à soigner un vieillard de 60 ans, nommé Cefanessi, dont l'artère brachiale avait été atteinte par une saignée malheureuse, il lui appliqua un bandage roulé commençant aux doigts et remontant jusqu'au pli du coude. Il exerça une compression directe au niveau de la plaie, grâce à de nombreuses compresses en paquet, *puis il appliqua sur l'artère brachiale* un cylindre de bois de la grosseur du doigt remontant jusque dans l'aisselle. Cette dernière partie du bandage maintenue par plusieurs tours de bande roulés était destinée à empêcher l'afflux du sang vers la tumeur, tandis que le bandage sur le doigt et sur l'avant-bras était chargé de réprimer l'œdème. On leva l'appareil au cinquième jour ; mais comme il existait encore des battements on le remit en place jusqu'au onzième jour. Le malade fut complétement guéri.

Anévrisme diffus. — L'anévrysme par *rupture d'artère* était parfaitement étudié du temps de Garengeot. On l'avait distingué nettement de *l'anévrysme par dilatation* ou anévrysme vrai, malgré les objections de certains auteurs, qui, comme Siliaticus et Friend, faute peut-être d'avoir bien traduit Galien, soutenaient que les anévrysmes étaient dues à une rupture d'artère.

Les symptômes étaient parfaitement fixés, on savait que le membre atteint se tuméfie, qu'il perd sa coloration normale pour prendre souvent une teinte ecchymotique, que l'anévrysme diffus n'a pas de battements, de mouvements d'expansion.

Le pronostic était regardé comme excessivement grave.

Si le membre ne menaçait pas gangrène, on se hâtait de faire l'opération classique, c'est-à-dire qu'on liait le vaisseau blessé par ses deux bouts, puis on nettoyait la plaie, et on essayait

— 281 —

d'extirper les caillots infiltrés dans le tissu cellulaire ambiant.

Mais si la gangrène menaçait, on se résignait à faire l'amputation.

L'anévrysme, dit Garengeot, est « une tumeur
« faite de sang artériel, causée par la dilatation
« de quelque artère ou par l'épanchement d'une
« partie du sang qu'elle contient, et accompagnée
« d'un battement plus ou moins sensible ». Il rappelle que les chirurgiens français le distinguent
en anévrysme vrai et en anévrysme faux (1). « Le
« premier, qu'ils ont appelé *anévrysme vrai*, est
« une tumeur faite par la dilatation d'une artère,
« toujours accompagnée d'un battement, qui devient moins considérable à mesure que la tumeur grossit. Le second, qu'ils ont nommé *faux*
« *anévrysme*, est une tumeur faite par l'épanchement d'un sang artériel, en conséquence de
« l'ouverture de l'artère, et qui n'est point accompagnée de battement distingué, mais d'une espèce
« de bruit sourd, ou pour mieux dire de frémissement, qui augmente à mesure que la tumeur
« grossit et qu'il s'y épanche davantage de sang
« artériel ». Et à ce sujet Garengeot reprend avec
juste raison « Freind, qui dans son histoire de la
« médecine, dit que tous les anévrysmes sont par
« rupture de l'artère ». Dans l'anévrysme diffus, il
distingue encore deux classes très importantes au
point de vue clinique : « il y a de bons chirur-
« giens qui divisent encore l'anévrysme faux en
« deux espèces, l'un où la peau est ouverte con-
« jointement avec l'artère, le second où l'artère
« est seulement ouverte sous la peau ».

1. J.-L. Petit les distingue mieux en les désignant sous le nom d'anévrysme vrai ou par dilatation, et d'anévrysme faux ou par épanchement. Il semble d'ailleurs déjà en trouver les dénominations mauvaises, puisqu'il dit : « ces deux maladies, qui portent le même nom, ont cependant des caractères bien différents ; elles n'ont de commun que d'être formées par le sang artériel ».

Il ne connaît naturellement point les causes
habituelles, alcoolisme, syphilis, et tout ce qui
peut produire l'endartérite, et son étiologie est
purement locale. C'est « la compression causée
par des tumeurs osseuse ou humorales », qu'il
« accuse, « une sérosité venant de quelques par-
« ties voisines et relâchant les membranes de l'ar-
« tère, des abcès voisins dont le pus ronge la
« membrane externe de l'artère, des fractures dont
« les esquilles déchirent cette même membrane,
« des coups, des chutes, une saignée malheureuse. »
Il montre en outre comment le faux anévrysme
peut survenir au vrai, « car la tumeur dans ce
« dernier anévrysme (vrai) étant devenue fort con-
« sidérable, et les membranes de l'artère s'étant
« beaucoup dilatées perdent leur vertu élastique ;
« de sorte que ne pouvant plus faire de résistance
« aux efforts du sang, elles sont obligées de céder
« et de se rompre. Le sang sortant par l'ouver-
« ture s'épanche alors dans l'interstice des mus-
« cles tout autour de l'artère, soulève la peau,
« si la maladie est aux extrémités ou assez su-
« perficielle, et cause l'anévrysme faux... Donc
« l'anévrysme faux peut succéder au vrai ».

Les signes différentiels qu'assigne notre auteur
aux deux sortes d'anévrysmes sont remarquables
par leur abondance et par leur exactitude. Qu'on
juge plutôt. « L'anévrysme vrai paraît comme
« une petite tumeur assez ronde et élevée, accom-
« pagnée d'un battement sensible, et la peau con-
« serve toujours la même couleur sans aucun
« changement. Si on touche cette tumeur, on s'a-
« perçoit qu'elle contient un liquide qui lui donne
« du ressort, et la rend mollette ; et si on la presse
« avec le doigt, elle rentre. Tout le contraire ar-
« rive au faux anévrysme ; car la tumeur, bien loin
« d'être ronde et élevée, est plate et fort étendue ;

« on n'y sent point de battements réglés, mais
« une espèce de frémissement ; la peau perd sa
« couleur naturelle et devient violette et noire ;
« si on touche la tumeur on s'aperçoit qu'elle
« renferme quelques corps durs (caillots qu'on
« écrase) ; enfin, en la pressant, elle ne peut ren-
« trer. Tous ces caractères, continue Garengeot,
« ne sont point donnés gratuitement. Il suffit de
« regarder les malades pour se convaincre de leur
« exactitude ». Notre auteur s'efforce ensuite de
donner une explication physiologique de ces différents phénomènes, et il y réussit assez bien ; mais
ces faits sont trop connus actuellement pour qu'il
soit intéressant de les rapporter.

Traitement. — « L'anévrysme vrai, dit Garen-
« geot, peut durer très longtemps sans la nécessité
« de l'opération, et sans causer beaucoup d'in-
« commodités au malade, pourvu qu'on ait soin
« de le tenir toujours comprimé par quelque
« compresse soutenue d'un bandage, et que le
« malade ne fasse point de mouvements vio-
« lents ».

Quant à l'anévrysme diffus, il fait remarquer
avec raison qu'il est « très fâcheux, principalement
« quand l'épanchement est considérable, car la
« mortification et la gangrène en sont souvent les
« suites, et on ne peut différer longtemps l'opéra-
« tion sans exposer le malade à perdre la vie ».

Il y a deux moyens, dit Garengeot, de guérir
l'anévrysme. « Le premier, et celui par lequel on
« doit toujours commencer, autant que la maladie
« le permet, est le bandage. Le second renferme
« l'opération ». Mais auparavant, Garengeot se
préoccupe d'un accident important en ces temps
de vogue de la saignée : l'ouverture de l'humérale
au pli du coude. « Quand un chirurgien, dit-il, a
« eu le malheur de piquer une artère, il commet-

« trait une faute en laissant couler le sang jusqu'à
« la syncope », comme plusieurs de ses contemporains semblaient le faire. Il appliquera « sur
l'artère un morceau de papier brouillard mâché
et bien exprimé, placera par-dessus des compresses graduées, et mettra une longuette sur la partie
antérieure et supérieure du radius ». Le bandage
devra rester appliqué 3 ou 4 jours, « à moins
« que quelque accident fâcheux n'obligeât à l'ôter
« plus tôt ». Mais, continue-t-il, il peut encore
survenir un autre anévrysme « au bout de 8 à 10
« jours, plus ou moins, et qui tient à ce qu'on a
« ouvert la gaine qui renferme l'artère, le nerf,
« etc. ». C'est ce qu'il appelle une *hernie* de l'artère, et comme on le fait aux hernies, il faut d'a-
bord la réduire, puis appliquer un bandage compressif. Enfin, l'artère n'a pas été seulement
piquée, elle a été coupée. Il faut alors employer
le tourniquet de J.-L. Petit, qu'on place sur la partie interne du bras, et même au besoin aller glisser dans le creux de l'aisselle une compresse ronde
et épaisse pour comprimer les vaisseaux. Puis,
s'armant d'un bistouri plutôt que d'une lancette,
on va couper sur la sonde cannelée l'aponévrose
du biceps afin d'arriver sur l'artère, et on em-
ploiera pour tarir le sang soit les caustiques, soit
la ligature. Comme caustique, Garengeot préférait
un « caustique liquide bien exprimé, de crainte
qu'il n'en aille quelques gouttes dans la cavité
de l'artère ». D'autres se servaient encore de « térébenthine sèche, de colophane, ou autres astringents ». Quant à la ligature, il la faisait à peu près
comme on l'exécute de nos jours.

PLAIES ET SUTURE DES TENDONS

La suture des tendons avait été déjà indiquée par Celse, Guy de Chauliac, Paul d'Égine ; mais la peur qu'inspiraient « ces parties nerveuses et si faciles à enflammer », et dont ensuite l'inflammation était si terrible, explique pourquoi ces préceptes restèrent purement théoriques.

Elle n'entra dans la pratique que grâce à un heureux succès que Bienaise obtint dans un cas de déchirure des tendons. Dionis et Lacharrière conseillèrent dès lors de tenter la réunion des tendons divisés. « Je passe, dit ce dernier, à la réunion des tendons, que les anciens et la plupart des modernes avaient abandonnée, et qu'on aurait négligée à leur imitation, si feu M. Bienaise, à qui nous en avons l'obligation, ne l'avait renouvelée ». Garengeot contribua beaucoup à la vulgarisation de cette méthode, qu'il a seulement le tort de regarder comme trop récente, ainsi que le lui reproche Heister (1).

Garengeot considère les plaies des tendons comme « très-fâcheuses et s'accompagnant sou-« vent de fièvre. Leurs piqûres sont également « fréquemment suivies d'abcès aux parties éloi-« gnées de la piqûre. Les Anciens, dit-il, ne vou-« laient point que les tendons se pussent réunir. « Ils jugeaient même mortelles les plaies du ten-« don d'Achille. Mais, leur répond-il, ces parties « sont nourries de sang comme toutes les autres. « Les os et les cartilages, qui ont encore plus de « solidité, se réunissent bien. Pourquoi donc les « tendons ne pourraient-ils se réunir ? » Et il cite plusieurs praticiens qui ont ainsi par la suture guéri des plaies du tendon d'Achille. C'est M. Coste, chirurgien juré et ancien prévôt de sa

1. Voyez les discussions de l'époque dans les œuvres de J.-L. Pe... ; l'Introduction par Nesle.

compagnie, qui l'a assuré avoir fait plusieurs fois
cette suture, et toujours avec succès. C'est le
sauteur Cochois, cité par M. J.-L. Petit dans son
Traité des os, soigné et guéri par ce chirurgien.
C'est un autre qui tombe par mégarde dans les
égoûts, près la Bastille, se rompt le tendon, et
est traité avec succès par M. Poncelet, chirurgien
juré et ancien prévôt de sa compagnie.

Comment donc traiter les déchirures des tendons? « Si le tendon n'est qu'à demi coupé, que
« les accidents soient légers, on peut commencer
« par panser la plaie avec le baume de Fioraventi
« et de copahu, mêlés avec de l'huile d'œuf ».
Et si cela ne suffit pas, « on coupe complétement
« le tendon, afin de diminuer la fluxion, et on su-
« turera plus tard. Si au contraire le tendon est
« complétement coupé, on prétend que le sou-
« verain remède est de faire la suture ». Garengeot fait ici des distinctions, « cette règle souf-
« fre quelques exceptions », dit-il. Car cette
suture peut être rendue impossible, quand les
bouts se sont si considérablement retirés qu'on
ne peut parvenir à les rapprocher. Elle n'est pas
non plus pratiquable, du moins immédiatement,
quand la région a été contuse et meurtrie, et il
faut attendre avant de la faire. Enfin elle est, à
son avis, le plus souvent inutile quand il s'agit
entr'autres des tendons extenseurs des doigts, « la
seule situation renversée de la main suffisant pour
obtenir la réunion ». Quoi qu'il en soit, quand on
se résolvait à la suture, ses contemporains, dit-il,
recommandaient de « prendre l'extrémité du ten-
« don coupé à l'aide de petites pincettes garnies
« de dents pour mieux mordre sur le tendon, et
« d'un anneau pour le serrer bien fort. La pin-
« cette, répond-il, est un mauvais instrument qui

« meurtrit le tendon, l'enflamme, le fait suppurer,
« et cette suppuration emportant beaucoup de sa
« substance, la suture qu'on tenterait aurait chance
« de ne pas réussir ». Il vaut mieux « pincer le
« tendon dans son milieu avec la peau, sans le
« changer de place, et sans pincette, et étendre
« ensuite la main pour le rapprocher de l'autre
« bout ». On prendra alors des aiguilles spéciales,
« non tranchantes sur les côtés, afin de ne point
« couper sur les côtés les fibres du tendon, armées
« d'un fil double et ciré, qu'on enfoncera à l'aide
« du porte-aiguille, ayant soin de percer la peau
« et le tendon en même temps de dehors en de-
« dans, à environ deux lignes des bouts coupés.
« Enfin dans l'anse du fil, on placera une petite
« cheville de taffetas ciré et roulé, pour que le
« fil ne puisse couper ces parties, qui ont déjà
« trop de tendance à s'écarter ». Comme pansement, « on laisse tomber sur la plaie quelques
« gouttes d'un baume spiritueux et balsamique,
« on place par-dessus le tout une compresse trem-
« pée dans l'eau-de-vie, et l'on fait deux ou trois
« circulaires de bande... Enfin on fera des embro-
« cations sur tout le membre, principalement le
« long des muscles dont les tendons sont coupés,
« et vers l'origine des nerfs qui s'y rendent ». La
suivante lui paraît fort bonne. « Vous prendrez
« de l'huile de vers te terre et de renard, de la
« graisse humaine, de chacune une once; du suc
« de vers de terre, une demi-once; vous mélan-
« gerez le tout, chaufferez, ajouterez autant d'eau-
« de-vie, et devant un petit feu vous frotterez le
« membre ».

Garengeot n'oublie pas non plus de faire mettre
le membre dans une sorte d'appareil inamovible,
et prescrit encore, « à mesure que la plaie se cica-
« trisera, quelques petits mouvements, ayant soin

« de frotter la partie avec le liniment décrit
« plus haut, afin que le tendon devienne souple,
« et s'allonge peu à peu, car sans cette précau-
« tion, la partie courrait grand risque de rester
« toujours pliée ».

PANARIS

Le panaris, appelé paronichia par la plupart des auteurs classiques de la période Greco-Romaine, réduvia par Celse, ptery-
gion par Paul d'Égine, mal d'aventure par les gens du monde,
avait été divisé par les anciens en deux espèces; 1° panaris superficiel (entre la peau et le périoste); 2° panaris osseux. Ils admettaient aussi une sous-variété, connue alors sous le nom de tourniole, et aujourd'hui sous la dénomination de panaris épider-
mique. Ils traitaient cette affection par les cataplasmes, les
onguents, et aussi, comme l'indique nettement Paul d'Égine et
Guy de Chauliac, par l'instrument tranchant. Dionis réduisit à
une seule espèce seulement le panaris, rejetant le panaris osseux.
Heister, lui, décrit trois variétés. Astruc, Junker, revinrent aux
divisions des Anciens, tandis que Ledran, Garengeot, David, puis
Lafaye et l'Académie de chirurgie, établirent les quatre sortes de
panaris qu'on étudie encore actuellement. Les fusées purulentes,
entrevues par Ambroise Paré et par Fabrice d'Aquapendente,
n'ont été véritablement bien exposées que par les auteurs du
commencement du xviiie siècle, surtout par Garengeot et par
Heister.

Notre auteur rejette le sentiment des Anciens,
qui croyaient le panaris dû à « un sang adulte,
« mauvais et corrompu, que la nature chasse des
« parties nobles vers les extrémités, par des voies
« qu'il n'est pas facile de concevoir », à son avis.
Il discute également, pour la rejeter, l'opinion de
ses contemporains, qui accusaient : « les uns, l'ef-
« fervescence des parties bilieuses et sulfureu-
« ses du sang ; les autres, une tumeur brûlante,

« âcre et corrosive, qui, rongeant le périoste, les
« extrémités des filaments nerveux, et la chair
« faisait une eschare (1); d'autres enfin, un acide
« étranger, qui, se mêlant avec le suc alimentaire
« qui se répand entre les fibres, les membranes
« et les petits vaisseaux des extrémités des doigts
« allait produire tumeur, inflammation, pulsa-
« tion, etc. ». Il ne reconnaît pour « causes inté-
« rieures du panaris que la vérole, le scorbut, les
« écrouëlles, et toutes les maladies qui sont la
« suite d'une limphe grumelée ». Mais il faut à
ces causes internes des causes externes comme
adjuvant, telles que « l'introduction ajoute-t-il, de
« quelques épines, de petits éclats de bois, des
« meurtrissures, des piqûres d'aiguilles, par exem-
« ple, comme on le voit chez les ouvrières, qui
« pourtant se préservent assez bien en suçant tout
« aussitôt leur doigt, imitant par là les suceurs de
« plaies ».

Il en distingue *quatre espèces* : 1° La tourniole
ou mal d'aventure, est « très peu de chose, se passe
« sans fièvre, et cède facilement à une légère
« incision » — 2° La seconde espèce « siége
« dans la graisse qui est immédiatement sous la
« peau ». Elle s'accompagne d'une « fièvre assez
« considérable, surtout chez les personnes délica-
« tes. On la traitera par de grandes saignées, et

1. Ce sont les mêmes termes empruntés à la chirurgie de Dionis. Cet
auteur du reste, connaissait fort mal le panaris, puisqu'on y lit les lignes
suivantes : « Nos Anciens font de deux espèces de panaris; l'une dont
la matière est contenue entre la peau et le périoste, et l'autre dont l'humeur est placée entre le périoste et l'os. Mais cette dernière espèce
est imaginaire, puisqu'il est tout à fait impossible que la quantité de
matière qu'on en voit sortir puisse être contenue dans un espace qui
n'a pas deux lignes de largeur. Elle est toujours entre la peau et le périoste, etc. ». La Faye, dans ses annotations à l'ouvrage de Dionis,
5° édit., n'a fait que copier Garengeot. Disons encore que la chirurgie
de J.-L. Petit, publiée par Lesne, est muette sur le panaris. Notre auteur a donc comblé avantageusement une lacune à ce sujet.

« des adoucissants capables de calmer la grande
« agitation du sang ». Garengeot se plaint que souvent les malades refusent l'incision et ont recours
aux charlatans. « On est alors réduit à hâter l'ou-
« verture par des maturatifs et des gommes », et
lorsque la nature s'est elle-même chargée de l'ouverture, « le chirurgien doit agrandir cette ouver-
« ture avec des ciseaux, et panser avec du baume
« d'Arcœus fondu, dans lequel on met un peu
« d'eau-de-vie ». — 3° La troisième espèce a son
« siége dans la gaîne du tendon. Elle ne se con-
« naît pas toujours par une tumeur, comme les
« deux premières, car il y a de petites bri-
« des qui empêchent de prêter. Mais les douleurs
« sont insupportables, se font sentir à tous les
« doigts, remontent le long de la main, au poignet,
« au niveau du ligament annulaire, jusqu'au con-
« dile interne de l'humérus. Les fusées peuvent
« même remonter jusqu'au bras, au brachial anté-
« rieur, au biceps, sous l'aisselle, à l'épaule. J'ai vu
« des cas, dit-il, où le bras était aussi gros que la
« cuisse. Il y a une fièvre ardente, des insomnies,
« des convulsions, voire du délire ». Pour traiter
« cette forme, il faut « introduire une sonde cré-
« nelée dans la gaîne du tendon, couper sur la
« sonde, suivre la fusée, couper jusqu'à ce qu'on
« ait découvert le foyer du mal. Il faut parfois
« pousser la sonde jusque sous le ligament annu-
« laire ; et, faisant à ce niveau une incision à la
« peau seulement, on sépare avec délicatesse
« les tendons et les muscles, et l'on tombe tout
« d'un coup sur l'abcès, d'où il sort quelquefois
« plus d'une demi-palette de matière. On conser-
« vera autant que possible le ligament annulaire,
« et on passera dessous une bandelette ou une
« mèche, qui servira de séton ». Pourtant Garengeot nous apprend que plusieurs fois son pré-

mier maître, Arnaud, avait dû inciser le ligament. Mais il fait alors remarquer que si on se
décide à le couper, il faudra bien se garder de
faire étendre la main du sujet, « car tous les ten-
« dons sortiraient de leur place, et le malade res-
« terait estropié ». Il faut au contraire avoir soin
de tenir la main pliée pendant le pansement. Si
rien de tout cela ne réussit, continue Garengeot,
« il y a un autre expédient qui sur le champ calme
« les accidents et amène une prompte guérison,
« c'est de tirer le tendon attaqué par le mal au-
« dessus du ligament annulaire, et de le couper
« dans son corps charnu ». — 4° La quatrième espèce « siége entre le périoste et l'os. Les douleurs
« sont excessives, la fièvre très ardente, les in-
« somnies continuelles. Il y a souvent du délire,
« des convulsions. Et avec tous ces accidents, il
« ne paraît ni tumeur, ni inflammation, et le malade
« ne ressent point de douleur au condile interne
« de l'humérus. Les accidents sont si vifs et si vio-
« lents que le malade périrait si on ne lui donnait
« un prompt secours. De plus, les os sont sou-
« vent cariés, et habituellement la dernière pha-
« lange tombe tout d'une pièce dans les panse-
« ments ». Pour opérer, Garengeot plaçait le doigt
du malade sur une table, et faisant tenir le bras
par des aides, il ouvrait « au bistouri la partie la-
« térale du doigt, commençant par pointer l'ins-
« trument jusqu'à l'os, et découvrait le reste du
« doigt en glissant le bistouri. Si le malade n'est
« pas soulagé, c'est une marque que la maladie
« est de l'autre côté du doigt, et il faut y faire la
« même opération. Quelquefois on voit sortir
« une eau claire et en petite quantité, et souvent
« rien du tout ; mais une preuve que l'opération a
« un heureux succès, c'est qu'on voit les accidents
« cesser dans le moment. Le pansement est sim-

« ple ; mais comme cette maladie arrive plus sou-
« vent aux écrouelleux, il est bon de s'en infor-
« mer et de donner des remèdes convenables ».

GANGRÈNE

L'histoire clinique de la gangrène a été entrevue par les
chirurgiens Greco-Romains ; mais, ignorants de la circulation
et de la nutrition des tissus, ne connaissant l'existence ni de
la thrombose, ni de l'embolie, ils remplacèrent les connaissances étiologiques qui leur manquaient par des conceptions
théoriques, telles que l'épaississement du sang par séparation
des esprits (Galien), ou la corruption de ce même liquide par
altération des humeurs (Galien et auteurs hippocratiques).
Quant aux symptômes, Paul d'Égine les décrit assez bien,
et reconnaît même déjà des variétés sèche et humide. Il parle
de l'utilité de certains topiques locaux pour arrêter le développement de cette affection, et conclue que dans certains cas
l'amputation devient une chose nécessaire. Les Arabes rédi-
tèrent bien cette maxime ; mais, toujours timorés, ils se contentèrent dans la pratique de recouvrir les parties mortifiées
d'onguents et de pommades de toutes natures. Au Moyen-Age
les chirurgiens ne recoururent guère non plus à l'opération
sanglante, et se bornèrent à séparer le mort du vif (Guy de
Chauliac), pratique qui du reste n'était pas encore complètement abandonnée à l'époque même où vivait Garengeot. Au
moment de la Renaissance, l'invasion de la médecine par les
doctrines alchimistes (Paracelse) modifia assez profondément
la théorie de la gangrène. C'est ainsi que l'on remplaça les
quatre humeurs par la fermentation des acides ou des bases,
l'évaporation des sels volatils, etc. Néanmoins, beaucoup de
médecins restaient encore fidèles aux traditions Galéniques.
Avec la découverte de la circulation du sang (1628), quelque
lumière apparut dans la pathogénie de certaines gangrènes,
celles consécutives par exemple à une ligature, à une compres-

sion, à un écrasement de l'artère. Mais la véritable pathogénie des gangrènes spontanées demeurait toujours inconnue. On n'avait même pas encore inventé la théorie de l'artérite Aussi les contemporains de Garengeot en étaient-ils toujours réduits aux hypothèses, les uns se rangeant toujours du côté de Galien, les autres préférant les idées nouvelles de Paracelse. Par contre, la symptomatologie était assez bien connue depuis les travaux de Sennert, et surtout ceux de Fabrice de Hilden et d'Ettmuller, auxquels Lavanguyon et Lacharrière ont emprunté des passages entiers. On commençait en outre à se bien persuader de l'excellence de cette idée importante sous le rapport des indications opératoires, c'est qu'il faut amputer bien au-dessus de la partie mortifiée, si l'on ne veut avoir à recommencer l'opération dans un bref délai (Heister). Signalons enfin, pour terminer, une distinction subtile, qui persistera jusqu'au commencement du XIX* siècle, entre la gangrène, mortification en action, et le sphacèle, gangrène effectuée (1) (2).

    Garengeot commence par admettre la distinction dont nous venons de parler, entre le spha-

---

1. J. L. Petit n'a rien laissé sur la gangrène dans son manuscrit chirurgical. — Dionis n'en traite qu'incidemment, à propos de l'amputation, et pour démontrer que son traitement radical réclame l'amputation. « La gangrène et le sphacèle, qui sont deux maladies qui ne diffèrent que du plus ou du moins, ont une même cause, qui est l'interception du mouvement circulaire du sang », et les cas dans lesquels se produit cette interception du sang « sont les grosses tumeurs, les érysipèles, les grandes inflammations, le grand froid, les fortes compressions, les dépôts subits de sérosité maligne, les morsures d'animaux venimeux ». Comme traitement il recommande des scarifications et des lotions diverses. « Mais si la mortification est confirmée, il faut faire l'amputation ». — On sait que Quesnay, 10 ans après Garengeot (1749), publia un traité de la gangrène divisé en deux parties : 1° P. Gangrène humide, reconnaissant 8 sortes de causes : la contusion, l'infiltration, l'étranglement, les morsures par bêtes venimeuses, l'inflammation, la brûlure, le froid et la pourriture; 2° P. Gangrène sèche.

2. Benevini reconnut le premier la gangrène sèche : « Ceux qui sont affectés de l'ulcère noir ou gangrène, si elle a commencé par un orteil et si le sujet est vieux ou cacochyme, meurent rapidement ; la chair commence à noircir peu à peu dans l'ulcère ou à devenir livide, puis

cèle et la gangrène. Son étiologie, comme il
fallait s'y attendre, nous paraît bien rudimentaire. Néanmoins il divise déjà les causes, comme
nous le faisons actuellement, en deux grands grou-
pes : les causes externes et les causes internes,
ces dernières amenant la gangrène spontanée. Il
n'est pas nécessaire d'ajouter que l'explication de
cette gangrène spontanée emprunte beaucoup aux
hypothèses tirées tantôt des idées Galéniques et
tantôt de celles de Paracelse. Ainsi, il parle des
sels, « qui changeront de nature suivant leurs diffé-
« rentes combinaisons, et qui deviendront si gros-
« siers et si corrosifs qu'ils se trouveront en état
« de produire différentes maladies, et principale-
« ment la gangrène ». Il remarque avec raison
que les vieillards « y sont plus sujets », mais c'est
parce que leur sang « se trouve enfin dépouillé
« des parties subtiles et spiritueuses que lui com-
« muniquait le mouvement de fermentation ».
Notons cependant à propos de cette gangrène
sèche des vieillards, qu'il a essayé de se servir
de la découverte d'Harvey. En effet, pour lui, si
les extrémités sont si souvent atteintes de sphacèle, c'est parce que l'influence du cœur s'y fait
peu sentir sur les vaisseaux. Si les explications
que donne Garengeot sur la pathogénie de la gangrène spontanée sont rudimentaires, il n'en est pas
de même des causes externes. « Les vaisseaux
« de tous genres peuvent être comprimés par des
« tumeurs voisines, comme sont toutes les glandes
« gonflées et les squires. Les ligatures des vais-

aride et sèche, et la peau environnante est couverte de pustules noires,
tandis qu'un peu plus loin on la trouve insensible, livide et pâle. Le mal
ne s'arrête pas qu'il n'atteignah les os eux-mêmes ; si vous me retranchez
retranchons tout ce qui est aride et même un peu au-delà, et même en
coupant tout à fait dans les parties saines, la gangrène revient et gagne
toujours (Ambroise Paré, édition de Malgaigne).

« seaux sont aussi quelquefois suivies de gangrè-
« ne, comme on le voit dans l'opération de l'ané-
« vrysme.., les bandages trop serrés, comme cela
« arrive quelquefois dans les fractures ». Il parle
encore de l'écrasement des vaisseaux, « déchi-
« rés par des balles qui passent au travers des
« membres, ou bien par des esquilles d'os prove-
« nant de fractures ». Il signale enfin les gangrènes si fréquentes qui surviennent dans les œdèmes chroniques.

Après avoir passé ainsi en revue les diverses
causes de gangrène, d'une façon bien confuse à la
vérité, il essaie de donner quelques signes qui
puissent faire le diagnostic des diverses variétés
entre elles. « La gangrène qui suit le vice des flui-
« des du sang, n'est point habituellement précédée
« d'inflammation ni grandes douleurs. Le malade
« est sujet aux faiblesses, son pouls est languissant.
« — Dans la gangrène qui suit un épanchement
« considérable occasionné par l'ouverture de
« gros vaisseaux, le membre devient pâle et vio-
« let, la peau est froide, mollasse ; l'impression
« du doigt y reste. — Si la gangrène succède à l'in-
« terruption des esprits, comme cela arrive par
« la compression des vaisseaux nerveux et san-
« guins, à la suite de quelques luxations, de quel-
« ques tumeurs glanduleuses ou scirrheuses, de la
« ligature de vaisseaux, de bandages trop serrés,
« les malades ressentent un engourdissement tout
« le long du reste de l'extrémité, lequel est bien-
« tôt accompagné d'une perte entière de senti-
« ment et de mouvement. — Si elle succède aux
« grands œdèmes et hidropysies, il n'y a d'abord
« pas beaucoup de douleur ; mais l'inflammation
« survenant ensuite, les douleurs deviennent plus
« violentes ».

Comme traitement, Garengeot prescrit un trai-

tement général, suivant la cause qui a donné naissance au mal. C'est ainsi que les scorbutiques,
« qui sont quelquefois sujets à la gangrène sèche,
« feront usage de remèdes scorbutiques, etc. ». Mais
il insiste surtout sur « les remèdes extérieurs qui
« agissent avec efficacité dans presque toutes les
« espèces de gangrènes, et qui ont un succès très
« prompt et semblent faire des miracles ». Il veut
qu'on emploie, comme nous le ferions de nos jours,
les scarifications sur les parties mortifiées : « Il faut
« ouvrir la partie par des incisions ou scarifica-
« tions que l'on fait sur toute l'étendue du mal.
« Ces incisions donnent une libre sortie aux sucs
« épaissis. Il faut ensuite fomenter tout le membre
« avec des liqueurs chaudes, spiritueuses, capa-
« bles d'animer et de rappeler les esprits, comme
« le vin tiède mêlé avec l'esprit de vin, l'eau-de-
« vie camphrée, l'esprit de vin aiguisé de sel am-
« moniac ». Il trouve excellents « le camphre ou
« le sel ammoniac, qui, contenant des sels vola-
« tils, irritent les petites fibres nerveuses, ce qui
« oblige les esprits d'accourir à la région malade,
« lesquels divisent et mettent en mouvement le
« sang coagulé. Et si malgré tous ces remèdes la
« partie devient plus froide, se ramollit, il nefaut
« plus compter sur les remèdes, c'est une partie
« sphacélée, il n'y a plus de retour à la vie, le
« seul moyen de sauver le malade est l'amputa-
« tion ».

AMPUTATIONS

Si les amputations constituent de nos jours un événement
presque banal dans la pratique d'un chirurgien un peu occupé,

il n'en a pas été de même dans les siècles précédents : « De
toutes nos opérations, dit Dionis, celle qui fait le plus d'horreur, c'est l'amputation d'une cuisse, d'une jambe, ou d'un bras.
Quand on est près de séparer une partie de son tout et qu'on
fait réflexion sur les moyens cruels dont on va se servir, il n'y a
point de chirurgien qui ne tremble et qui ne compatisse au malheur du pauvre patient, qui se trouve dans la fatale nécessité
d'être privé d'une partie de son corps pour toute sa vie ». Cette
répugnance instinctive, nous la trouvons encore bien plus mar-
quée à l'époque Greco-Romaine. D'ailleurs les dangers que
faisaient courir aux malades ces genres d'opérations avaient
de quoi effrayer les plus hardis. « Les chirurgiens des premiers
âges, dit M. le professeur Farabeuf (*Médecine opératoire*,
p. 127). ne pratiquaient pour ainsi dire jamais d'amputations. Ils
se bornaient dans les cas de gangrène d'un membre à imiter les
procédés de la nature en retranchant la partie mortifiée, sans
verser une goutte de sang : c'est que pour eux les hémorrhagies
immédiates, qui résultent de la section des grosses artères,
constituaient un obstacle insurmontable ». Cependant, comme
on le verra à la partie historique du manuel opératoire, Héliodore était arrivé à tourner la difficulté en liant le membre au-
dessus des parties à sectionner, en sciant d'abord les os, puis
en tranchant rapidement les parties molles, de façon à limiter au
minimum la perte de sang avant l'application du pansement. Archigène d'Apamée faisait mieux encore, il liait au préalable les
gros vaisseaux de la région à extirper, instituant ainsi un procédé qui sera souvent mis en usage à la fin du xviiie siècle.

Le génie de l'immortel Ambroise Paré vint lever au xvie
siècle les principales difficultés opératoires en établissant
l'hémostase provisoire et en ramenant dans la pratique les ligatures des artères, si profondément oubliées depuis tant
de siècles qu'il mérite presque d'en passer pour l'inventeur.
Depuis ce grand homme, les amputations allèrent toujours
en se perfectionnant. Assez rarement pratiquées pendant longtemps encore dans la pratique civile, elles étaient du moins fréquentes en temps de guerre, pendant un siège ou à la suite
d'une bataille. « C'est dans les hôpitaux des armées, dit Dionis, qu'il y a bien des occasions de faire cette amputation. Les
coups de canon ou de fusils, les éclats de bombes et de gre-
nades brisent tellement les bras et les jambes de ceux qui en

sont blessés qu'il est très difficile de les sauver ; et si on voit revenir tant de soldats avec un bras ou une jambe de moins, ce n'est pas de gaîté de cœur, mais c'est la grandeur de leurs blessures qui l'a demandé ». A ce point de vue on ne saurait nier que le changement complet survenu dans la tactique militaire par l'introduction des armes à feu n'ait été un événement très-favorable pour les progrès de la chirurgie. C'est devant cette multitude de cas presque désespérés que le chirurgien a acquis l'audace nécessaire et l'habileté technique pour triompher de toutes les difficultés. Aussi tous les chirurgiens dignes de ce nom accourent en foule dans les armées, bravant fatigues et dangers de toutes sortes, afin d'acquérir cette science consommée qui leur manque encore. Le public trouvait même qu'ils dépassaient parfois la mesure ; et voici comment Dionis essaye de les laver de ce reproche : « L'opinion commune est que les chirurgiens ne demandent qu'à couper, et qu'ils sont au comble de leur joie quand les ciseaux à la main ils peuvent tailler en plein drap. Cette erreur s'est glissée jusque chez les grands, et j'ai entendu dire au roi parlant des chirurgiens et aide-majors des armées, qu'ils étaient forts empressés de faire ces opérations, et qu'ils comptaient leurs exploits d'une campagne par le nombre de bras et de jambes qu'ils avaient coupés. J'assurai le roi que c'était l'opération qui faisait le plus de peine au chirurgien, et que, s'il témoignait de l'empressement de faire voir son adresse, c'était sur les opérations qui demandent de la délicatesse, et non pas celles-là qui exigent de la cruauté et qui devraient plutôt être faites par un boucher que par un chirurgien ».

On peut dire qu'au commencement du xviii° siècle tout ce qui concerne les amputations a subi des améliorations très importantes. Les indications se sont précisées, le manuel opératoire de la méthode circulaire s'est perfectionné ; et d'ailleurs l'amputation à lambeau vient d'être inventée, l'hémostase provisoire et l'hémostase définitive sont mieux assurées qu'autrefois, enfin le pansement du moignon commence à devenir plus rationnel. D'autre part les amputations dans les divers segments des membres, au pied, à la jambe, à la cuisse, à la main, à l'avant-bras, au bras, sont l'objet des méditations de tous les grands praticiens de l'époque, et on commence à s'apercevoir que tous les procédés ne sont pas également bons à n'importe quel niveau et à n'importe quel segment de membre. N'oublions pas, pour terminer, que la désarticulation de la cuisse, exécutée pour la première fois en 1715, n'est plus regardée comme une témérité condamnable. On songe même à désarticuler la hanche (Ravaton, 1742). Nous avons cru devoir aborder l'étude de ces perfectionnements dans les pages qui vont suivre, ne nous dissimulant pas du reste les difficultés de notre tâche et la manière bien insuffisante peut-être dont nous sommes parvenu à l'exécuter.

A. — INDICATIONS OPÉRATOIRES.

La *gangrène* est toujours l'indication principale ; mais à celle-ci viennent s'en ajouter d'autres que nous allons énumérer.

Fracas d'os. — Lorsqu'un os était brisé en plusieurs fragments, et que la consolidation de la fracture devenait ainsi tout particulièrement difficile, le plus souvent on amputait. « Les fracas d'os, dit Garengeot, arrivent de bien des manières, soit par des coups de plusieurs sortes d'instruments, ou par des chutes ; mais pour que ces accidents nous obligent à retrancher un membre, il faut que le chirurgien véritablement éclairé ne reconnaisse point d'autres remèdes pour cette maladie et soit bien persuadé de ne point pouvoir guérir autrement... Si le tibia, par exemple, est brisé en plusieurs pièces, si les esquilles sont engagées et comme enfoncées dans les muscles ou dans les tendons, si elles piquent quelques nerfs ou quelques vaisseaux sanguins, dont l'absence et capable de causer la gangrène, enfin si on ne peut les remettre dans leur place naturelle, on voit bien qu'une plaie d'une telle nature ne saurait guérir que par l'amputation de la jambe ».

Contusions. — Les contusions très étendues passent déjà pour nécessiter l'amputation, à cause de la gangrène consécutive qu'elles déterminent. « La contusion, dit Dionis, est une solution de continuité des parties charnues sans lésion de la peau ; elle arrive par une grande chute ou par quelque coup violemment donné, ce qui cause une dilacération des fibres charnues et des vaisseaux capillaires qui versent du sang dans les espaces des chairs. S'il y a quelque veine un peu considérable déchirée et découverte sous la peau, il s'y fait un épan-

chement de sang qui inonde la partie... Si le sang extravasé
ne commence pas à se résorber sous l'influence des vulnéraires,
il y faut faire de légères scarifications avec une lancette, et en
laisser couler abondamment le sang pour dégorger la partie...
le lendemain, si on trouve toujours la partie gonflée et qu'elle
ne se vivifie pas suffisamment, il y faut faire des incisions plus
grandes, plus profondes que les scarifications des jours précédents. Si le malade a senti de la douleur quand on les lui a
faites et s'il en sort du sang, c'est signe qu'il y a encore un
reste de vie dans la partie, et il faut la réveiller par une ablution
d'eau de vie camphrée, dans laquelle on dissoudra l'égyptiac,
et par-dessus des cataplasmes. Si au lieu de voir la partie dé-
senflée, on y voit une tumeur œdémateuse, accompagnée de
phlyctènes, avec un peu de douleur, il faut faire avec le scalpel des taillades profondes qui fassent crier le malade, les
laver avec de l'esprit de vin ou de l'eau jaune faite avec de
l'eau de chaux et du sublimé, et redoubler cordiaux et sudorifiques. Enfin, si en entrant dans la chambre on sent une
odeur douceâtre, qu'en pansant le malade il s'élève une odeur
cadavéreuse, que la partie soit livide et insensible, c'est signe
que la mortification est consommée, et n'y ayant plus d'espérance de sauver ce bras ou cette jambe, il faut avertir les parents du danger où est le malade, et se déterminer à en faire
l'extirpation, n'y ayant plus de moyen de l'éviter ».

Caries et tumeurs blanches. — Si les praticiens du temps de
Garengeot ne connaissaient pas le mot tumeur blanche, du
moins ils n'ignoraient pas la chose, et lui donnaient le nom
d'exostoses articulaires : « Quant aux vieilles caries et fistules,
dit Lacharrière, on doit observer les mêmes circonstances, et
avoir égard à trois choses : à la nature et à la cause de la maladie, à la partie qui la souffre, et aux symptômes qui surviennent.
Pour bien juger si les caries ou vieilles fistules sont guérissa-
bles, et si elles peuvent être surmontées par l'usage des remèdes, il est nécessaire d'examiner s'il y a longtemps qu'on les
porte, la cause qui les a produits et celle qui les fomente. Si
la cause des caries et fistules est provenue de quelque blessure, contusion, ou froissement, qu'il n'y a pas longtemps que le
malade en soit affligé, qu'elles n'altèrent point les articles,
et que l'humeur qui les fomente ne soit point maligne, les remèdes peuvent terminer la guérison. Mais si la cause vient

de *quelque tumeur écrouelleuse*, de quelque ulcère ou abcès critique, ou de la perversion générale des humeurs, qu'elles soient *vieilles*, qu'elle *aient établi leur siège dans les articles*, et qu'enfin la carie, la calosité, la douleur et l'inflammation soient considérables, en un mot que la partie ne soit plus en état de faire ses fonctions ordinaires, il faut recourir à l'extirpation, *pourvu que les forces du malade le permettent* ». Dionis est à peu près aussi affirmatif. « Quand il se jette une sérosité âcre et corrosive comme de l'eau-forte entre les os du carpe ou du tarse, elle ne les quitte point qu'elle ne les ait fait tomber par morceaux. Il se mêle encore avec cette sérosité une humeur *scrofuleuse* ou *virulente*, qui, travaillant conjointement sur ces os, les met tellement en désordre, qu'après les avoir pansés des années entières, on se voit obligé d'en venir à l'extrême remède, qui est l'extirpation ».

Blessure d'un gros tronc artériel. — Lorsqu'une grosse artère était coupée, ou écrasée, et que les parties au-dessous restaient livides, on amputait le plus souvent. Mais il n'en était pas de même si toutes les parties étaient coupées à l'exception d'un lambeau de peau et de l'artère. Au lieu de régulariser la section, comme le recommandait Dionis, beaucoup, suivant l'exemple de Lapeyronie, aimaient mieux d'abord tenter la réunion. « Un homme reçut au bras un coup de hache qui avait coupé obliquement l'os même du bras et tous les muscles qui l'environnent, ne laissant d'entier que le cordon des vaisseaux revêtu d'une bande de peau de la largeur du pouce. Le blessé ayant le bras pendant, de sorte que sa main descendait jusqu'au genou, eut la force de le prendre avec sa main droite, et de le rapprocher lui-même du haut de l'épaule par un pur mouvement de la nature. On enveloppa la partie de beaucoup de linges et on amena le malade à M. de Lapeyronie, qui trouva la partie inférieure du bras, l'avant-bras et la main, froides, livides, et sans sentiment. Dans cette occasion il était si facile d'achever l'amputation que plusieurs chirurgiens présents la lui proposèrent sur le champ. Mais M. de Lapeyronie, fondé sur quelques exemples de réunion qu'on n'aurait osé espérer, voulut tenter celle-ci. Il affronta les parties aussi bien qu'il le put, les soutint par un appareil convenable, en observant de le faire fenestrer pour pouvoir panser la plaie sans toucher à l'appareil. Il employa pour topique l'eau de vie animée d'un peu de sel ammoniac. Le deuxième jour le bras parut un peu gonflé au-dessus de la plaie ; le troisième jour un peu de gonflement à la main et à l'avant-bras ; du cinquième au huitième la chaleur augmente progressivement ; le huitième, le pansement fut enlevé et la plaie parut s'animer. Le dix-huitième la cicatrice se trouva avancée. Alors M. de Lapeyronie substitua un bandage roulé ou fenestré. Au bout de deux mois le malade était complétement guéri ». (Dionis, note de Lafaye).

Anévrysmes diffus. — Comme de nos jours les grandes infiltrations de sang dans l'épaisseur d'un membre passaient pour nécessiter l'amputation. Nous ne nous étendons pas davantage du reste sur ce sujet, renvoyant pour plus amples détails à notre historique de l'anévrysme.

Les *luxations compliquées,* avec déchirures étendues des parties molles, écrasement des surfaces articulaires, surtout celles du pied (Petit), étaient enfin une dernière indication d'amputer, qu'on ne devait pas négliger sous peine de voir se produire les accidents les plus graves.

B. — CONTRE-INDICATIONS.

Pas plus qu'à la période actuelle, les chirurgiens, à l'époque où écrivait Garengeot, ne se montraient partout et toujours partisans d'une intervention active. Certaines circonstances leur paraissaient indiquer qu'il valait mieux s'abstenir. Nous ne parlerons pas ici des cas où l'opération ne leur semblait pas nécessaire, car on a pu s'en rendre compte tout à l'heure en parcourant les extraits que nous avons cités. Nous ne nous occuperons que de ceux où l'on est bien forcé d'abandonner le malade à lui-même, parce qu'il n'y a rien de mieux à tenter. Lacharrière va nous fournir sur ce point les renseignements désirés. « Si la mortification se mettait par exemple à la partie supérieure du bras ou de la cuisse, ce serait la profaner que de l'entreprendre, parce que la gangrène ne saurait subsister proche des parties si importantes à la vie sans causer la perte de tout le sujet. Quand même elle n'occuperait que la partie inférieure des extrémités, si par malheur une fièvre aiguë, la syncope et le vomissement, qui sont des symptômes mortels, accompagnaient ce cruel désordre, et que la disposition natu-

relle des humeurs fut entièrement pervertie et dépravée, l'opération dans ce malheureux trouble ne serait que très dangereuse
et très préjudiciable ».

Tous les auteurs que nous avons parcourus considèrent la
grande faiblesse du sujet comme constituant une circonstance
très défavorable, et ils recommandent s'il est possible d'attendre, de préparer d'abord le sujet à l'opération avant d'intervenir, en relevant ses forces autant que possible, et en purgeant
ses humeurs.

C. — MANUEL OPÉRATOIRE.

Nous l'avons divisé en deux parties: La première consacrée à l'historique, la seconde à l'opération, telle qu'on la pratiquait au temps de Garengeot.

Historique. — Celse est le premier qui nous ait fourni des
renseignements à ce sujet. Les quelques lignes qu'il y consacre sont extrêmement importantes, car elles sont non seulement remarquables comme procédé, mais encore elles
ont soulevé des disputes interminables, engendrées sans
doute par la trop grande concision de l'auteur latin qui
semble s'être trop souvenu en cette circonstance de *l'imperia
brevitas*. Aussi croyons-nous devoir citer intégralement le passage de Celse : « *Gangrenam inter ungues alasque aut inguina
nasci et si quando medicamenta vincuntur membrum præcidi
oportere, alio loco mihi dictum est. Sed id quoque cum periculo
summo fit nam sæpe in ipso opere vel profusione sanguinis vel
animæ defectione moriuntur. Verum hic quoque interest in salis
tutum præsidium sit quod unicum est igitur inter sanam vitia-
tamque partem incidenda scalpello caro usque ad os et sic, ut
neque, contra ipsum articulum id fiat et potius ex sana parte aliquid excidatur, quam ex ægra relinquatur. Ubi ad os ventum
est, reducenda ab eo sana caro et circa os subsequanda est ut
ea quoque parte aliquid os nudetur. Dein id serrula præciden-
dum est, quam proxime sanæ carni etiam inhærenti, ac tum
proxime fiunt omis quam serrula exasperavit lævanda est supra
quæ inducenda cutis, quæ sub ejusmodi curatione laxa esse debet, ut quam maxime undique os contegat, quo cutis inducta
non fuerit id linamentis erit contegendum et super id spongia
ab aceto deliganda* ». Ainsi en quelques mots se trouvent indi-

qués : 1° la nécessité urgente de l'opération, malgré que cette dernière expose très souvent à la mort par hémorrhagie et par choc traumatique ; 2° le lieu où il faut faire la section, avec ce précepte d'enlever soigneusement toute la partie gangrénée, au risque de sacrifier quelque peu des parties saines ; 3° la méthode de la coupe et de la recoupe, dans laquelle on incise d'abord d'un seul coup jusqu'à l'os la peau et les muscles, puis on recoupe ensuite à sa base le cône musculaire déterminé par la rétraction des muscles superficiels. Celse a bien soin d'ajouter que l'os doit être largement recouvert par les parties molles, ce que l'on obtient facilement avec le procédé de la recoupe. Certains auteurs du XVIII° siècle ont cru voir même en germe l'idée de l'amputation à lambeau dans la phrase suivante : « *levanda est, supraque inducenda cutis quæ ejusmodi curatione laxa esse debet, ut quam maxime undique os contegat* ». Mais, comme le fait remarquer Lafaye, « je ne vois dans ces paroles que la méthode ordinaire, et non pas une amputation dans laquelle on conserve un lambeau pour recouvrir le moignon ». Celse a eu en outre le grand mérite de passer sous silence la cautérisation du moignon, probablement déjà en usage à son époque, et dont on abusa que trop plus tard. Archigène d'Apamée n'eut pas cette sagesse. En effet, nous lisons dans *Nicolas Collections chirurgicales*, p. 155, qu'il commençait par lier les vaisseaux pour éviter l'effusion de sang si redoutée par Celse, et parfois même il entourait le membre tout entier d'un lien constricteur. Ensuite il retirait les téguments fortement au-dessus du point où il voulait faire l'incision, et les attachait solidement. L'amputation terminée, il brûlait la surface du moignon avec un fer rouge, etc.

Héliodore, d'après l'extrait cité par Oribase, agissait à peu près de même, car Oribase a emprunté à Héliodore (4° vol., p. 217) tout ce qui concerne les amputations. « On enlève la main ou le pied lorsqu'il y a de la gangrène ou si une extrémité quelconque a été mortifiée pour une autre cause. Les parties inférieures des extrémités peuvent être enlevées sans mettre le malade en grand danger, mais l'amputation des parties situées au-dessus du coude et du genou lui fait courir grand risque, à cause de la menace d'une hémorrhagie prochaine, dans la très grande majorité des cas, puisqu'on est obligé de couper des vaisseaux considérables. Quelques médecins s'attachant avec un empressement sans motif à la rapidité de l'opération, pratiquent d'un seul coup l'incision de parties molles et scient ensuite les os. Mais l'amputation ne se fait pas sans danger de cette manière, vu qu'il y a un grand nombre de vaisseaux qui répandent du sang à la fois. Pour cette raison je suis d'avis de diviser d'abord les parties les moins charnues du membre, par exemple celles qui correspondent à la face antérieure du tibia, de scier ensuite, et après cela de diviser le reste des parties molles, afin d'arriver ainsi graduellement à l'ablation du membre. Pour obtenir autant que possible l'obturation des vaisseaux, j'ai l'habitude d'appliquer une bande au-dessus de la région que je scie, et de pratiquer ensuite l'opération de la manière que je viens de dire. Pendant qu'on fait agir la scie, il faut imprimer un mouvement uniforme à la lame de cet instrument, afin que la section des os puisse également présenter une surface régulière. Les os étant sciés, on coupe après cela aussi vite que possible avec un couteau les parties molles qui ont conservé leur continuité, puis on applique au moment de l'ablation du membre des tentes longues, et au lieu d'un garde-tente des compresses parallèles. On met à l'extérieur des éponges et un bandage un peu serré. A compter du troisième et du quatrième jour, quand l'hémorrhagie s'est arrêtée, on aura recours au traitement suppuratif, en tenant toujours la plaie remplie de tentes ».

Paul d'Egine s'est borné à citer le passage déjà signalé d'Archigène d'Apamée ; il ne donne pas sa pratique personnelle.

La plupart des médecins arabes se sont contentés, comme nous l'avons dit au chapitre de la gangrène, de préconiser contre cette affection une foule d'onguents et de pommades de compositions très diverses, surtout le bol d'Arménie. Cependant Avicenne reproduit les préceptes de la période Gréco-Romaine. Albucasis eut même l'idée d'inciser les parties molles avec un couteau rougi au feu ; il mettait ensuite sur la plaie le baume de soufre pour faire tomber l'eschare.

Les chirurgiens du Moyen-Age se bornèrent à copier les anciens ; probablement ils firent comme les Arabes, c'est-à-dire qu'ils se contentaient le plus souvent des fameux onguents ou pommades, et ne recouraient guère à l'intervention sanglante. Nous en trouvons la preuve dans un passage de la Grande

Chirurgie de Guy de Chauliac : « Il vaut mieux, dit-il, laisser tomber la partie d'elle-même que de pratiquer l'amputation, car le malade conserve toujours du ressentiment contre son médecin, quand il réfléchit qu'on aurait peut-être pu lui conserver son membre ». Aussi enveloppait-il toute l'extrémité avec des emplâtres de poix, et il serrait tellement que la partie finissait par se détacher. Le même auteur, il est vrai, indique plus loin les procédés des anciens.

Si la méthode de Celse fut suivie au commencement de la Renaissance par Hans de Guersdorf et par Barthélémy Magi (*de vulneribus bombardi et sclopet.* Bononiœ, 1552). Fallope se servait toujours du fer rouge pour arrêter l'hémorrhagie. On peut dire qu'il y eut chez certains chirurgiens, très illustres pourtant, une sorte de régression très fâcheuse. Qu'on en juge par l'extrait suivant que nous empruntons à la bibliothèque chirurgicale de Manget. « *Porro docent nonnulli ex neotericis et quidem magni nominis medici partem resecari in ipsa carne mortua ac corrupta etiam non nihil relinqui ad vitandam hemorrhagiam dolorem, et convulsionem, ac nihilhominus censentur quidquid putredinis reliquum est absumendum cauterio actuali. Andræas Vesalius Institutionum chirurgicarium lib, cap. 14, eadem habet verba quam tamen opinionem falso Vesalio adscriptam fuisse, vel solus ipse stylus testis est. Non enim Vesalius illo in loco loquitur, sed alius magni tamen nominis medicus, ex quo Prosperum Borgarutum qui chirurgiam Vesalii ipsius defuncti in lucem edidit, locum illum de verbo ad verbum transcripsisse vix una vocula immutata facile animadvertet, qui verba unius atque alterius authoris inter se conferre velit, opinionem autem hanc ex Johanne Vigone deceptam fuisse verisimile mihi videtur libro enim quarto caput ult, jubet ut de carne putrida atque corrupta propter causas antea recitatas non nihil relinquatur* ». En effet, Vigo s'exprime de la façon suivante : « *Ultimo loco si ista corruptio transire videtur ut esthiomeni dispositionem quæ ut superius diximus corrumpit membrum in quo talis reperitur indispositio in tantum, quod ossa etiam dicuntur vitiari. Tunc statim pro ejus curatione succurendum est sequestrando a sano totam partem corruptam novacula bene incidente. Deinde os ferro secandum est, etc.* » En tous cas, Fabrice d'Aquapendente recommande franchement d'amputer en plein dans les parties mortes. « Pour faire l'extirpation, dit-il, les anciens ont été d'a-

vis de la faire aux confins de la partie vivante et de la morte, en
sorte que l'on retranche plutôt un peu de la vivante, que de rien
laisser de la morte. La raison en est que le contact de la partie
morte tire la partie vive, et que la corruption gagne toujours
jusqu'à ce qu'elle fasse mourir le malade. Pour éviter les inconvénients dont je viens de parler, je cautérise la partie morte
avec un fer rouge, en ce sens que le malade sente la force du
feu. Par ce moyen toute la partie morte s'en va en eschare et
sert comme de couvercle aux vaisseaux de la partie saine, et
la partie vivante est tellement excitée par le feu, qu'en trois ou
quatre jours tout au plus on voit le mort se séparer du vif, et
on arrête ainsi la mortification sans douleur et sans flux de
sang ». (Fabrice d'Aquapendente, II⁰ partie, chapitre XCVI,
opération du sphacèle).

Notre grand Ambroise Paré donne des conseils tout autres.
Il supprime la cautérisation avec le fer rouge comme inhumaine
et inutile. Enfin il vulgarise l'emploi de la ligature, connue certes des Grecs, mais qui avait été depuis si longtemps oubliée
ou du moins délaissée que son mérite n'en est pas moins grand
parce qu'il n'en est pas tout-à-fait l'inventeur, ainsi que l'ont
faussement prétendu un grand nombre d'écrivains. « Il ne suffit
toutefois de connaître qu'il est nécessaire d'amputer la partie mortifiée, mais faut savoir le lieu où l'on doit faire commencer l'amputation. Et en cela gît le jugement et la prudence
du chirurgien ; l'art commande que l'on commence à la partie
saine, mais je déclarerai ceci facilement. Posons par exemple
qu'aucun ait un esthiomène aux pieds jusqu'aux malléoles des
chevilles. En tel cas il faut bien considérer là où tu dois faire
l'amputation, car selon l'art il faut garder le corps humain entier
tant qu'il sera possible. Par quoi tu dois ôter le moins que tu
pourras de la partie saine. Néanmoins il faut avoir considération de l'action et ornement de la partie, lesquels te donneront
conseil de couper la dite jambe à cinq doigts au-dessous du genou, parce que, l'amputation faite en ce lieu, la partie pourra
après mieux faire son action, qui sera de marcher avec une
jambe de bois. Car s'il en était ainsi qu'on coupât seulement
un peu au-dessous du mal, le patient serait en peine de
porter trois jambes, là ou il n'en portera que deux. Je sais que
le capitaine François Lecler étant sur un navire eut un
coup de canon, qui lui emporta le pied un peu audessus de

la cheville, de laquelle plaie il fut guéri. Mais quelque temps après voyant que sa jambe lui nuisait, la fit couper jusqu'à cinq doigts près du genou, et maintenant se trouve mieux de marcher qu'il ne faisait auparavant. Au bras faut faire le contraire, qui est d'ôter le moins qu'on pourra de la partie saine pour la diversité des actions du bras et de la jambe. Et principalement parce que le corps ne se repose sur le bras comme sur les pieds et jambes ». Son manuel opératoire est a peu près celui que Dionis, Verduc, Lacharrière, Lavanguyon indiqueront dans leurs ouvrages ; aussi croyons-nous devoir le citer ici, d'autant plus qu'il possède un grand intérêt historique. C'est depuis Ambroise Paré, on peut le dire, que les chirurgiens ont su pratiquer l'amputation d'une manière vraiment rationnelle, et que les errements du Moyen-Age ont été abandonnés. Malheureusement, comme nous le verrons, sa méthode de la ligature des vaisseaux n'a pas été du goût de tout le monde. « En premier lieu, dit-il au chapitre XXI, du moyen de procéder à la section du membre, relèvera la force et la vertu du patient, s'il est besoin, par aliments propres, de facile digestion et pleins d'esprit : comme œufs mollets, rôtie trempée en bon vin, ou autres semblables. Puis situé le patient ainsi qu'il appartient et tiré les muscles en haut vers les parties saines, et fait une ligature extrême un peu au-dessus du lieu que l'on voudra amputer, avec un fort lien délié, et de figure plate, comme ceux avec lesquels les femmes lient leurs cheveux. Icelle ligature sert de trois choses. La première est qu'elle tient, avec l'aide du serviteur, le cuir et muscles élevés en haut : afin qu'après l'œuvre ils recouvrent l'extrémité des os qui auront été coupés ; et après la consolidation, la cicatrice faite, les dits cuir et muscles servent comme d'un coussinet aux dites extrémités des os ; par ainsi la partie pourra demeurer plus forte et moins douloureuse, si l'on comprime dessus : joint aussi que la curation est plus briefve : car d'autant qu'on laisse plus de chair sur les dits os, plus tôt ils sont couverts. La seconde est qu'elle prohibe l'hémorrhagie ou flux de sang, à cause qu'elle presse les veines et artères. La troisième est qu'elle rend obtus et ôte grandement le sentiment de la partie : parce qu'elle empêche par sa grande compression l'esprit animal, qui donne sentiment par les nerfs à la partie. Donc après la ligature forte ainsi faite, faut promptement couper tous les muscles et autres parties jusqu'aux os, avec un rasoir bien tranchant, ou couteau courbé, comme celui-ci, suivant après avoir devesti et decouvert l'os de son périoste, afin que la scie passe mieux et plus promptement, et à moindre douleur ».

AMPUTATIONS AU TEMPS DE GARENGEOT

Les détails très circonstanciés dans lesquels nous avons cru devoir entrer, quand nous nous sommes occupé de l'historique de l'opération, nous permettront d'être bref sur une bonne partie du manuel opératoire, lorsque celui-ci se trouve identique ou à peu près à ce qu'on lit dans les écrits des anciens. Nous allons cependant étudier des points spéciaux qu'il importe de mettre tout particulièrement en lumière, c'est-à-dire le niveau où on faisait l'incision, la section en deux temps, la façon d'arrêter l'hémorrhagie, et enfin l'amputation à lambeau dont Garengeot a eu le mérite de se montrer le défenseur ardent.

NIVEAU DE L'INCISION. — *Affections du pied.* — Dans les cas où une affection du pied semblait indiquer l'amputation des parties malades, les chirurgiens du temps de Garengeot n'incisaient plus entre le mort et le vif, comme l'avaient fait si longtemps leurs prédécesseurs. C'était tout près du genou, à quatre ou cinq doigts au-dessus de l'articulation, qu'ils coupaient les chairs et sciaient l'os. A cela il y avait plusieurs raisons. D'abord, la clinique n'était pas assez avancée pour faire connaître si, lorsqu'il s'agissait de gangrène, celle-ci s'arrêterait oui ou non. De douloureuses expériences, aussi pénibles pour l'orgueil du chirurgien que pour la santé du malade, avaient appris que la mortification n'a que trop souvent une marche ascendante, qui expose, si l'on est trop avare des parties saines, à des opérations multipliées sur le même membre. Mais, supposons qu'il s'agisse d'une affection non gangréneuse: une section mal faite au pied ne donne souvent qu'un moignon informe, douloureux, absolument impropre à la marche. Or, comme le dit excellemment M. le professeur Farabeuf, « riche ou pauvre, l'amputé du membre inférieur a besoin d'un appui solide et indolent pour marcher ». Prenons un cas favorable: la région tout à fait antérieure et latérale du pied est seule malade, et l'affection y paraît bien localisée. La première idée qui se présente, et elle est venue aux anciens, puisque Fabrice de Hilden en parle, c'est d'amputer dans le pied même, en sacrifiant quelques métatarsiens. Voici comment s'exprime à ce sujet M. le professeur Farabeuf : « A la suite des amputations totales d'un ou de plusieurs métatarsiens, qu'on ait enlevé ou conservé les petits os tarsiens correspondants, le pied mutilé peut garder à peu près sa forme et sa direction normale, comme il peut aussi se contourner et devenir véritablement impotent. La section de certains tendons, la destruction de quelques ligaments articulaires, la suppression d'un point d'appui, la rétraction du tissu cicatriciel, la direction donnée au moignon pendant la cure et lors des premiers pas, telles sont vraisemblablement les causes de la déformation. Comme les observateurs n'ont pas pris soin de nous édifier sur l'intervention occasionnelle de ces causes on s'étonne quelquefois de lire qu'à la suite d'une même opération, un malade marche très bien avec un pied mutilé resté ou rétabli en bonne direction, tandis qu'un autre fauche péniblement avec un membre dévié dans un mauvais sens, contourné et douloureux ». Or, du temps de Garengeot, opération de Chopart, opération de Lisfranc étaient, et pour cause, inconnues. Certains praticiens, plus hardis que les autres, s'appuyant sur leurs connaissances anatomiques, faisaient passer leur couteau d'articulation en articulation, pour détacher les parties saines des parties malades, et parfois ils obtenaient ainsi d'assez bons résultats. Nous verrons Garengeot réussir ainsi complétement chez un de ses malades. Mais ces opérations, mal réglées, dans lesquelles le trajet du couteau se faisait un peu à l'aventure, et lorsqu'on ne savait pas encore s'opposer au renversement de la cicatrice, étaient loin d'être suivies généralement d'un pareil succès. Et, puisqu'on se décidait à tailler dans la jambe, peu importait la longueur du moignon. « Dans les siècles derniers dit M. le professeur Farabeuf et même dans la moitié de ce siècle-ci, un malade amputé près des chevilles devait presque nécessairement marcher le genou plié et appuyé sur un pilon. Il était en peine, dit Paré, de porter trois jambes au lieu de deux ». En effet, « les anciens chirurgiens, qui amputaient toujours au lieu dit d'élection, cinq doigts au-dessous de l'articulation, se pro-

posaient pour but de faire marcher le malade sur le genou flé-
chi, sur la tubérosité tibiale antérieure, la rotule et les condyles. Le moignon proprement dit ne servait absolument à rien.
Pourvu qu'il fut indolent, c'était bien ; pourvu qu'il fut court,
c'était commode et beau ». Et cependant, dès la période de Garengeot, et même auparavant, certains chirurgiens commençaient
à trouver ce sacrifice de toute la jambe exagéré. Car, voyez ce
qu'écrit à ce sujet Dionis : « Jusqu'à présent on a établi une
règle générale, que si c'est une jambe il faut toujours couper à
l'endroit de la jarretière, quand même il n'y aurait que le pied
de brisé, afin de ne pas laisser un long moignon qui embarasse-
rait et incommoderait le malade le reste de sa vie..... on convient de la manière de couper la cuisse et le bras, mais on n'est
pas d'accord sur celle de la jambe. Entre ceux qui s'écrient contre la méthode des Français, qui coupent une jambe proche le genou quand il n'y a que le pied de perdu, (Ces praticiens
avaient parfaitement compris que la corrélation indispensable
de leur opération était l'établissement d'un pied artificiel, comme
va le rappeler Dionis). Selingen, fameux praticien de Hollande,
dit qu'il faut conserver toute la jambe, couper seulement le pied
au-dessus des malléoles, et ajouter ensuite un pied de son invention, qu'il fait tenir avec deux petites attelles d'acier minces
et polies, maintenues sur les côtés de la jambe avec des écrous.
Il dit que cette machine bien mise a tant de fermeté qu'on peut
marcher avec autant de facilité que si l'on avait son pied naturel. Pour moi je suis du sentiment de ces derniers, et je conseille de couper une jambe tout le plus bas qu'il est possible,
pourvu qu'on puisse conserver le mouvement du genou. Car
s'il devait toujours être ployé, il faudrait le couper à la jarretière, pour ne laisser du moignon qu'autant qu'il en faut pour
appuyer sur la jambe de bois. Mais en *conservant le mouvement
dans le genou, et ajoutant seulement un pied artificiel*, on évite
la grande difformité de la jambe de bois, et le malade peut
marcher avec plus de sûreté et plus commodément ».

Désarticulation du genou. — Elle était généralement blâmée
du temps de Garengeot. « Il y a quelques auteurs, dit Dionis,
qui proposent de couper la jambe dans l'articulation du genou ;
ils disent pour leur raison que l'opération en est plutôt faite,
parce que l'on n'a point besoin d'employer autant de temps
qu'il en faut pour scier les os. Mais cette manière n'est point

approuvée par les praticiens d'aujourd'hui, qui en font voir les inconvénients. Ils disent que si la partie est tuméfiée, on a de la peine à en trouver l'articulation, qu'on est obligé de laisser la rotule qui embarrasse par la suite, que les deux têtes du fémur étant découvertes, il faut qu'elles s'exfolient, qu'elles ne se recouvrent pas facilement par le défaut des chairs dans le genou, et qu'enfin on n'y peut appliquer une jambe de bois qu'avec beaucoup de difficulté et d'incommodité pour le malade ». Toutes ces objections sont vraies en grande partie ; « la désarticulation du genou, au point de vue de la rétractilité secondaire des parties molles du jarret, a, dit M. le professeur Farabeuf, les inconvénients des amputations faites à l'extrémité périphérique d'un segment de membre. Aucune adhérence normale ne peut entraver la rétraction des muscles biceps, demi-tendineux, droit interne et couturier ». Ajoutons qu'avant l'introduction de l'antisepsie la mortalité était épouvantable, ainsi qu'on peut s'en rendre compte en parcourant la statistique que le professeur Panas donne dans son article « genou » du *Dictionnaire pratique des sciences médicales*. Cependant, Petit n'est pas trop contraire à cette opération. « Il est rare que l'on coupe la jambe dans son articulation avec le fémur. Cette opération peut avoir lieu dans certains cas. Ceux-ci sont : quand on manque des instruments pour scier la jambe au lieu d'élection, lorsqu'un coup de canon a emporté la jambe près du genou, lorsque la gangrène est étendue et bornée au-delà du lieu où l'on coupe ordinairement la jambe, surtout lorsque les chairs vives se séparent du mort ». J. L. Petit était d'avis d'enlever la rotule « qui, étant continuellement tirée en haut par les muscles extenseurs de la jambe, et n'étant plus retenue en bas par son ligament, est toujours tremblante, toutes les fois qu'elle cesse d'être soutenue par l'appareil. Il est encore nécessaire d'emporter les deux cartilages semi-lunaires, car sans cela ils seraient flottants sur les condyles ».

Amputation de la cuisse. — « Si c'est la cuisse, dit Lacharrière, il faut en ôter le moins que l'on peut : la raison est que plus on en ôte, la plaie est beaucoup plus grande, la suppuration plus longue, la guérison plus difficile, et par conséquent les forces du malade diminuent et s'affaiblissent ». Et d'autre part, Heister recommande bien d'épargner le plus possible de la cuisse « *quoties igitur rescindi femur debet, prospiciendum omnino Chirurgis est, ut, quantum quidem fieri potest, proxima genubus eademque tenuissima femoris parte, trium scilicet quasi digitorum spatio a genu, rescindatur, cutisque et carnis quamplurimum conservetur ».* Malheureusement le chirurgien n'a pas toujours le choix de faire l'amputation où il veut. Si certains chirurgiens paraissent s'être abstenus quand il fallait couper au tiers supérieur de la cuisse, Petit tenta plusieurs fois l'opération dans ces conditions. Louis l'imitera, et coupera la cuisse à M. de Saint Maclou, en 1760, plus haut qu'on ne l'avait fait jusqu'alors.

Désarticulation de la cuisse. — Cette opération ne fut tentée sérieusement que vers la fin de la carrière de Garengeot. L'attention du monde savant fut attirée sur cette question par le mémoire de Pulhod et Wohler, inspiré par Morand. L'Académie de chirurgie mit la question au concours en 1751 et elle reçut sur ce sujet trente-quatre mémoires jusqu'en 1759, époque où fut couronné le travail de Barbet. En 1743, Ravaton voulut appliquer sa méthode sur le vivant, mais il ne put triompher de l'opposition de ses confrères consultants. Nous ne pouvons nous étendre davantage sur cette question, car Garengeot n'en a rien dit dans les trois éditions de son ouvrage.

Amputations du membre supérieur. — « Si c'est le bras que l'on veuille amputer, dit Lacharrière, on en coupe le moins que l'on peut, parce que le peu qui reste sert en quelque manière aux fonctions de la vie ». Aussi était-on résolument très conservateur, et l'on gardait le plus possible de parties saines, contrairement à ce qui était enseigné lorsqu'il s'agissait du membre inférieur.

Nous serons brefs sur les *amputations des doigts, de l'avant-bras, du bras.* Elles se faisaient de la même façon qu'aux orteils à la jambe, ou à la cuisse. Notons cependant qu'aux doigts comme aux orteils on n'hésitait pas à faire la désarticulation, que l'on bannissait si rigoureusement pour les autres jointures. Cependant, ici du moins, une réaction commençait à se produire. En 1715, Ledran père désarticule l'épaule. D'autre part Ambroise-Paré, tout en considérant sa tentative comme bien hardie, avait amputé dans l'articulation du coude. Il avertit du reste « qu'il faut s'esbahir de telle amputation de jointure ». Fabrice de Hilden avait assuré aussi que le membre se coupe dans l'article avec moins de difficulté et moins de danger, et qu'il en avait fait plusieurs fois l'expérience avec succès. Enfin, Heister lui-même, malgré son respect habituel pour les idées des anciens, hasarde la phrase suivante : « *Tum ne majorum istius modi membrorum amputatio in ipsis juncturis fiat; namque abesse vix ac ne vix quidem hic posse hodierni chirurgi existimant, quin, propter insignem carnis circa juncturas tenuitatem, ossa contegi et vulnera glutinari queant, adeoque inde caries, atque id genus alia incommoda suboriantur* » ; il ajoute en note : « *Interea si larga satis cutis portio utrinque conservatur, vulnus hic æque ac in refectis digitis glutinari posse censeo* ». Comme on le voit, bon nombre de chirurgiens n'acceptaient plus entièrement l'ancienne doctrine classique, que *Brasdor* attaquera plus tard si vivement dans son célèbre *Mémoire à l'Académie de Chirurgie*.

INCISION. — Ainsi que nous l'avons dit lorsque nous avons cité le manuel opératoire de Paré, ni Dionis, ni Verduc, ni Lacharrière, n'ont rien changé à la manière d'opérer du grand praticien du XVIe siècle. Néanmoins, du temps où écrivait Garengeot, son maître J.-L. Petit avait déjà inventé l'incision en deux temps.

Il était parti de ce précepte fort sage. « On doit couper des chairs le moins qu'il est possible et des os le plus qu'on peut. Plus on conserve des chairs, plutôt l'os se recouvre. Souvent il ne s'exfolie point, la réunion est plus facile, la cicatrice plus prompte, et le malade est moins longtemps en danger ». Or, comme le fait justement remarquer M. le professeur Farabeuf, « les anciens qui ne pratiquaient que l'amputation circulaire, ne la pratiquaient pas bien. Malgré les recommandations de Celse, trop brèves il est vrai, ils coupaient la peau, les muscles et l'os, tout au même niveau. La saillie de l'os, qui ne se rétracte pas comme les chairs, était fatale. Le moignon conique d'emblée ne pouvait se cicatriser définitivement qu'après que la nécrose était venue raccourcir le squelette trop long pour pouvoir être enveloppé par des téguments trop courts. Cela demandait six mois ». Or, qu'arrivait-il à la cuisse, par exemple, avec les anciens errements? Heister va nous l'apprendre. « *Sed musculi una cum cute una eademque sectione discindantur, musculi hic dissecti fortissimi tantopere sursum retrahuntur, quemadmodum sæpius vidi, ut os femoris post alteram tertiamve deligationem ad duorum imo trium transversorum digitorum longitudinem super carnem instar baculi cujusdam eminuerit* ». Et ceci n'est pas une exagération. Fabrice de Hilden n'avait-il pas vu dans une amputation l'os faire une saillie consécutive de plus de cinq centimètres !

Pour éviter ces résultats désastreux, les anciens chirurgiens recommandaient d'attirer le plus possible en haut les chairs avec la main et de les fixer dans cette position par une ligature. Mais, ainsi que dit Petit lui-même « ce n'était pas d'un grand secours ». Plus efficace était la méthode suivante : « Mais avant que de scier les os, conseille Lacharrière, on prend une bande de linge que l'on fend en deux par l'une de ses extrémités et de laquelle on se sert pour relever fortement les chairs ».« J'ai employé moi-même, affirme J.-L. Petit, ce moyen simple et naturel avec beaucoup de succès, mais il n'a pas été du goût de tout le monde ». Tout cela ne suffisait pas. Il fallait autre chose, qui fût inventé presqu'en même temps par J.-L. Petit et par Cheselden. « On a regardé de tout temps comme un point essentiel dans les amputations, de conserver beaucoup de chairs, de les rapprocher pour recouvrir plus promptement les os et hâter la guérison. C'est dans les mêmes vues que j'ai imaginé de couper les chairs en deux temps. Je commence l'incision circulaire un pouce plus bas que l'endroit où j'ai dessein de scier les os. Je ne coupe par cette première incision que la peau et la graisse jusqu'à la membrane qui couvre les muscles. Je fais tirer vers le haut ces téguments, de sorte que les chairs se trouvent découvertes de plus d'un pouce. Alors je coupe circulairement au niveau de la peau, je relève les chairs avec la compresse fendue, et lorsque j'ai scié l'os, je le trouve enfoncé, ce qui fait qu'en peu de temps le centre est rempli et cicatrisé entièrement. En suivant cette méthode, les chairs du moignon et l'os sont au niveau l'un de l'autre ; souvent même la cicatrice est plus enfoncée dans le centre qu'à la circonférence du moignon, ce qui est avantageux pour l'application d'un membre artificiel » (1). Garengeot sut vulgariser la méthode de son maître, qui n'avait rien écrit encore sur ce sujet. C'est grâce à lui que l'incision en deux temps fut connue en dehors de Paris, et ajoutons qu'il en sut fort bien montrer les grands avantages. Cheselden passe en Angleterre pour être le véritable inventeur du procédé en deux temps. Il se peut qu'il en eût eu *l'idée de*

1. Petit. Œuvres posthumes. Amputations.

lui-même et sans avoir consulté les écrits de J.-L. Petit ; mais les dates prouvent que ses prétentions sont mal fondées lorsqu'il réclame pour lui seul cette découverte. Suivant les Anglais, Cheselden l'aurait proposé à Fern son maître, lorsqu'il était encore un élève en 1710. Mais il n'a publié ses vues personnelles sur ce sujet qu'en 1749, à la fin d'une traduction anglaise de l'ouvrage de Ledran. Or, la première édition du Traité de Garengeot date de 1719, et Lesne dans son discours préliminaire aux œuvres posthumes de J.-L. Petit assure qu'il y avait bien plus de trente ans que ce grand chirurgien enseignait son procédé dans les écoles publiques lorsque parut ladite traduction. Du reste J.-L. Petit avoue lui-même que son procédé n'eut pas d'abord beaucoup d'imitateurs. « Quoiqu'il y ait bien des années que j'ai publié cette méthode, j'ai vu peu de chirurgiens la suivre ; c'est peut-être parce qu'elle exige une certaine dextérité que tout le monde n'a pas, mais qu'il faut tâcher d'acquérir en s'exerçant sur les cadavres ».

L'incision en deux temps rencontra bientôt des méthodes rivales.

En 1746, Ledran fils publia un nouveau procédé, qu'il avait inventé depuis quelque temps, et qui possédait, suivant lui, tous les avantages de la double section de J.-L. Petit, sans en présenter les désavantages. « Je coupe d'un seul coup, dit-il, la peau et la moitié de l'épaisseur des muscles par une incision circulaire. Aussitôt je fais retirer en haut la peau et les muscles autant qu'il est possible, et je fais une seconde incision circulaire, précisément au niveau de la peau coupée et relevée. Par celle-ci je ne coupe point de peau, mais seulement les muscles jusqu'au périoste inclusivement, sans crainte de gâter le couteau. » La méthode de Ledran, bonne chez les gens maigres et à peau très mobile, est loin d'être suffisante chez les personnes chargées d'embonpoint, où il est absolument nécessaire de disséquer la peau pour obtenir une rétraction suffisante.

En tout cas, avec l'une et l'autre méthode, on ne remédiait pas toujours à la conicité du moignon. Louis fixa son attention sur ce sujet, et voici ce qu'il imagina. Il fixait d'abord les chairs par une ligature, il coupait d'un seul trait la peau et les muscles jusqu'à l'os, il ôtait ensuite la bande qui fixait les chairs pour donner aux muscles qui ne sont point adhérents à l'os, la liberté de se retirer. Puis il coupait avec un bistouri les adhérences des muscles de la couche profonde et sciait ainsi si c'était à la cuisse (c'était surtout pour la cuisse que Louis insistait pour déclarer la méthode de J.-L. Petit fautive), l'os, trois travers de doigts plus haut qu'on ne l'aurait fait, si on l'eut scié au niveau des chairs affermies par la ligature. En résumé, c'est le procédé de Celse. Louis du reste, ne s'en cache pas dans son mémoire de 1752. « Le renouvellement de cette façon de pratiquer l'amputation sera aussi utile aux blessés qu'honorable à la chirurgie. Je dis renouvellement, car cette méthode est très ancienne, et la première description qui ait été donnée du manuel de l'amputation des membres est faite sur ce principe, que nous n'avons fait qu'exposer avec plus d'étendue, lui donner plus de clarté. Voici comment Celse s'exprime à cette occasion, etc. » Ce passage avait frappé J.-L. Petit, et il en parle, mais sans l'avoir bien compris, dans son mémoire sur les amputations des membres à l'Académie des Sciences de 1732. Scharp en saisit mieux le sens, et il affirma que « c'était un malheur pour le genre humain qu'une instruction si utile ait été ou négligée ou mal entendue ». Mais, comme le lui reproche Louis, ébloui par les mérites de la double incision, il ne sut pas tirer parti des conseils de Celse.

Amputation à lambeaux. — Ce n'est, au fond, ni la méthode de Ledran, ni la méthode de Louis qui constituèrent la plus sérieuse rivale du procédé de J.-L. Petit, ce fut la méthode de l'amputation à lambeaux, inventée du reste avant tous ces perfectionnements de l'amputation circulaire. « C'est pour former un moignon propre à recevoir un membre artificiel, dit J.-L. Petit, que MM. Sahourin et Verduin (1) ont imaginé au commencement de ce siècle de couper les chairs en lambeaux ». J.-L. Petit se trompe, ainsi du reste que Garengeot. Verduin n'est pas tout à fait le premier qui ait eu l'idée dont on lui attribue l'invention. Pour s'en convaincre on n'a qu'à parcourir le passage suivant de Heister : « *Aliam eamdem novam tibias amputandi rationem Petrus Adrianson Verdunius, haud incelebris quondam apud Amstelodamenses chirurgicus, et amicus quoque, dum viveret,*

---

1. Sabourin, chirurgien genevois, renouvela quelques années après Verduin, les tentatives de Lowdani, et généralisa l'amputation à lambeaux à tous les articles des membres. Il essaya son procédé à Paris, et présenta un mémoire à l'Académie des Sciences, où se trouvent relatées ses recherches personnelles.

meus, in peculiari libello quodam, belgice, germanice, gallice latineque conscripto, circa annum 1696, proposuit, eam sic cumprimis in notitiam hominum, licet inventor ejus non esset, detulit. Et quamvis varii sint, qui inventionis etiam gloriam hujus operationis chirurgo cuidam Genevensi, nomine Sabourin, adscribant, ut Academia regia Parisiensis, Garengeot aliique, qui eodem, quo Verduinius tempore, hanc operationem Genevæ et postea etiam Parisiis perfecisse dicitur, tamen d'u ante hoc tempus, id quod paucis hactenus cognitum esse perspicio, hæc operatio a chirurgis Anglis, ac nominatim **Lowdhamio** et **Jungio**, et peracta et descripta est, ut videre est non solum ex libello anglico, cujus inscriptio est : currus triumphalis therebentinæ, sive de mirabili virtute olei therebenthinæ in sanguinis profluviis, una cum novai artus amputandi ratione, auctore Jacobo Jungio, London, 8, 1679, verum etiam ex Kænerdingii, chirurgi quondam nosocomii magni Amstelodamensis, et amici quoque mei, libello belgice conscripto : de gangrena et sphacelo, cruraque amputandi ratione veteri ac nova, 8, Amstelodami 1698 qui quoque eodem, quo Verduinius anno novam hanc operationem bis perfecit ». Lafaye rapporte la même chose dans son mémoire sur l'amputation à lambeau. Néanmoins si Verduin n'a pas été l'inventeur, il a été le vulgarisateur de cette méthode. Lui-même semble reconnaître du reste que quelque chose avait été fait avant lui à Londres, car voici ce que nous lisons dans son mémoire transcrit intégralement dans la bibliothèque de Manget : « *Dum sic protraho hujus operationis instituendæ desiderium in mihi, litteras cujusdam Londino scribentis amici olim mei discipuli et qui apud me vixerat ; ille qui noverat, quanta ego illustrandæ artis arderem cupiditate scribit, proscecerum suum inter Londinenses chirurgum dexterinam hanc quam meditabar methodam ex parte instituisse, scilicet in cruris de curatione serrasse suram eamque truncalis ossibus applicuisse, idque eo successu ut sibi invicem adhæserint ac coaluerint : parum vel nihil de cæteris circumstanciis* ». En tout cas, voici son procédé : « *Deinde crus gracili zona paulo supra locum ad amputationem destinatum arrecte constrictum a duobus viris intrepidis altero crus, circa zonam altero pedis articulum amplectante immobile teneatur. Mox sura leva manu arrepta cultro falcato et ancipiti ab ipsa zona crus coarctante inchoando, juxtra cruris longitudinem posse ossa deorsum abscindatur. Reliquæ vero cutis carnisque partes*

ut moris est transversum inusæ, separato nunc eodem cultro pe-
riostio una cum ossibus serra decurrentur, retroducta interim ab
læsuriæ serræ metum, prædicta avulsæ carnis portione.

Extemplo jam vulnus recens mulli spongiis aqua tepida unda
abstergendum ne quid nobis vulnere remaneat quod sanationemrem
prari posset quo facto ac zona constrictoriasoluta, remota carnis
portio dictio artius, anhorsum et reflectanda, et mutilatæ parte coap-
tanda Vulneris cræ fungo linamento stupra aut alio quovis sti-
p.ico idoneo (pauxillum enim requiruntur), totusque truncus vesica
bovinæ aqua egelida emollita, tegantur, quæ fasciola emplastro
viscoso oblita circumvolvantur. Necessitate autem urgente altera
vesica more prædicto superiori injici potest. Verduin à Nicolas
Witsen, consul et sénateur de la ville Damsterno, envoyé
extraordinaire du roi Guillaume Manget de Gavgrena, p. 255».
Ce furent, dit Lafaye dans son mémoire sur l'amputation à
lambeaux, les imperfections dans la manière dont on faisait alors l'amputation, l'embarras de l'appareil et le danger de la gangrène qui dégoûtèrent ce praticien de la méthode ordinaire. La facilité avec laquelle la nature réunit les
parties divisées, facilité qu'on remarque principalement dans
l'opération du bec-de-lièvre, et dans les plaies de tête à lambeaux, où le crâne se trouve découvert, fut le principal motif
qui le porta à chercher ou à suivre la nouvelle méthode. Une
difficulté assez considérable l'arrêta pendant quelque temps, il
ne savait pas si les chairs pourraient se réunir à un os scié et
rempli de moelle. Hippocrate, Celse, Paul d'Égine, Peré, Ta-
liacot, les Fabrice et plusieurs autres auteurs qu'il consulta,
ne lui donnèrent aucune lumière sur ce sujet. De plus, il craignait l'envie et la calomnie, mais la lettre d'un ami (celle dont
nous avons parlé) qui avait été autrefois son élève, leva tous
ses scrupules ; cette lettre lui apprit que la méthode qu'il mé-
ditait avait été pratiquée avec tout le succès possible par un fameux chirurgien de Londres. La description qu'il a donné de
sa nouvelle méthode est si parfaite, que ceux qui ont écrit
après, n'y ont pu ajouter que fort peu de chose. Pour rendre
plus clair le passage où Verduin expose sa méthode, nous
avons cru devoir rapporter le passage suivant, emprunté à
Ruysh, où se trouve relaté une opération sur un jeune homme
de 16 ans, qui avait à la main une tumeur douloureuse et ulcérée. « *Die igitur constituta ad dictæ manus amputationem præ-*

sens fuisti clarissime vir, præsentes quoque sese sistere, medici expertissimi Ulaekweld, Smedingh, Valentyn, Lagrue, Smit nec non excitatissimi chirurgi Aurich Dentelius Polhuysen, etc., patiens brodio confortatus admodum erat animosus operationemque perpessus est fere absque ejulatu ut omnes qui operationi interfuere admisati fuerint. Humeri pars superio circum ducebatur splenio quadruplicato, super imposito splenio longitudinali lateri interiori bracchii et quidem secundum longitudinem ut hujus et funiculi seu singuli constrictorii ope aut vastius et minori cum noxa inter operationem comprimi possent. Hoc facto dr Smith Nafmensis injungebatur cingulum constrictorium baculli ope leniter et in operatione ipsa fortius contorquere, partim ad sanguinis profusionem inhibendam, partim ut pro tempore bacchii stupor excitaretur et dolor arceretur. Ansa gracili arcte arcum ducebatur cubitus infra juncturam. Hisce peractis Magister van Bortel gener Magistri Petri Verduyni partem musculosam sinistra arripiens, dextra cultelo ancipiti et mucronato eam perfodit, quam proxime fieri potuit ad ossa cubito et radii. Hæc initio facta latere interiore brachii quem locum quoque occupabat operator dictus. Perfossa parte musculosa cultrum ulterius adegit, incisionem continuando donec sufficere videbatur pro vulneris tegmine et sic ulterius transversum carnem abscindebat. Porro magister P. Verduyn cæteram partem carnosam circulariter celeriter incidebat cultro falcato ad ossa usque et periostio abraso, utrumque os serra dividebat. Interium ne caro propendens a cultro aut serra offenderetur Mag Adrianus Verduyn prospiciebat. Manu amputata et spongia madida rasura ossium ablata vulnus et per consequens utriusque ossis extremitas tegebatur quidem a dicto magistro carne propendente et reservata est vero propter carnis contractionem quæ illico fit post incisionem totum vulnus ex voto contego haud potuit. Itaque quod restebat vulneris, ut et totius membri amputati trumcus frustro plano fingi orbicularis obducta et contecta fuerunt, superimposita vesica madida et super eam altera madefacta, quæ priori aliquanto major erat, etc. ». Ruysh porta le jugement suivant sur l'amputation à lambeaux, « quid adem de hac extirpationis methodo sentiam a me scire cupis in qua ut recte censes curatio non tam diuturna neque dolor post extirpationem tantus, nec tum quoque talis hæmorrhagiæ metus, nec ossis separatio expectanda venit et nervi nervosæque partes tendines eorumque fibræ et vasa ipsa *jam tecta et a frigore cæterisque mollestiis et incommodis externis ab applicata musculosarum partium mole satis conservata videntur ».*

Lafaye dans son mémoire ne reconnaît à cette amputation que quatre avantages, très considérables il est vrai, savoir : la promptitude de la guérison parce que l'exfoliation des os ne se fait point, la facilité d'appliquer une jambe de bois, l'inutilité de la ligature et des astringents auxquels la ligature supplée, et enfin le peu de parties sensibles qu'on laisse exposées à l'air. Garengeot eut d'autant plus de mérite de soutenir chaudement l'amputation à lambeaux que son maître J.-L. Petit, content de son incision en 2 temps, ne jugea pas à propos de se ranger parmi les partisans de Verduin. Sans l'attaquer, il donna à entendre que sa méthode vaut bien celle du chirurgien hollandais, si elle ne lui est pas supérieure.

Louis, peut-être parce qu'il avait trouvé aussi un perfectionnement à l'amputation circulaire, se montra froid envers l'amputation à lambeaux. Mais à l'étranger, Ruysh, Reverhost, Gœlick, Manget, et en France Verduc, outre Garengeot, parlèrent très favorablement de la nouvelle opération. Garengeot lui fit subir quelques modifications. Il changea la bande de cuir par une bande en toile, et il la plaça sur la tubérosité antérieure du tibia. Il remplaça le couteau courbe de Verduin par le couteau droit à deux tranchants de J.-L. Petit. Enfin il fit l'incision semi-circulaire avant d'exécuter celle par laquelle on sépare le lambeau, c'est-à-dire qu'il commençait par où Verduin finissait. Il prescrivit de donner quelques coups de la pointe du couteau sur l'extrémité de l'os qu'on veut conserver, et de relever le lambeau avec une compresse fendue pendant qu'on scie l'os. Il conseilla enfin de couper l'excédent de lambeau appliqué sur le moignon, et d'y faire quelques points de suture pour le maintenir, ou de se servir de la suture sèche, qui, suivant lui, est préférable. Ravaton et Vermale prônèrent bientôt l'amputation à deux lambeaux ; mais comme Garengeot *n'en parle pas* et que leurs travaux sont très connus, nous ne nous étendrons pas davantage sur ce sujet.

D. — HÉMOSTASE.

Hémostase provisoire. — Ambroise Paré obtenait l'hémostase provisoire en liant fortement le membre au-dessus de la partie à amputer. En 1674, Morel perfectionna cette méthode en inventant le garrot. Dans les premières années du xviiiᵉ siècle. plusieurs tourniquets étaient en usage. Mais ils ne satisfaisaient pas à toutes les conditions requises. J.-L. Petit remplit ces *desiderata* en inventant le tourniquet qui porte encore son nom. « L'art de comprimer les vaisseaux ne consiste pas dans la quantité des forces qu'on emploie, mais dans la manière de les appliquer, car la force de la colonne de sang, qui sort d'une artère, n'est pas si considérable qu'un caillot adhérent à l'orifice du vaisseau ne puisse lui résister. Une compresse soutenue d'un léger bandage peut quelquefois suffire. Le bout du doigt, quoique légèrement appuyé sur l'orifice d'un vaisseau ouvert est suffisant pour en arrêter le sang, etc. ». C'est sur ces principes que J.-L. Petit établit son instrument. Nous renvoyons pour plus ample détail à notre analyse du *Traité des instruments* de Garengeot. Pas plus que l'incision en deux temps, le tourniquet ne fut à l'abri des critiques; qu'on en juge par ces lignes de Lesne : « La routine et la jalousie leur font quelquefois préférer des usages pernicieux à de nouvelles inventions dont l'utilité est évidente. Mais devrions-nous voir encore aujourd'hui parmi nous des particiens qui accordent la même préférence au garrot. C'est peut-être parce que M. Scharp a dit que lorsqu'on avait le secours d'un aide, le garrot était plus commode et qu'il l'employait toujours dans les amputations plutôt que le tourniquet à vis ».

Hémostase définitive. — On s'attendait après la découverte d'Ambroise Paré, qui eut un si grand retentissement parmi les chirurgiens, que la ligature régnât en maître lorsqu'il s'agissait d'établir l'hémostase définitive; et cependant il n'en était rien. La cautérisation, il est vrai, avait été rejetée comme trop inhumaine. « Le feu, dit Dionis, était tellement en usage chez les anciens, qu'ils s'en servaient presque dans toutes les opérations, comme vous voyez que font les maréchaux dans toutes celles qu'ils font aux chevaux. Ils faisaient rougir des cautères actuels dont les uns étaient en bouton, d'autres en figure d'olive et d'autres de platine. Ils les appliquaient tout ardents sur les orifices des vaisseaux, aussitôt que le membre était séparé et en brûlant ainsi les vaisseaux et les chairs voisines, il se faisait une eschare qui empêchait le sang de sortir, mais cette manière cruelle n'était pas sûre, parce que l'eschare venant à tomber, le sang donnait avec la même violence que le jour de l'opération, c'est ce qui a fait qu'on a cherché des moyens plus doux que le feu ». Malheureusement la plupart des praticiens ordinaires trouvant la ligature trop pénible, n'abandonnèrent la cautérisation que pour recourir au bouton de vitriol. « Pour arrêter, dit Lacharrière, le sang, les uns se servent du cautère actuel, les autres du bouton de vitriol brisé que l'on met dans du coton, les autres lient l'artère sans passer la ligature dans les chairs ». Il faut dire cependant que les bons chirurgiens de l'époque avaient compris que le bouton de vitriol était bien insufisant et parfois bien dangereux. Dionis en parle de façon à en dégoûter ses auditeurs. « On a trouvé le bouton de vitriol, qui se fait avec un peu de vitriol concassé, qu'on enveloppe avec un peu de coton. On en prépare trois ou quatre qu'on met sur les orifices de vaisseaux coupés les uns après les autres. Le vitriol venant à se fondre par l'humidité du sang, brûle et cautérise ce qu'il touche, et par le moyen de l'eschare qu'il fait, il arrête le sang. C'est la pratique de l'Hôtel-Dieu de Paris où on s'en sert dans toutes les amputations. Mais cette eschare a le même sort que celle qui est produite par le feu, car venant à tomber, le sang peut s'échapper, c'est pourquoi on en retarde la chute autant qu'on peut, et les chirurgiens qui se sont servis de ce moyen en doivent avoir de prêt toutes les fois qu'ils pansent le malade afin d'en mettre en cas que le sang vienne à donner ». Ce que Dionis ne dit pas, et ce que Garengeot a fait ressortir, c'est qu'ils peuvent diffuser dans les régions voisines comme tous les caustiques liquides et y causer des désordres irréparables. Mais la ligature elle-même n'était plus tout à fait la même que du temps d'Ambroise Paré; on avait reconnu qu'il ne fallait pas dénuder l'artère de sa gaîne celluleuse. Beaucoup même au commencement de la carrière de J.-L. Petit n'hésitaient pas à lier le nerf. « J'ai été présent, dit J.-L. Petit, à plusieurs controverses sur ce sujet, entre les grands maîtres de ce temps-là. Les uns disaient qu'il était indifférent de lier ou de ne pas lier les nerfs. D'autres voulaient qu'on les liât absolument, disant que pour qu'on lie les vaisseaux sanguins pour retenir le sang, il n'était pas moins nécessaire de lier les nerfs pour retenir l'esprit animal ». D'après J.-L. Petit, c'est Naudin qui donna le précepte important de ne pas trop *dénuder l'artère* et « de comprendre assez de

chairs pour éviter que le fil ne coupât les vaisseaux, méthode
qui a encore l'avantage d'empêcher que l'effort du sang artériel ne chasse la ligature, puisqu'elle est retenue par les chairs
dans lesquelles le fil est engagé. Voilà ce que cet habile chirurgien m'a appris et ce que j'ai pratiqué sous ses yeux pendant plusieurs années. Ainsi si Ambroise Paré est l'inventeur
de la ligature, on peut dire que la manière dont on la pratique
est due à M. Naudin » (1).

Réaction contre la ligature. — Mais la suprématie de la
ligature fut de courte durée. Pour que la ligature en effet
mette à l'abri de l'hémorrhagie, il faut que la plaie soit *aseptique*
dans le cas contraire le caillot se ramollit, le bout d'artère se
gangrène, la ligature tombe et l'hémorrhagie se reproduit.
J.-L. Petit commença à préconiser contre l'usage de la ligature
l'invention de son tourniquet « l'expérience, dit Lesne, avait
convaincu M. Petit que la ligature des vaisseaux dans l'amputation était la principale cause des accidents qui terminent souvent la vie des malades par la violente irritation qu'elle produit,
en étranglant les chairs que ce fil embrasse. L'embarras où ce
grand chirurgien se trouva par une hémorrhagie qui survint le
vingt-et-unième jour après l'amputation de la cuisse de M. le
Marquis de Rothelin lui suggéra l'idée d'une compression qui eut le succès le plus éclatant. Depuis ce temps-là il
regarda toujours la ligature comme un moyen dont on pouvait se
passer ». Voici ce que dit J.-L. Petit sur ce point. « Ces moyens
tels que les styptiques et la ligature retardent la consolidation
de l'artère coupée par la douleur et l'inflammation qu'ils exci-
tent, au lieu qu'en se servant de la compression la réunion du
vaisseau commence, dès le premier instant qu'il est comprimé,
de manière que lorsque la levée du premier appareil, la suppuration détache les tampons de charpie dont on s'est servi pour
le comprimer, on s'aperçoit que la réunion de ses parois est
déjà faite ; il est vrai qu'elle n'est pas encore bien solide,
c'est pour cela qu'avant de lever l'appareil on a soin de
serrer la vis de la pelote de l'aine qui comprime exactement le tronc de l'artère, de sorte que ce qui reste
de sang dans ce vaisseau depuis cette compression jusqu'à l'ouverture, n'a point le mouvement d'impulsion, qui se-

____

1. Petit. Œuvres posthumes.

rait capable de forcer cette réunion commencée ». J.-L. Petit fut non seulement suivi dans cette voie par Garengeot, ce qui était naturel, mais encore par tous ses autres confrères, et il faudra descendre à Desault pour voir la ligature reprendre l'importance qui lui est due.

Complications. — Les premiers chirurgiens, qui amputaient entre le mort et le vif, avaient souvent la surprise désagréable de répéter plusieurs fois l'amputation sur le même membre. Le fait était si connu du temps de Garengeot qu'on s'était enfin décidé à inciser bien au-dessus du siége du mal. Les fusées purulentes, le délire, l'infection purulente, les convulsions, etc., qui surviennent dans le cours de la guérison de certaines amputations, étaient bien connus des praticiens. Manget (*bibliotheca chirurgica*) les a décrits tout au long. Heister s'en est occupé longuement aussi. Ces complications sont, du reste, celles des plaies en général. Nous renvoyons donc à notre historique des plaies.

Pansement. — Au commencement du xviiie siècle, il *devient plus simple*. Comme matière de pansement, on délaisse les compresses longuettes pour le gâteau de charpie. On remplace généralement les onguents de toutes sortes par l'eau tiède aiguisée d'eau de vie, ou même par le cérat, car les pansements alcooliques tendent malheureusement à disparaître.

Mortalité opératoire. — Nous n'avons pu avoir des renseignements bien précis à ce sujet. Nous savons néanmoins qu'elle était considérable, surtout dans les hôpitaux, où, suivant J.-L. Petit, règne un air pestilentiel.

Amputation de jambe.

« Outre toute les causes de gangrène que nous avons établies, dit Garengeot, il arrive encore des dérangements dans les solides qui sont si considérables, que la chirurgie ne peut les réparer que par l'amputation des membres. Ces dérangements sont des fracas d'os très grands, des caries indomptables, *des exostoses énormes dans les articulations*, et des fistules dans ces mêmes endroits, qui ont résisté à tous les remèdes les mieux indiqués. Les fracas d'os arrivent de bien des manières, mais pour que ces accidents nous obligent à retrancher un membre, il faut que le chirurgien bien éclairé ne reconnaisse pas d'autres remèdes pour cette maladie et soit bien persuadé de ne pouvoir la guérir autrement..... Cette opération est plus embarrassante que difficile. Elle est embarrassante, parce que l'appareil qui lui convient est grand, qu'il faut que le chirurgien y apporte beaucoup d'attention, et qu'il ait une grande présence d'esprit dans son application. C'est pour ne point manquer à toutes les circonstances de cette opération que les Anciens recommandent au chirurgien de se munir d'un conseil, c'est-à-dire qu'outre les aides nécessaires il doit appeler un confrère habile homme et expert dans ces opérations, afin qu'il le fasse ressouvenir de beaucoup de choses qu'il pourrait oublier, son attention ne pouvant pas s'étendre à tout, car il vaut mieux partager l'honneur entre plusieurs que de faire mal tout seul. Avant d'aller plus loin il faut disposer l'appareil qui doit être rangé sur un grand plat.

« On met premièrement sur ce plat ce qui doit servir le dernier au membre coupé. C'est pourquoi on commencera par ranger 3 ou 4 compresses, larges de deux travers de doigts et longues d'environ un pied et demi, raison pour laquelle on les appelle des longuettes. Ces compresses rangées crucialement sur le plat, sont ensuite couvertes d'une grande compresse coupée en croix de Malte. Par dessus cette compresse on en met une petite carrée, et par-dessus cette dernière on met une étoupade, qui n'est qu'un grand plumasseau de filasse qu'on trempe avec un liniment fait avec les blancs d'œufs, l'huile rosat et un peu de vinaigre. On saupoudre cette étoupade de bol ou de colophane ; mais nous ne nous servons point de ces ingrédients, et nous substituons à l'étoupe un *grand plumasseau de charpie* de figure ronde, pour des raisons que nous dirons dans la suite. A côté de ce grand plumasseau on en met deux petits de figure ronde, dont il y en a un qui *est très petit, pour mettre sur le péroné, et l'autre plus grand, qui est appliqué sur le tibia*. On range auprès de ces plumasseaux un gros bourdonnet ou tampon de charpie, pour pouvoir presser fortement les vaisseaux sur lesquels on l'applique, et on fait en sorte qu'il n'ait pas plus d'un bon travers de doigt de largeur, pour qu'on puisse le placer entre les deux os. On n'oubliera pas de mettre sur cet appareil des *boutons de vitriol* en poudre entourés de coton, *quoi qu'inutiles*, ainsi que nous le verrons dans la suite, et deux ou trois petits bourdonnets ou tampons de charpie pour mettre en cas de besoin sur les petits vaisseaux dont le volume est trop petit pour faire la ligature. Enfin on finit de ranger l'appareil en mettant sur le plat deux bandes de longueur et de largeur proportionnées, dont l'une sera roulée à un chef et l'autre à deux. *Il est bon d'avoir un second plat* pour mettre dessus les instruments qui conviennent à cette opération, tels que sont une compresse, épaisse, large de deux ou trois travers de doigts, et longue de cinq ou six, pour comprimer les vaisseaux, afin de se rendre maître du sang pendant l'opération, une autre compresse circulaire qui soutienne la première, le lac, qui doit avoir assez de longueur pour être posé en double, le tourniquet, qui est ordinairement un petit bâton en garrot de bois dont la figure imite un bilboquet, un petit rondeau de corne, de carton, ou de cuir, pour mettre sous le tourniquet, un second lac pour affermir les chairs, un couteau courbe, un couteau droit qui n'ait pas plus d'un travers de doigt de

largeur et qui n'ait qu'un tranchant, une scie, des
aiguilles courbes enfilées avec des rubans de fil
comme ceux que j'ai décrits en parlant des sutures, des ciseaux, un rasoir, et plusieurs autres suivant les différents opérateurs ».

Toutes ces circonstances bien observées on fera
mettre le malade sur une chaise de commodité
ou bien sur le bord de son lit à demi renversé,
et soutenu dans cette situation par un aide chirurgien, qui pour cet effet sera derrière le malade.
Quant au tourniquet, « petit bâton ou garrot de bois
« dont la figure imite le bilboquet dont les per-
« ruquiers se servent pour friser les cheveux »,
il lui trouve entr'autres inconvénients d'étrangler
toute la circonférence du membre, et non de
comprimer au point voulu, « ce qui empêche le
« sang de passer par les vaisseaux collatéraux
« pour aller nourrir ce que l'on veut conserver »;
et il préfère employer celui que perfectionna
son maître J.-L. Petit. Et à ce sujet citons ce
qu'en dit Garengeot, car J.-L. Petit ne lui avoue
point la même origine dans son *Traité des mal. chir.*
III, p. 148: « Des chirurgiens avisés nous ont ap-
« porté de Hongrie une nouvelle espèce de tour-
« niquet qui, quoique bien imaginé, est trop lourde
« et pleine de défauts ; c'est ce qui a porté M. Pe-
« tit à le corriger. Il en a donc fait faire un en
« bois, qu'il présenta à l'Académie des Sciences
« en 1718 ». Il le vante en ces termes: « son utilité
« est : 1° de ne point incommoder quand il est ap-
« pliqué; 2° de pouvoir rester autant qu'on le
« veut après l'opération; 3° de supprimer un aide,
« l'opérateur pouvant à lui seul le serrer ou le
« relâcher à volonté ; 4° enfin d'arrêter parfaite-
« ment le sang ». Il faudra encore se munir d'un
couteau courbe à un tranchant, d'un petit couteau
droit également à un seul tranchant, d'une scie,

d'aiguilles courbes enfilées toutes prêtes, de ciseaux, de tampons de charpie pour étancher le
sang des petits vaisseaux, etc. Les aides seront
au nombre de 4. Le premier sera placé à la tête
du malade pour empêcher les mouvements du
tronc ; le deuxième soutiendra la jambe et tirera
la peau vers le genou ; le troisième, ayant le genou en terre, étendra la jambe ; le quatrième enfin donnera les instruments à l'opérateur. Après
ces préliminaires, Garengeot passe au *manuel
opératoire*, qu'il décrit avec toute la minutie désirable. « Le chirurgien, placé entre les jambes
« du malade, logera une pelote ou compresse
« sous le jaret, à l'endroit où passent les vais-
« seaux... Par-dessus cette compresse, il passera
« un lac double qu'il arrêtera à la partie anté-
« rieure de la cuisse, au-dessus du genou, obser-
« vant de laisser un espace pour placer le tourni-
« quet, qu'il fera serrer, pendant qu'il coupera les
« chairs et les os... L'aide tirera alors la peau vers
« le genou, afin d'en conserver le plus qu'il est
« possible pour couvrir le moignon, et l'opéra-
« teur fera une ligature avec le second lac au-des-
« sous de la tubérosité du tibia, à l'endroit où il
« veut couper, c'est-à-dire *à six grands travers
« de doigt au-dessous du genou*, afin d'assujettir
« les chairs et de faciliter la coupe. Le chirur-
« gien ayant alors le genou en terre, passera
« la main droite par dessous la jambe du malade,
« recevra le couteau courbe que lui présentera
« un aide, en posera le tranchant sur l'angle in-
« terne du tibia, le plus intérieurement qu'il est
« possible, et commencera à cet endroit la *section
« circulaire* ». A propos de la façon de tenir le
couteau, « on a coutume, dit-il, de porter la main
« gauche fort étendue sur le dos du couteau pour
« le soutenir et le guider... M. de Lapeyronie a

« même fait ajouter un crochet à la pointe du cou-
« teau pour y placer l'indicateur de la main gau-
« che ». Il trouve ce crochet inutile, car « quand
« un instrument simple peut faire aussi bien qu'un
« instrument composé, il faut préférer le plus sim-
« ple ». La main étendue cache également l'instrument et empêche de bien voir ce que l'on doit
couper. Il conseille donc tout simplement de guider la pointe, en la prenant entre le pouce et l'index gauche, ce qui suffira pour couper « sûre-
« ment, uniment, légèrement, et sans chanceler ».
Revenant à la section : « après avoir coupé la
« peau qui recouvre le tibia, l'opérateur coupe les
« chairs qui sont à la partie externe, en condui-
« sant le couteau vers la partie postérieure. Là il
« porte la main gauche sur la jambe, afin d'avoir
« plus de force pour couper les gémeaux, le so-
« laire, etc., et, se tenant debout, il remonte avec
« le couteau pour couper la partie intérieure,
« jusqu'à l'endroit où il a commencé. Il y en a qui
« recommandent de passer une serpette dans l'in-
« cision circulaire qu'on vient de faire, afin de
« couper les chairs qu'aurait oubliées le grand
« couteau. Mais, quand l'instrument est bon, ré-
« pond-il, et qu'on ne se presse point, on peut se
« passer de cette serpette... Pour couper les chairs
« et les vaisseaux qui sont entre les os, on prend
« un petit couteau droit qu'on pousse entre les os,
« observant de porter un peu le dos de l'instru-
« ment vers la partie que l'on veut conserver. On
« ratissera le périoste de la crête du tibia, et on
« fera le débris sur l'os ».

La coupe faite, Larengeot fendait une compresse, comme de nos jours, en appliquant les
chefs autour des os, et la faisait « *tirer par en
« haut*, pour retirer les chairs et découvrir da-
« vantage les os ». Il s'agit maintenant de scier

les os. « Quelques modernes, dit-il, ordonnent de
« commencer par le péroné. Le péroné n'offre pas
« assez de résistance, on courrait grand risque de
« le faire éclater ». Il préfère donc « faire les pre-
« mières traces de la scie sur le tibia, qui est plus
« fort et plus solide, puis incliner par la suite la
« scie vers le péroné, les sciant tous deux à la
« fois, non par sauts et par secousses, mais à longs
« traits, légèrement, et sans trop appuyer ». Les os
sciés, il ôte le second lac appliqué au-dessous de
la tubérosité, qui n'avait pour but que de tenir la
peau et les chairs, fait fléchir un peu la cuisse et le
moignon, lâche le tourniquet d'un demi tour pour
voir les artères qui donnent du sang, et s'occupe
de précéder à leur ligature. Voici comment il fait
cette *ligature.* « On prend l'aiguille courbe enfi-
« lée d'un ruban de fil, et on fait deux ponctions
« au côté de chaque artère sans couper le ruban,
« l'une au-dessus de sa partie supérieure, l'autre
« au-dessous de l'inférieure ; de sorte que ces deux
« ponctions feront quatre ouvertures qui repré-
« senteront un carré, dans le milieu duquel l'ar-
« tère et les autres vaisseaux s'y trouveront (1)...
« Il faut bien faire attention à *prendre beaucoup*
« *de chairs dans cette ligature...* car par cette pré-
« caution la ligature ne touchant point à nu l'ar-
« tère, ce vaisseau sera comme matelassé par des
« chairs qui le comprimeront mollement et très
« exactement ». Cette *compression* qu'il quali-
fie de « molette et inégale », il y attache une grande

1. « C'est une erreur, dit J.-L. Petit, de croire que les accidents qui
surviennent aux amputations scient causés par la ligature du nerf...
Lorsque j'ai commencé à exercer la chirurgie, on liait indifféremment le
nerf, ou on ne le liait pas ; on était fort éloigné, de croire que cette
ligature fut fâcheuse. Pour ma part je puis assurer qu'une pratique de
plus de 50 ans m'a appris que la ligature du nerf n'est point la cause du
tressaillement, des convulsions, du délire, des frissons et de la fièvre,
qui arrivent dans les premiers temps de l'amputation » (*Tr. des mal.
chir.* III, p. 200-1).

importance. Il dit même qu'elle peut dans certains
cas remplacer avantageusement la ligature elle-
même, et, toujours à la façon hippocratique, il
appuie son dire de quelque observation.

« Le 14 novembre 1724, dit-il, on me fit lever à
« l'heure de minuit pour panser un fourbisseur
« qui perdait considérablement de sang, à la suite
« d'un coup d'épée sur la partie antérieure du poi-
« gnet. A peine eus-je le temps de passer une
« robe de chambre, que je vis en effet ma bouti-
« que tout arrosée de son sang. J'entendais l'ar-
« tère siffler, faire un bruit qui imitait le sifflement
« d'une couleuvre irritée. Avant de m'apprêter à
« préparer l'aiguille pour procéder à la ligature, je
« rapprochai les lèvres de cette grande division,
« et la fis tenir ainsi par mon garçon chirurgien,
« faisant fermer les doigts au blessé. L'aiguille
« prête, quand je fis ouvrir les doigts au blessé
« et que je saisis l'avant-bras de ma main gau-
« che, je ne fus jamais plus surpris que de voir
« le sang arrêté. Je me dis alors que la nature,
« plus sage, m'apprenait le vrai moyen d'arrê-
« ter une hémorrhagie, et me fournissait de
« grands sujets de réflexion. Je ne songeai plus
« alors qu'à rapprocher et coller les bords de la
« plaie l'un à l'autre, à la couvrir d'un long plu-
« maceau de charpie, puis d'un second, saupou-
« dré de bol d'Arménie, de compresses, et à
« faire tenir la main élevée. Enfin, pour modérer
« le mouvement du sang, j'appliquai une com-
« presse longitudinale assez épaisse le long de la
« partie interne du bras, afin de comprimer un peu
« le tronc principal... Je fis alors faire une *ma-
« chine de fer blanc*.... Six jours après la réunion
« était faite ». Et il ajoute : « Cette circonstance
« que le hasard m'a fourni m'a fait voir qu'il n'y a
« rien de plus efficace pour arrêter une hémor-

« rhagie que cette compression mollette et iné-
« gale, qui comprime partout, s'insinue dans tou-
« tes les dépressions, tombe un peu obliquement
« sur l'ouverture de l'artère, et en rapproche ainsi
« plus puissamment les parois » Après cette longue digression, que nous avons tenu à présenter
pour bien montrer comment notre auteur comprend le mécanisme de la ligature, Garengeot décrit le *pansement* de l'amputation de jambe.
« Toutes les ligatures faites, on fait fléchir davan-
« tage le moignon, et on attire les chairs et la peau
« autant qu'on le peut autour des os. On place sur
« les vaisseaux qui sont entre les os, non pas une
« compresse étroite, comme le disent tous les
« auteurs, comme nous le disions nous-même
« dans notre première édition, mais des bourdon-
« nets et tampons de charpie assez considérables.
« On recouvre chacun des os d'un petit pluma-
« ceau. On bourre tous les points, tous les in-
« terstices, de plumaceaux informes, et non
« bien rangés et bien polis, comme le veulent
« plusieurs chirurgiens, car cette régularité dans
« les plumaceaux ne matelasse pas comme quand
« ils sont mal faits et que la charpie est sans or-
« dre ». Il ne veut donc point d'etoupades de
filasses avec colophane et bol d'Arménie, point
de poudres astringentes, point de vessie de co-
chon. « Tout cela est fort inutile, dit-il, car la
« charpie est un absorbant qui remplit toutes les
« indications demandées ». Enfin, il « conseille de
« suivre la pratique de quelques habiles chirur-
« giens qui se servent d'un emplâtre fait en T à
« 4 chefs, couvert aux extrémités de ces chefs de
« l'emplâtre d'André de la Croix, afin d'attirer la
« peau et les chairs sur les os. Par-dessus cet em-
« plâtre on met une compresse carrée », diverses longuettes, et « on assujettit tout cet appareil

« avec le bandage appelé capeline à un chef. »

Garengeot passe ensuite à *l'amputation* à lambeau. Dans l'extrait qu'il emprunte à Verduin, il
nous dit que ce chirurgien se servait d'un appareil
en cuir qui couvrait toute la cuisse, d'un couteau
droit à deux tranchants, et qu'*il ne liait pas les
vaisseaux après l'opération*, parce que l'on mettait
un appareil en fer blanc, appelé soutien, qui venait
encapuchonner le lambeau et comprimer ainsi les
vaisseaux. Garengeot, qui écrit en 1731, en paraît
grand partisan,, et nous fait bien voir par les paroles suivantes que cette méthode n'était point
encore alors employée à Paris. « Il serait à sou-
« haiter, dit-il, que les chirurgiens des hôpitaux,
« à qui les occasions d'opérer sont fréquentes,
« eussent assez d'émulation pour tenter cette nou-
« velle méthode. Un peu d'attention leur ferait
« sans doute voir qu'elle est très avantageuse,
« puisqu'on a vu des officiers chez qui on l'avait
« employée, danser et sauter comme s'ils avaient
« eu leurs deux jambes ». Le vœu qu'il exprimait
ainsi dans son ouvrage, il le réalisa lui-même,
et perfectionna même cette méthode en invitant
à pratiquer la ligature des vaisseaux. Nous trouvons en effet dans les *mémoires de l'Académie
royale de chirurgie (II p. 261) une communication* où il relate trois amputations qu'il fit par ce
procédé. Son premier opéré étant mort le troisième jour probablement d'hémorrhagie, il prit
bien soin de ne plus opérer les deux autres sans
lier les vaisseaux, et ne compta plus d'insuccès.
« Je suis toujours persuadé, dit-il en terminant sa
« communication, que la méthode du lambeau a
« des avantages que n'ont point les autres. Pour-
« tant il ne s'agit point ici d'examiner les raisons
« qui militent en sa faveur. J'ai tenu simplement
« à déclarer ce que j'ai imaginé pour rendre l'o-

« pération plus parfaite » (c'est-à-dire *suppression
de l'appareil de fer blanc, et ligature des vaisseaux*, que négligeaient les inventeurs de la méthode).

Amputation du pied (1).

Garengeot se contente d'indiquer l'opération,
sans entrer dans le manuel opératoire, qui ne
commencera à être réglé que bien plus tard par
Percy (1789), Hey (1799), Willermé (1815), enfin
Lisfranc, Chopart, etc. Pourtant notre auteur la
pratique une fois, et obtint un succès qui lui
fait grand honneur, croyons-nous, car nous n'a-
vons trouvé aucune observation semblable dans
les auteurs de cette époque, et Dionis et J.-L.
Petit sont absolument muets sur l'amputation du
pied. « Comme cette amputation n'est qu'une sé-
« paration des pièces maléficiées d'avec celles qui
« sont saines, et qu'elle doit se faire dans un
« grand nombre de jonctions d'os, qui ne sont
« point au même niveau, elle est plus vétilleuse
« que les autres. L'adresse et le génie sont d'une
« grande nécessité pour conduire un bistouri
« entre les os du métatarse, couper les ligaments
« qui les unissent, ménager le plus de peau qu'il
« est possible, car voilà tout ce que nous prescri-
« vons ». Pourtant il la pratiqua une fois en 1729,
« avec M. Jacques, docteur en médecine, » sur un
pied « qui exhalait la plus mauvaise odeur, était
« non seulement gangrené, mais sphacélé, et dont
« la gangrène remontait un peu au delà de l'arti-
« culation des doigts avec le métatarse... Je por-
« tai, dit-il, mon bistouri entre le vif et le mort.
« Je disséquai ensuite jusqu'à ce que je fusse par-
« venu aux articulations du pied avec le métatarse

---

1. Garengeot ne mentionne pas l'amputation du pied dans sa première édition, 1720.

« et fis entrer mon bistouri, et alternativement
« mes ciseaux courbes, d'articulation en articula-
« tion ; car le difficile de ces sortes d'amputation
« est qu'il y a bien des détours, et qu'il faut pour
« la mener à bien beaucoup d'adresse et de pa-
« tience... J'ai mis trois mois et demi avant d'ob-
« tenir la parfaite guérison, quelque soin et quel-
« que application que j'aie donné à cette opéra-
« tion et à ses suites ».

Amputation de la cuisse.

C'est toujours, la *section circulaire, faite « à
« deux travers de doigt au-dessus du genou*, car
« c'est là l'endroit où l'on coupe ordinairement
« la cuisse, dit-il ». Il place le tourniquet de J.-L.
Petit « à la partie interne et moyenne de la cuisse,
« à l'endroit où passent les vaisseaux, passe un lac
« à un travers de doigt au-dessus de la rotule pour
« assujettir la peau, et fait », mais cette fois *en
deux temps*, comme le fit le premier J.-L. Petit,
et un peu plus tard Cheselden, « une incision cir-
« culaire entre cette ligature et la rotule, dans la-
« quelle il ne coupe que la peau et la graisse, jus-
« qu'à ce qu'il voit les muscles. Dans le moment
« qu'il les aperçoit, il ôte la ligature, et fait haus-
« ser la peau par un aide. On voit alors le crural,
« le vaste interne, le vaste externe, etc. décou-
« verts de deux travers de doigts. » Reprenant
alors le couteau courbe, il coupe les muscles le
plus près qu'il le peut de la peau en haut, de façon
à découvrir le fémur de trois travers de doigt au-
dessus du genou. Il prend alors la compresse
à deux chefs, scie le fémur, et procède aux ligatures. Comme pansement, un plumaceau de charpie sur l'os, des tampons de charpie sans ordre,
l'emplâtre d'André de la Croix en T à quatre

chefs, enfin le bandage, comme nous l'avons vu
faire pour la jambe.

Amputation des doigts.

« Les anciens, nous dit Garengeot, qui veut
« bien nous donner un petit *aperçu historique* à
« ce sujet, croyant que les plaies des articulations
« étaient absolument incurables, ont tous ordonné
« de couper les doigts dans le milieu de leurs
« phalanges. Les uns se servaient de tenailles in-
« cisives; les autres, faisant mettre le doigt sur
« un billot de bois, posaient un ciseau sur le mi-
« lieu de la phalange, et la coupaient à coup de
« maillet; d'autres enfin croyaient mieux faire en
« sciant le milieu de la phalange... C'étaient là
« des procédés difformes, cruels, incommodes ».
Aussi Garengeot prescrit-il de faire des incisions
latérales *au niveau des articulations*, de faire
fléchir le doigt, de couper les ligaments, et surtout « de couper longitudinalement la gaîne des
« tendons au moins d'un travers de doigt, afin
« d'éviter l'étranglement, l'inflammation et les
« abcès qui surviennent dans sa main, quand on
« ne prend pas cette précaution ». Ces incisions
latérales, continue Garengeot, permettent aux
doigts voisins de se loger dans les échancrures
qu'elles laissent après elles.

Amputation de l'avant-bras.

Après avoir appliqué « la pelote du tourniquet
à la partie interne et moyenne du bras, et l'avoir
assujettie par une compresse circulaire, et ajusté
un lac par-dessus cette compresse », Garengeot
prescrit *l'incision circulaire* « *deux travers de*
« *doigt au-dessus du poignet*, en commençant à
« appliquer le couteau à l'endroit du radius. Mais

« si l'on veut, ajoute-t-il, une guérison plus
« prompte, c'est de faire cette incision circulaire
« *en deux tems*, c'est-à-dire couper d'abord la peau
« et la graisse, puis, après les avoir tirées vers
« le haut, couper ensuite les muscles dans une
« seconde incision ». Pour scier, « il fait les pre-
« mières traces sur le cubitus, incline ensuite la
« scie sur le radius, et achève ainsi en sciant les
« deux os à la fois ». Quant à la ligature, il nous
parle ici de deux instruments qu'il avait négligés
dans les opérations précédentes. « S'il y a trop de
« difficulté à faire la ligature avec une aiguille
« courbe, comme il nous a montré à la faire à la
« jambe, on peut pincer l'artère avec le *bec de cor-
« bin* et la lier sur lui... ou encore avec le *valet à
« patin*. Ce dernier est même à préférer au pre-
« mier, parce qu'il a un ressort qui le tenant fermé
« serrera assez suffisamment l'artère pour pouvoir
« en faire la ligature, et qu'il permet de se passer
« d'un aide... Et si malgré toutes ces ligatures,
« on voit darder le sang lorsqu'on relâche le tour-
« niquet, il faut avoir recours à la compression
« mollette et inégale que nous avons déjà tant
« recommandée ». Pansement comme ci-dessus.

Amputation du bras.

Garengeot place encore la pelote du tourniquet « à la partie moïenne et interne du bras », et
fait, comme toujours « *une incision circulaire à
« deux travers de doigt au-dessus de l'articu-
« lation de l'avant-bras*, comprenant la peau, la
« graisse et les muscles. Mais on peut encore faire
« l'incision *en deux temps*, dit-il, comme je l'ai sou-
« vent recommandé ; c'est la meilleure pratique ».
Ligatures et pansement comme précédemment.

Amputation au niveau de l'articulation de l'épaule.

L'opération que Garengeot va décrire était de date toute récente. Elle aurait été faite pour la première fois (1) au commencement du XVIIIe siècle, par Ledran, le père, qui opéra en présence d'Arnaud et de J.-L. Petit, qui tenaient le malade, de Lapeyronie, Méry, etc., sur un gentilhomme breton, le marquis de Coëtmadeu, atteint de carie et exostose de la tête de l'humérus (1).

« Cette opération est très difficile et très longue,
« dit Garengeot. Pour se rendre maître du sang
« avant l'opération, voici la manœuvre qu'ont te-
« nue les plus habiles chirurgiens de cette ville
« dans une pareille amputation qu'ils firent il y
« a douze ou treize ans. Ils firent d'abord élever
« le bras, de façon qu'il fît un angle droit avec le
« corps... Le bras ainsi relevé, on aperçoit le tra-
« jet des vaisseaux. On prend une aiguille courbe
« enfilée d'un ruban de fil à six ou huit brins,
« qu'on enfonce par un côté du creux de l'aisselle
« jusqu'au cou de l'humérus, qu'on rase avec la
« pointe de l'aiguille, et on vient ensuite sortir
« de l'autre côté de l'aisselle. On laisse retomber
« le bras pour relâcher la peau, et on noue forte-
« ment le fil. Le sang ainsi arrêté, on s'assure de
« la position de *l'acromion, et à deux ou trois*
« *travers de doigt au-dessous,* on fait avec un
« bistouri droit une incision transversale, afin de
« conserver davantage du deltoïde, qui servira à
« remplir le vide laissé par l'absence de la tête de
« l'humérus après l'opération. On coupe transver-

1. « M. Ledran, de Paris, est le premier qui l'ait faite », dit Heister le fils (IVe dissert. du IVe vol. de la collect. des thèses recueillies par de Haller, 1760).

1. On en trouve la relation dans la XLIIIe obs. du premier volume des observat. de chir. de H. Fr. Ledran, 1731. N° 30.898 de la bib. de la fac.

« salement la peau, la graisse et le deltoïde. Rele-
« vant alors un peu le bras, on aperçoit les deux tê-
« tes du biceps, qu'on coupe. On coupe également
« la membrane circulaire qui entoure l'articulation.
« On passe ensuite les doigts de la main gauche
« sur la tête de l'humérus, qu'on tire à soi, et on
« débride et on coupe sur les côtés », observant
bien de ne point couper les vaisseaux liés dans
l'aisselle. Quand le bras est désarticulé, « on a
« ainsi un lambeau interne et inférieur, d'une
« figure triangulaire, dont la base est à l'aisselle
« et la pointe mousse est d'une figure que l'on fait
« cadrer avec le lambeau supérieur comprenant le
« deltoïde... On lie les vaisseaux dans le lambeau
« inférieur, sans comprendre la peau cette fois,
« et on coupe la première ligature... Il y a des
« chirurgiens, ajoute Garengeot, qui recomman-
« dent l'incision circulaire. Je crois que la méthode
« que je viens de proposer est à préférer, car on
« obtient ainsi deux grands lambeaux qui peuvent
« plus rapidement se réunir, et qu'on pourra sutu-
« rer quand les ligatures seront tombées, tandis
« que l'incision circulaire expose davantage à
« couper la ligature, et de plus laisserait une plus
« grande perte de substance, ce qui rendrait la
« guérison plus longue ». Pour panser, on met un
plumasseau sur le moignon, une compresse sur la
ligature, on relève le lambeau inférieur, on abaisse
celui composé du deltoïde, on bourre de charpie
sèche et sans forme. On couvre le tout d'un emplâtre en croix de Malte, puis d'une compresse
carrée; enfin on met dans le creux de l'aisselle
une compresse ronde pour comprimer les vaisseaux de nouveau, et on applique le bandage appelé spica descendant.

Garengeot ne se borne point au manuel opéra-

toire, et consacre un chapitre spécial à la « *Cure des amputations* ». « On saignera le malade pour
« peu que le pouls s'élève un peu. On ne le nour-
« rira qu'avec des bouillons pris nuit et jour de
« trois en trois heures et quelques cuillerées de
« gelée… On ne procédera au premier pansement
« qu'après vingt-quatre heures au plus tôt, pour
« le refaire ensuite, sans toucher aux plumas-
« seaux de charpie, qui tombent d'eux-mêmes le
« quatre ou cinquième jour, et sans ôter surtout
« les bourdonnets et tampons placés sur les artè-
« res ». La guérison sera bien plus prompte que si
l'on s'est servi des « astringents, qui enflamment
« le moignon et rendent la suppuration si abon-
« dante qu'il s'en suit une perte de substance con-
« sidérable, comme je l'ai presque toujours vu
« dans les hôpitaux des différentes villes où j'ai
« passé ». Il est partisan des *pansements rares* et
ne veut point qu'on panse deux fois par jour,
comme on le faisait alors dans les hôpitaux, car
on expose ainsi la plaie trop fréquemment à l'air,
à cet air « *grossier et corrompu qui règne tou-*
« *jours dans ces lieux* ».

TRAITÉ DES INSTRUMENTS

A la fin de la première édition de ses *opérations* (1720) Garengeot avait déjà donné quelques
détails sur les *instruments les plus utiles;* mais en
1723 il fit paraître un *nouveau traité des Instruments
de Chirurgie les plus utiles et de plusieurs de
nouvelles machines propres pour les maladies des
os..*, *ouvrage très nécessaire aux chirurgiens
et très utile pour les couteliers.* Bientôt même
(1727) il donna une nouvelle édition en 2 vol. in-
12. « La partie instrumentale de la chirurgie, disait Devaux dans son approbation de l'ouvrage,
n'a point ailleurs été traitée si à fond et avec tant
d'ordre ». « L'auteur, disaient également J.-L. Petit et Malaval, connaît à fond la matière instrumentale. Il a su profiter des dissertations publiques qui se font journellement dans notre amphithéâtre de Saint-Côme, rendre justice à nos habiles confrères, placer à propos ses réflexions, et
les enrichir souvent de preuves géométriques qui
donnent beaucoup de force à ses raisonnements et
font mieux comprendre la mécanique des instruments qu'il décrit. Les figures en taille douce qu'il
a fait graver avec soin, et surtout de quantité
d'instruments nouveaux inventés par plusieurs de
nos maîtres qui n'ont point encore paru, les représentent si naturellement, qu'il n'est point d'ou-
vrier qui n'en puisse fabriquer de semblables, aidés des explications qu'il en donne avec toute
l'exactitude et la clarté possibles, dans les termes
connus de ces mêmes ouvriers, ce qui n'a encore
été fait par aucun auteur ». Le sujet, en effet, n'a-

vait pas été traité depuis longtemps. Les ouvrages laissés sur l'arsenal chirurgical par Ambroise
Paré (1561), Jacques Guillemeau son disciple (1595),
Fabrice d'Aquapendente (1617), Scultet (1653),
« qui en avaient écrit plus amplement que les
autres », avaient vieilli. « Quelque habiles que
fussent d'ailleurs ces grands maîtres, ils avaient,
d'après Garengeot, traité cette partie de l'art avec
assez peu de méthode ; leurs figures représen-
taient assez mal les instruments ; cette partie de la
chirurgie avait été négligée ». Louis prononce en
effet dans son *éloge* de J.-L. Petit la phrase suivante : « M. Petit annonça un cours public, et fit
choix d'un sujet tout neuf alors : c'était la démonstration des instruments de chirurgie. Il ne se borna
point à les faire voir et à exposer les usages auxquels ils étaient destinés ; il fit sentir les inconvénients qui résultaient de certaines construc-
tions, donna des vues pour la perfection de plusieurs autres... » Les ouvrages des quatre auteurs
cités précédemment, Scultet notamment, avaient
donc vieilli. De plus, des instruments nouveaux
avaient été inventés, et les anciens avaient reçu
des perfectionnements. Le besoin d'un ouvrage
exprimant l'état de la science à cette époque se
faisait sentir. Garengeot, l'élève assidu de J.-L.
Petit, se chargea de le rédiger, et il le fit avec intelligence et méthode, comme l'expriment les approbations élogieuses que nous avons citées. Garengeot du reste ne se borna point à répéter dans
son ouvrage les excellentes leçons de J.-L. Petit.
Désireux d'approfondir la matière autant qu'il lui
était possible, n'épargnant pour cela ni son temps
ni sa peine, il ne voulut pas se contenter de donner
la théorie des instruments qu'il allait décrire,
mais chercha aussi à en pénétrer le mécanisme
de la fabrication, et, pour ce faire, il se mit en re-

lation avec les couteliers (c'est le nom qu'il donne
aux fabricants d'instruments de chirurgie de ce
temps). Paris sans doute ne manquait pas de bons
ouvriers en cette matière, car Voltaire écrit dans
son *siècle de Louis XIV* la phrase suivante: «Non-
seulement il n'y avait guère de bons chirurgiens
qu'en France, mais c'était dans ce seul pays qu'on fa-
briquait parfaitement les instruments nécessaires: il
en fournissait tous ses voisins; et je tiens du célèbre Cheselden, le plus grand chirurgien de Londres, que ce fut lui qui commença à faire fabriquer, en 1715, les instruments de son art ». Mais
il n'en était pas de même de la province, avec
laquelle les communications étaient moins faciles
qu'à notre époque. Garengeot ne voulait pas seulement écrire pour les chirurgiens et les fabricants de Paris, il cherchait également à donner
aux couteliers de la province les bons procédés de
fabrication que possédaient les ouvriers de la capitale.

Cette façon de divulguer leurs procédés de
trempe et de fabrication ne fut pas du goût des
ouvriers de Paris, et l'un d'eux en fit le reproche
à notre auteur. Ils avaient les vues moins élevées
que Garengeot, et ne songeaient qu'à leur intérêt
particulier, ne comprenant pas qu'en fait de science
et d'art, d'où que viennent les inventions et les
procédés nouveaux, il faut savoir ne les point conserver pour soi, et que le progrès doit venir de
tous, chacun apportant sa parcelle à l'édifice. Et
d'ailleurs, les couteliers de Paris auraient-ils dû se
plaindre? N'avaient-ils pas eux aussi suivi librement les leçons faites sur ce sujet à Saint-Côme
par J.-L. Petit, cet homme d'un talent assez riche
pour distribuer largement aux autres les ressources qu'il puisait dans son génie, libres à eux de
les divulguer et d'en faire ce qu'ils voudraient ; et

n'avaient-ils pas puisé à son école quelques bons conseils pour la fabrication de leurs instruments? Témoin la phrase suivante de l'épitre de Garengeot à ce dernier : « Vous savez, Monsieur, que j'ai uniquement composé ce livre en faveur de ceux qui ne sont pas encore suffisamment versés dans la pratique chirurgicale; et vous avez même bien voulu contribuer à sa perfection et à son utilité, en me permettant de joindre aux anciens instruments ceux dont votre heureux génie vous a fourni l'invention, et que vous expliquez actuellement dans le fameux amphithéâtre des chirurgiens de Paris, avec une précision si parfaite, que *les ouvriers même en tirent de grands avantages pour leur bonne construction* ».

L'ouvrage de Garengeot resta longtemps classique, et Louis, l'illustre secrétaire de l'Académie de chirurgie, faisant l'historique de l'Arsenal chirurgical, disait, dans sa séance publique de 1783, 45 ans après la dernière édition de notre auteur : « M. de Garengeot a donné *ex professo* sur les Instruments un traité qu'on n'étudie point assez. On y puiserait des connaissances essentielles; il est surtout recommandable par l'ordre dans lequel les moyens sont classés ». Enfin, en 1789, il n'était pas encore trop démodé, puisqu'à cette époque il se trouvait à Paris un éditeur qui le réimprimait avec notes empruntées aux *opérations* de notre auteur.

Avant de donner un aperçu analytique de l'ouvrage, prévenons de suite que ceux qui voudraient y chercher cette fameuse CLEF, qui invoque maintenant invariablement le nom de Garengeot, ne l'y trouveront point. D'où vient-elle? Aucun des ouvrages de Garengeot, aucune de ses communications aux Académies n'en font mention. Nous l'avons également cherché en vain dans

le *mercure de France*, le *Journal de Vander-
monde et Roux*, etc. Fauchard, dans son *chirurgien dentiste* (1757) parle bien de divers perfectionnements apportés au pélican, à ce pélican que
l'on trouve déjà décrit dans A. Paré ; mais il ne
cite point de noms. Lecluse, dans ses *Nouveaux
éléments d'Odontologie* (1754), est le plus expli-
cite. « On extirperait les dents suivant la méthode
de M. Fauchard... *On pourra néanmoins se servir du pélican que M. Garengeot a formé sur la
Clef Anglaise* ». Enfin le neveu de Jean Baseilhac
dans son *Traité de la Litholomie* (1704), dit aussi:
« Il (frère Côme) a perfectionné l'instrument de
M. Garengeot pour arracher les dents ». M. le
Dr Magitot, dont on connaît la compétence en chirurgie dentaire, et près duquel nous nous sommes renseigné, n'a pas été plus heureux que nous
dans les recherches qu'il a entreprises pour nous
à cette occasion. Et si, devant une telle absence
de preuves, il nous fallait conclure, nous dirions:
On s'accorde à attribuer à la clef une origine anglaise, sans que nous puissions en nommer l'inventeur. La clef, telle que nous l'a léguée Garengeot, ne semble pas avoir été universellement
employée de son temps. Le pélican, et préféra-
blement le davier, paraissent plutôt avoir été à
cette époque les instruments courants. Ce pélican
lui-même reçut divers perfectionnements. Son
crochet, jadis allongé en bec de pélican, d'où lui
vient son nom, avait une longueur égale à la moitié du manche de l'instrument, lequel était droit
et ne portait point de poignée transversale. Garengeot, qui était en relation avec les couteliers,
aura jugé plus commode de faire diminuer la longueur de ce bec de pélican, sur lequel le pouce
devait s'appliquer quand on procédait à l'extraction d'une dent, et d'adapter tout à l'extrémité

du manche des crochets pouvant d'eux-mêmes, sans l'aide du pouce, s'appliquer sur la dent. Pour la facilité de l'extraction, il aura fait ajouter à l'autre extrémité une poignée transversale. Ainsi compris, l'instrument aura été livré au commerce, sans que Garengeot jugeât ce perfectionnement suffisant pour en faire l'objet d'une communication spéciale ; mais on se l'est dit en son temps, et plus tard la tradition a rapporté à notre auteur ce perfectionnement en question.

Nous ne ferons point le détail de chaque instrument, les ayant décrit, quand il y avait lieu, dans les *opérations*. La plupart sont d'ailleurs encore d'usage courant, ou du moins n'ont subi que de légères modifications. C'est ainsi qu'on trouve déjà une très grande variété de bistouris à un seul ou à deux tranchants, droits et courbes, parfois ondulés comme un serpent, tel le fameux syringotome. Si le bistouri boutonné de Cowper n'était pas encore en usage, du moins le bistouri de J.-L. Petit usé à sa partie terminale rendait les mêmes services. Les ciseaux droits et courbes étaient également connus. Enfin, des stylets, sondes, rugines, scies à amputation, etc. tous instruments qui depuis lors ont peu varié.

Nous nous arrêterons cependant sur les nouveautés de l'arsenal chirurgical de ce temps. Dans l'opération du bec-de-lièvre, J.-L. Petit avait remplacé les anciennes aiguilles courbes d'un maniment très incommode par de grandes aiguilles en forme de lardoires (1). Il avait également remplacé les épingles employées jusqu'alors pour la suture entortillée par d'autres plus avantageuses, qu'il avait rapportées de Pologne (2). Enfin il avait

1. V. *bec de lièvre*, p. 241.

2. J.-L. Petit. *Œuvres posthumes* : « Étant en Pologne, on me mena chez un jeune seigneur, âgé de 20 ans, qui avait un bec de lièvre de

inventé son fameux *tourniquet*. Avant lui, A. Paré avait, à la vérité perfectionné beaucoup le manuel opératoire des amputations, en rendant possible l'hémostase provisoire au moyen d'un lien circulaire enroulé autour du membre. Morel perfectionna encore la méthode en inventant le *garot* (1674, siège de Besançon). Ce garot subit lui-même des améliorations, car on trouve dans Garengeot la phrase suivante : « des chirurgiens avisés nous ont apporté de Hongrie une nouvelle espèce de tourniquet, qui, quoique bien imaginée, est trop lourde et pleine de défauts ». Mais, ce garot pinçait les chairs et occasionnait ainsi de la douleur; de plus il occupait à lui seul un aide pour le serrer ou le desserrer. Aussi, en 1718, J.-L. Petit présentait-il à l'Académie des sciences un nouveau tourniquet plus commode. Il est trop connu pour que nous le décrivions. Il ne fut pourtant point universellement employé, car en 1774, Lesne écrit à son sujet : « Tels sont les hommes, la routine et la jalousie leur font quelquefois préférer des usages pernicieux à de nouvelles inventions dont l'utilité est évidente. Devrions-nous voir encore aujourd'hui parmi nous des praticiens qui accordent la préférence au garot » (1)?

naissance, et qui à cette difformité près pouvait disputer à qui que ce fut le prix de la beauté. Je lui proposai l'opération, il l'accepta avec joie. Je la lui fis avec des épingles qu'on me présenta, et que je n'avais point encore vues; elles étaient fines, longues de deux pouces et bien étamées; elles me servirent si utilement que depuis ce temps je n'en emploie point d'autres; la pointe en est aiguë, et, sans avoir besoin de porte-aiguille, on les passe dans les chairs avec facilité, surtout si l'on a la précaution de les frotter d'un peu d'huile. Depuis mon retour en France, j'ai vu de ces épingles, auxquelles on a donné le nom d'épingles à la reine ».

1. Le tourniquet de J.-L. Petit fut aussi l'objet de perfectionnements car on lit dans J.-L. Petit : « il a été copié par les étrangers. Il y en a qui ont entrepris de le corriger. Quelques chirurgiens français l'on corrigé. Plusieurs lui préfèrent encore l'ancien tourniquet ».

Le 2ᵉ volume offre un intérêt particulier. On y trouve l'idée rudimentaire de nos appareils amovo-inamovibles. Garengeot y a en effet décrit des APPA-REILS spéciaux pour fractures et luxations. C'est ainsi que dans les fractures du membre inférieur on ne se servait déjà plus seulement de bandes roulées sur de simples attelles, mais que parfois l'on mettait déjà le membre dans des *gouttières en carton ou écorce d'arbre*, premier rudiment, on le voit, de la gouttière Bonnet. Garengeot et J.-L. Petit reconnurent bien vite que ces substances, sous l'influence de l'humidité et de la chaleur, cessaient bientôt d'offrir une résistance suffisante, aussi conseillèrent-ils avec raison de les remplacer par des *gouttières en fer blanc*. Et comme cet appareil en fer blanc ne pouvait convenir dans les fractures compliquées, outre les *écorces d'arbres, fanons, faux-fanons*, on employait encore une *boîte en bois* « formée de quatre pièces, savoir d'une semelle, d'un plancher, et de deux murailles » latérales pouvant se rabattre, lorsqu'on faisait le pansement. J.-L. Petit avait même fait connaître « une boîte nouvelle, dit-il, p. 218 du 2ᵉ vol. de son *Traité de la maladie des os*, différant de l'ancienne en ce que : 1° au lieu de plancher elle a une espèce de lit de sangle fait d'un couti cloué sur un châssis, lequel est composé de deux jumelles cintrées à l'endroit du pli du genou, et de deux traverses, dont l'une droite est plus courte, joint les jumelles par le bout du côté du pied, l'autre plus longue et cintrée les joint du côté du genou ». La nouvelle boîte avait une sorte de couvercle, qui n'existait pas dans l'ancien appareil, et constituée comme le plancher. Pour « maintenir les deux châssis latéraux aux degrés de proximité ou d'éloignement qui convient, il y a une espèce de palette jointe par deux gonds de bois

reçus dans deux fiches... cette palette se plie contre les jumelles, et peut s'en éloigner par une suite
de degrés qui lui sont marquées par des crans,
etc. »

reçus dans deux fiches... cette palette se plie contre les jumelles, et peut s'en éloigner par une suite
de degrés qui lui sont marquées par des crans,
etc. »

MYOTOMIE HUMAINE ET CANINE

La myotomie de Garengeot est un livre d'amphithéâtre et non de bibliothèque. Il faut la parcourir le scalpel à la main. Certes, ce guide n'est pas développé, et il ne contient que juste ce qu'il faut pour être utile ; mais n'oublions pas que des détails oiseux ne feraient, lorsqu'on dissèque, qu'embarrasser les idées au lieu des les éclairer.

La myotomie est une simple compilation des ouvrages importants qui l'avaient précédée. Pourtant il s'y trouve une partie originale, et qui n'était pas faite pour déplaire à l'élève. L'auteur y décrit soigneusement la façon de disséquer le muscle, de le mettre bien à découvert pour en apercevoir nettement les rapports et les attaches. Élève des plus grands anatomistes d'alors, habile anatomiste lui-même, il a su mettre à la portée des commençants les connaissances pratiques qu'il avait acquises par de longues années passées à l'amphithéâtre. Les étudiants lui en surent gré, et l'ouvrage devint ainsi pour eux un *vade-mecum* pouvant leur rendre de grands services, d'autant que l'anatomie de Winslow n'avait point encore paru. Et d'ailleurs le traité d'anatomie de ce dernier auteur, comme ses devanciers, se contente de donner des détails arides sans entrer dans ces procédés de préparation que nous trouvons si bien exposés dans les ouvrages de MM. Cruveilhier et Sappey.

Dans la première édition (1724) Garengeot n'entreprit que l'étude des gros muscles de l'économie ; mais, pressé par les réclamations des élèves

et les encouragements des maîtres, il se décida
dans les éditions suivantes (1728 et 1750) à donner
aussi la description et la manière de préparer les
petits muscles de l'organisme. On retrouve plusieurs fautes dans cette myologie, et qui sont assez repréhensibles parce que des hommes éminents avaient déjà fixé la science sur ce point,
telles sont par exemple les insertions du grand
oblique, qu'il fait encore s'attacher à la colonne
vertébrale ; mais il faut avouer que ces erreurs
étaient encore partagées par tous les anatomistes
de l'école de Paris. Garengeot n'a fait que suivre
un mauvais exemple, et voilà tout. Haller s'est
permis de dire : « *e pejoribus hoc opus factum
est* ». Cette condamnation est vraiment trop sévère et facile à prononcer quand la science était
irrévocablement fixée sur tous les points où Garengeot a failli (1). Du reste, les erreurs ne sont
pas aussi nombreuses que son contradicteur a
bien voulu le dire, et notre auteur a eu soin de
les corriger notamment dans sa dernière édition.
Morand préférait dire de cet ouvrage que « jusqu'alors on n'avait sur la myotomie que les administrations anatomiques de Léonard Tassin (1688), »
et ajoutait que « c'était un ouvrage fort médiocre au prix de celui de Garengeot ».

Comme les cadavres n'abondaient pas, et qu'il
fallait songer aux praticiens de province, encore
plus dépourvus que ceux de Paris, Garengeot a
écrit en outre une myotomie canine, grâce à laquelle le débutant peut arriver à cette habileté de
main qui lui sera si utile lorsqu'il sera devenu chirurgien. On y trouvera des détails curieux qui
prouveront que l'anatomie comparée avait déjà
de nombreux documents à son actif. Nous cons-

1. L'excellente *Historia musculorum hominum d'Albinus*, ne parut
qu'en 1734.

tâtons la même chose dans le *Traité de splan-chnologie*, et cela explique la perfection relative des systèmes de Buffon et de Linné. Sans les obscures recherches de ces milliers de travailleurs qui s'escrimaient de leur mieux sur les différents animaux domestiques, jamais de pareils ouvrages n'auraient été possibles.

TRAITÉ DE SPLANCHNOLOGIE

INTRODUCTION

L'œuvre anatomique de Garengeot a bien plus
souffert des atteintes du temps que son œuvre
chirurgicale. On peut même dire qu'elle est tombée dans un oubli profond. Ce n'est pas cependant qu'elle soit sans valeur, loin de là. Dans sa
splanchnologie notamment Garengeot a fait preuve
de connaissances étendues, d'un esprit ingénieux,
et de recherches personnelles très recommanda-
bles. Pourquoi donc cet oubli? A cela il y a plusieurs raisons. Tout d'abord Garengeot n'a attaché
son nom à aucune découverte anatomique importante. Il n'a pas embrassé non plus l'étude du
corps humain tout entier. Outre le *Traité des viscères*, il n'a composé qu'une myotomie, livre
d'amphithéâtre et non de bibliothèque. Son
nom s'est trouvé comme écrasé entre ceux plus
glorieux des Winslow et des Duverney, dont
les travaux, lorsqu'ils parurent, éclipsèrent complétement les siens. Enfin, pas plus que le chirurgien, l'anatomiste n'a été dans Garengeot à l'abri
des critiques passionnées; et, très malheureusement pour lui, deux hommes justement célèbres,
Haller, l'élève de Heister, son antagoniste perpé-
tuel, et Portal, qui se souvint trop en cette oc-
currence des luttes entre Saint-Côme et la Faculté,
portèrent sur notre auteur le jugement le plus
défavorable. Ce ne serait, suivant eux, qu'un très
piètre anatomiste, ayant copié dans ses contemporains tout ce qu'il y a de bon dans ses écrits, et
n'ayant même pas toujours su puiser aux bonnes

sources. Influencée par ce jugement aussi tranchant qu'immérité, la postérité ne s'est même pas donné la peine de voir ce qu'il y avait de justifié dans une condamnation aussi sévère.

Et cependant, cette œuvre blâmée avec tant d'aigreur, avait été lors de son apparition accueillie avec les plus grands éloges. Portal lui-même nous apprend que beaucoup la regardèrent alors comme un véritable chef-d'œuvre. Non seulement elle eut le plus grand succès en France, mais encore elle fut appréciée à l'étranger. Sa splanchnologie reçut en effet les honneurs de la traduction en anglais et en allemand. En face de contradictions aussi absolues, nous voulûmes voir nousmêmes ce qu'il en était, avant d'émettre un jugement sur cette œuvre condamnée acerbement par les uns et peut-être prônée outre-mesure par les autres. Nous résolûmes donc, bien à contre cœur, avouons-le, de parcourir un à un tous les chapitres de la splanchnologie; mais le sentiment de contrainte qui nous animait au début de cette lecture, fit très rapidement place à l'étonnement et au plaisir de rencontrer à côté de passages certainement un peu brefs et se ressentant un peu trop de l'époque où il avaient été écrits, des descriptions excellentes, très remar-quables pour l'époque.

Après avoir étudié d'une manière nette et méthodique, d'après les idées du temps, les éléments primordiaux dont se compose l'organisme (liquides, parties solides, fibres, vaisseaux, nerfs, os, cartilages, etc.) Garengeot se montre dans cette exposition partisan des *idées de Ruych.* « Ces parties solides, dit-il, ne sont qu'un amas d'un million de vaisseaux si artistement agencés, et si industrieusement entrelacés les uns avec les autres, qu'il en résulte une infinité de parties autant différentes que leur arrangement, leur tissure,

leurs pores sont variés. Garengeot passe à l'étude de la *peau*. Bien des points de structure de l'enveloppe cutanée étaient connus au moment ou il
écrivait : malheureusement les plus belles découvertes étaient encore contestées. Si Galien avait
déjà dit depuis bien longtemps que la peau est un
composé de nerfs, de vaisseaux, de fibres tendineuses, Ruysh, trompé par ses injections, avait
tout brouillé, en soutenant qu'il n'existait dans le
derme que des vaisseaux différemment entrelacés.
Beaucoup d'auteurs, tels que Nicolas Massa, Du-
laurens, Charles Étienne, égarés par ce qui se rencontre chez les animaux, admettaient l'existence
d'un pannicule charnu. Les *glandes* étaient contestées par Ruysh et beaucoup d'anatomistes, qui,
rejetant la conception de Malpighi, n'y voyaient
que de simples pelotons vasculaires. Garengeot
évita toutes ces erreurs soutenues cependant par
de si grands noms; et il donna sur l'*épithélium*
des détails beaucoup plus exacts que ceux de
Heister ou de Swammerdam, et qu'il emprunta à
Morgagni. Il nia, ainsi que son maître Winslow,
l'existence d'une *couche réticulaire*. Il fut aussi un
des premiers, après Douglas, et avant même Winslow, resté longtemps indécis sur ce point, peut-
être pour ne point froisser Duverney, à admettre
que le *péritoine* n'était formé que d'un seul feuil-
let au lieu de deux comme on le croyait sur l'au
torité de Galien. Aussi se fait-il une conception
beaucoup plus nette que ses prédécesseurs du mode
de formation et du trajet des *ligaments larges*, du
mésentère, de la *faux du péritoine*, etc. La façon
dont il parle de l'*épiploon* a été louée par tout le
monde. Il y rapporte la découverte de l'*hiatus de
Winslow*, à un moment où l'anatomie de son illustre maître n'avait pas encore paru. A propos du
foie, dont il montre fort exactement la configura-

tion externe, rapportons le passage suivant qui a trait au *lobule hépatique*, déjà découvert par Wepfer et Malpighi, mais sur lequel l'on n'était point d'accord, Ruysh suivant son habitude n'y voyant qu'un amas de vaisseaux. « Si nous voulons entrer présentement dans la substance du foie, nous la trouverons vésiculeuse et vasculaire. Les vésicules du foie sont angulaires et garnies en dedans d'un velouté, disposé en rayons, qui laissent dans le milieu un petit vide. On voit ces vésicules en prenant un foie de porc, qu'on coupe par tranches assez minces, etc ». A propos de l'*estomac* il parle des changements de rapports qu'amènent l'état de vacuité et l'état de plénitude, et en tire des déductions chirurgicales importantes. Il admet l'*existence des glandes* découvertes par Malpighi, mais qui seront contestées encore après Garengeot, par des hommes tels que Lieutaud et Portal. Il étudie fort bien la *valvule pylorique*, dont beaucoup d'auteurs donnaient une très mauvaise description, la comparant à un diaphragme membraneux. « C'est un bourrelet, dit-il, ou anneau circulaire, construit de fibres véritablement charnues et enfermé dans la duplicature de la membrane nerveuse de l'estomac ». Il a inséré à propos de la structure de l'estomac le *mémoire d'Helvétius* sur la cravate de Suisse. Il a copié dans Morgagni, dont il vante beaucoup l'exactitude, la description de la valvule *iléo-cæcale*. Il a mentionné après Douglas, lorsqu'il aborde la vessie, le *cul-de-sac vésical antérieur*, et en a vu toute l'importance au point de vue de la taille sus-pubienne, car, dit-il, il monte et descend suivant que la vessie est pleine ou vide. Il s'est servi des travaux de Morgagni à l'article *ligament suspenseur de la verge*, et il fait remarquer, comme Duverney que la *cloison médiane des corps caverneux* est incomplète en avant. Au chapitre *muscles du bas-ventre*, il relève les fautes d'insertion qui avaient encore cours à propos du grand oblique (insertion sur la colonne vertébrale, insertion seulement sur les quatre dernières côtes). Il a eu le tort en parlant du *cœur* de vouloir attribuer à un autre que Harvey l'honneur de la découverte de la circulation. Il avait été égaré par une note de Lafaye, et écrivit que Ruef avait été un des précurseurs du grand physiologiste Anglais. Il se demande si Harvey avait lu l'ouvrage du savant Génevois. Mais Garengeot racheta cette faute en démontrant après son maître Winslow, que *le cœur est non pas vertical mais bien couché sur le diaphragme.* L'étude qu'il a donnée de ce viscère est fort bonne. Il a intercalé dans sa sphanchnologie une communication qu'il avait faite à l'Académie des Sciences sur les *artères intercostales* supérieures. Il en a suivi le trajet avec exactitude, mais égaré peut-être par une anomalie, il les fait venir directement de l'aorte. Mentionnons, pour terminer, qu'il fit voir que *le sinus longitudinal inférieur se jette surtout dans le sinus latéral droit.*

On devait s'attendre du reste à trouver des choses excellentes de la part d'un esprit aussi distingué et aussi travailleur; Garengeot professait un véritable culte pour l'anatomie, et voici ce qu'il dit de cette belle science : « Quelle machine que le corps humain, quand on sait la voir avec certains yeux! quel charme pour l'esprit! quelle magnificence pour le spectacle que ce grand nombre de ressorts si variés dans leur structure, aussi libres dans leur jeu, aussi parfaits dans leur espèce!.... ». Et il ajoute : « La vraie grandeur de l'anatomie, et ce qui fait son importance, est qu'elle est l'unique boussole capable de faire marcher les ministres de la santé dans des routes sûres. Elle seule peut les guider dans le traitement des maladies, et leur épargner ainsi qu'aux malades ces fautes si honteuses pour les uns et si dangereuses pour les autres, dans lesquelles tombent nécessairement ceux qui ont le malheur de l'ignorer ».

Il fut pendant de longues années l'auditeur des Méry, des Winslow, des Duverney. Il conquit même par son assiduité et son ardeur à bien faire la bienveillance de Winslow, qui voulut bien le considérer comme un de ses élèves favoris. Il lisait beaucoup, et ses écrits sont émaillés d'une multitude de citations, qui, si elles montrent tout son savoir, ont de plus pour le lecteur moderne l'attrait de faire revivre sous ses yeux l'anatomie du commencement du xviiie siècle, telle qu'elle était en mode de formation, avec ses tâtonnements et ses opinions contradictoires. Mais, ce qu'il aimait mieux encore consulter, c'était le cadavre, ce grand livre de la nature comme il l'appelle. Aussi se moque-t-il sans pitié de « ces savants de cabinet, qui ne savent que se copier les uns les autres ». Destinée aux élèves, aux commençants la splanchnololagie de Garengeot a forcément les allures d'un traité élémentaire. Aussi ne lui demandez pas de longues descriptions et une érudition qu'elle ne saurait comporter. Et cependant on aurait tort de prendre cet ouvrage pour un simple manuel. Garengeot en effet n'hésite pas à entrer dans des détails circonstanciés, chaque fois que cela lui paraît utile, et surtout chaque fois qu'il s'agit d'un point litigieux. Il a eu le grand mérite, à l'époque où l'on ne possédait encore ni l'anatomie de Winslow, qui ne parut que quatre ans après sa splanchnologie ni les ouvrages posthumes de Duverney de communiquer aux *jeunes* et aux praticiens ordinaires les résultats des recherches de ces deux grands hommes. Il n'a pas non plus hésité à insérer dans son traité des passages entiers empruntés à d'autres excellents auteurs de cette époque, tels que Méry, Helvétius, Margagni. Grâce à ces emprunts, grâce à cet esprit tout imprégné de modernisme, qu'on nous passe ce néologisme, la splanchnologie de Garengeot a un air de vie et de jeunesse que l'on souhaiterait de rencontrer dans d'autres traités de la même époque. Qu'il nous soit permis à ce propos de protester contre l'accusation de plagiat portée contre notre compatriote. On n'est pas plagiaire quand on cite les auteurs auxquels on a recours, ce que n'a pas toujours su faire le grand Winslow lui-même, qui ne cite jamais personne. Son style clair, précis, parfois d'une élégance un peu maniérée et souvent un peu archaïque, a les qualités et les défauts que l'on remarque dans son *Traité des opérations*.

Comme on devait s'y attendre, ce sont les rapports et l'aspect extérieur des organes qui constituent de beaucoup la meilleure partie de cet ouvrage. Garengeot s'y est montré le digne élève de ce Winslow, dont Sénac a dit « qu'*il fut l'anatomiste des formes, des dimensions et des situations* ». La partie histologique est naturellement la plus faible, ce qui n'a rien d'étonnant lorsqu'on se reporte à l'état de l'anatomie au commencement du xviiie siècle. Le microscope n'avait point encore subi les perfectionnements dont il fut plus tard l'objet. Privés des méthodes colorantes, qui rendent de si grands services à l'époque actuelle, les anatomistes du xviie et du xviiie siècle en étaient réduits à chercher péniblement à surprendre les secrets de la nature à l'aide de moyens aussi rudimentaires qu'inefficaces, tels que la dilacération, la coction, la putréfaction, etc. Aussi l'histologie était-elle dans l'enfance, et pour rendre d'un mot l'ignorance d'alors, nous nous contenterons de rappeler que l'on n'avait nulle idée de la cellule, que le génie de Schwan ne devait découvrir qu'un siècle plus tard. L'on ne saurait nier pourtant que déjà l'on était parvenu à des résultats fort remarquables, nombre de détails étaient déjà connus, tels que le lobule du foie, le glomérule du rein, l'alvéole pulmonaire. Wepfer et Malpighi avaient découvert la nature glanduleuse du foie; Malpighi avait commencé à débrouiller la structure de la rate, et avait heureusement complété les recherches sur le rein entreprises par ses compatriotes Bellini et Eustache. C'est encore ce grand homme, dont la gloire domine celle de tous les histologistes de cette époque, qui avait trouvé les glandes de la peau et celle de l'estomac, dont Helvétius étudiera dans son mémoire de 1717 la couche musculaire, et nous donnera la description de la fameuse cravate de Suisse. Les seuls noms de Brünner, de Lieberkünn, de Peyer, suffisent à montrer que la structure glanduleuse de l'intestin commençait à être bien entrevue. On en décrivait également assez bien les fibres musculaires, dont on connaissait le plan circulaire et le plan longitudinal ou superficiel, les valvules conniventes, les villosités, les vaisseaux sanguins. Quant aux vaisseaux chylifères, ils avaient été découverts par Aselli en 1624. Les alvéoles pulmonaires avaient été également l'objet de recherches spéciales : Malpighi les comparait aux cavités d'une éponge, et disait qu'elles *communiquaient entre elles*, tandis que Willis les disait, au contraire, *indépendantes*. Le cœur, dont l'immortelle découverte de Harwey avait montré le véritable fonctionnement, était mieux connu dans ses rapports et dans sa structure; on cherchait même à pénétrer sa physiologie chez le fœtus, et des discussions passionnées avaient lieu à l'Académie des Sciences entre Méry et Duverney sur le fonctionnement véritable du trou de Botal. Warthon, Malpighi, Sténon, Duverney, avaient décrit d'une manière déjà fort complète les glandes salivaires. Enfin, grâce aux recherches d'une pléiade d'hommes illustres, à la tête desquels il est juste de placer Fallope, Riolan, Graaf, Highmore, Méry, Littre, Duverney, Morgagni, la connaissance des organes génitaux avait fait de notables progrès. Quant aux centres nerveux, malgré les nobles efforts des Aranzi, des Willis, des Varoli, des Vieussens et des Duverney, ils restaient toujours un labyrinthe quasi inextricable. Il est juste pourtant noter que la description macroscopique de l'encéphale, déjà remarquable dans Galien, s'était notablement améliorée dans le courant du XVIIe et du XVIIIe siècle.

La France avait eu une part notable dans toutes ces découvertes. Si pendant de longues années Riolan n'avait pas eu de successeurs dignes de lui, il n'en était plus de même à la fin du XVIIe siècle. Duverney, Littré, Méry, et surtout Winslow, avaient donné à l'école de Paris un éclat incomparable. L'étude du corps humain ne faisait pas l'unique objet des recherches des anatomistes parisiens. Depuis des siècles on disséquait par goût, et aussi par nécessité, des cadavres d'animaux, et grâce à ces exercices, l'on avait pu réunir de précieuses notions d'anatomie comparée. Or, à l'époque où écrivait Garengeot, cette science si utile, si intéressante, était en pleine floraison dans notre capitale, notamment au Jardin Royal, et Buffon trouvera d'excellents et abondants matériaux quand il voudra composer son immortelle histoire naturelle.

Les résultats magnifiques obtenus par les illustres savants dont nous venons d'énumérer les noms montrent bien que des instruments imparfaits ne sont pas toujours des obstacles entre les mains de ceux qui savent s'en servir. Si les moyens de travail étaient bien mauvais, bien insuffisants, par contre les travailleurs qui en usaient ne marchandaient à la science ni leur temps, ni leur peine, ni leur intelligence. Pour se livrer sans réserve à leurs chères études, ils n'hésitaient pas, comme Bartholin, à tout quitter, plaisirs, honneurs, richesses, et à s'enfermer dans leur cabinet. Ils ne reculent pas même devant le sacrifice de leur santé, comme le fit Duverney. « Les fatigues de son métier, très pénible par lui-même, et plus pénible pour lui que pour tout autre, nous dit Fontenelle, lui causèrent un mal de poitrine si violent qu'on lui crut un ulcère au poumon. Il en revint cependant, bien résolu à se ménager davantage à l'avenir. Mais comment exécuter cette résolution? Comment résister à mille choses qui s'offraient, et qui forçaient ses regards et ses recherches à se tourner de leur côté ? Comment leur refuser ses nuits, même après les jours entiers? Souvent l'anatomie ne souffre pas de délai, et en souffrirait-elle, en pouvait-il prendre »? Le même Fontenelle, qui nous révèle ainsi les nobles imprudences de Duverney, nous raconte également l'extrême pauvreté de Poupart. « Il aimait mieux étudier que subsister... Nous ne rougissons point, ajoute-t-il plus loin, d'avouer hautement la mauvaise fortune d'un de nos confrères ni de montrer au public le sac et le bâton d'un Diogène, quoique nous soyons dans un siècle où les Diogènes sont moins considérés que jamais, et où certainement ils ne recevraient pas les visites des rois dans leur tonneau ». Et encore, si ces savants avaient toujours pu se livrer librement à leur ardeur pour l'anatomie. Mais il n'en était pas ainsi. Trop souvent il fallait s'exposer aux rigueurs des lois pour avoir un cadavre humain, ou bien se rabattre, faute de mieux, sur des chats ou des chiens. Ecoutons ce même Fontenelle : « Qui n'est pas du corps des médecins, qui ont le privilége des dissections, ne fait guère de grands progrès en anatomie qui ne soient en quelque sorte illégitimes. On est réduit à frauder les lois et à ne s'instruire que par artifice, par surprise, à force de larcins, qui sont toujours dangereux, mais qui ne sont jamais assez fréquents. Littre, étant à Paris, éprouva les inconvénients de son amour pour l'anatomie ».

Que cependant ce splendide mouvement scientifique ne nous aveugle pas sur les lacunes, qui n'étaient que trop réelles. De nombreuses et graves lacunes restaient à combler. Les même découvertes glorieuses que nous avons signalées, demeuraient encore un sujet de contestations souvent fort vives. Voici comment s'exprime Ruysch à propos de la structure glanduleuse du foie : « *Vasarum fasciculi glandulas tam exacte mentiuntur, ut nobis et aliis imposuerint... fasciculos dictos, neutiquam puto esse glandulis vasa enim sanguinea peculiaria, dictos fasciculos nullo modo alunt, atvero fasciculi sint ipsæ vasorum extremitates, quæ nulla peculiaria membrana propria coercuntur ; nullum itaque prætensis glandulis destinatum vasorum fasciculis attribuendum esse sentio* (1ᵉʳ trésor) ». Disons-le d'ailleurs à l'honneur des anatomistes de ce temps, ils ne dissimulaient nullement les nombreuses imperfections de leur science favorite. « La difficulté qu'il y a, dit Dionis, à bien distinguer tous les ressorts de notre machine est si grande, qu'elle laissera toujours assez de matière à l'esprit et à la main de ceux qui viendront après nous ». Pour donner une idée des erreurs grossières qui régnaient encore même parfois sur insertions musculaires, on n'aura qu'à lire le chapitre dans lequel Garengeot décrit les muscles du bas-ventre. On y verra notre auteur discuter sérieusement si le grand oblique s'insère sur les côtés par quatre ou cinq digitations, s'il s'attache à la colonne vertébrale, comme le croyait encore le grand Morgagni.

Nous emprunterons à Garengeot lui-même les raisons qui l'ont poussé à composer cet ouvrage, ainsi que les indications qui ont trait à la disposition générale de sa splanchnologie. « Quelques parfaits que fussent alors les ouvrages qu'on nous « avait donnés sur cette matière, les hommes y « feront toujours des fautes. C'est un malheur « attaché à l'humanité. Et je compris par tout ce « qu'il y avait à reformer dans les plus excellents « auteurs par leurs fautes même combien nous « étions éloignés de cette perfection si désirable. « Je compris d'un autre côté par les découvertes « importantes qui ont été faites de nos jours com- « bien de choses il nous restait à apprendre que « ces grands hommes avaient ignorées. Dans cette « vue je n'ai rien négligé pour m'instruire. J'ai étu- « dié, j'ai lu les livres ; mais j'ai surtout étudié le « seul exactement véritable, qui est le corps hu- « main. *De temps en temps, j'y ai fait quelques lé- « gères découvertes*, et j'en ai fait part à mesure « à mes confrères, ainsi qu'aux étudiants en mé- « decine et en chirurgie, qui me faisaient l'hon- « neur de me suivre. Ces découvertes leur ont « paru de quelque utilité, puisqu'elles furent l'oc- « casion de cet ouvrage, auquel ils m'engagèrent « à travailler... Je divise mon ouvrage en trois « parties : la première comprend les téguments « universels de tout le corps, et les viscères du

« bas-ventre exclusivement ; dans la seconde je
« fais mention du cœur, des poumons et autres
« parties renfermées dans la poitrine ; enfin la
« troisième n'est qu'une démonstration assez cir-
« constanciée des différents organes contenus dans
« le crâne ».

*Nous regrettons de ne donner ici que l'Intro-
duction à la splanchnologie, le temps ne nous
ayant point permis d'achever l'analyse des chapitres avec précis historiques, comme nous l'a-
vions fait pour le traité des opérations, étude que
nous avions presque terminée.*

INDEX BIBLIOGRAPHIQUE

OUVRAGES A CONSULTER SUR LA VIE DE GARENGEOT

Boyer. — Histoire de la chirurgie *in* dict. Dechambre 16ᵉ v. — Jugement sur les hist. de la méd. de Peyrilhe et Dujardin, de Portal, de Sprengel. — Jugement sur Garengeot, p. 373.

Bayle et Thillaye. — Biographie médicale.

Chéreau. — Ancienne faculté.

Corlieu. — Ancienne faculté, 1877.

Dᵉ *Cabaret.* P.-J., de Saint-Malo. — Biog. de Garengeot, *in* Journal de conn. médico-chir., mai 1846.

Daremberg. — Hist. des sciences médicales.

Dezeimeris. — Dictionnaire historique de médecine, 1828.

Devaux. — Index funereus chirurgicorum Parisiensum (v. à la fin des « recherches » de Quesnay).

Ch. Eloy. — Dictionnaire historique de médecine, 1778.

Freind. — Medical essays and observations revised and pulished bey à society in Edimbourg, 1ᵉʳ v., p. 242.

Fréron. — Année littéraire 1760, 3ᵉ vol. p. 118.

Fontenelle. — Éloges des membres de l'Acad. des sciences.

La France littéraire de 1769.

Gurl et A. Hirsch. — Biographisches lexicon der Hervorragenden artze, 1885.

Hahn. — Biog. de Garengeot *in* dict. Dechambre.

Hôpitaux. — Collections de documents pour servir à l'hist. des hôpitaux de Paris, publiés par l'Assist. publique.

Journal des savants depuis 1665 jusqu'en 1750. 10 vol.

Le mercure de France.

Laboulbène. — Hist. de la Charité.

Laboulbène. — L'histoire de l'ancienne Académie de chirurgie, *in* Revue scientifique du 8 décembre 1888.

A. Louis. — Éloges prononcés par Louis à l'Acad. royale de chirurgie, recueillis par Dubois, secrét. perp. de l'Acad. de méd. Paris, 1859.

Mémoires et prix de l'Acad. de chirurgie, 11 vol.

Morand. — Opuscules de chirurgie. n° 5349. On y trouve
les éloges de plusieurs chirurgiens et l'*Éloge qu'il prononça sur Garengeot* dans la séance publiq. de l'Acad.
de chir. du 17 avril 1760.

Moreri. — Le grand dictionnaire et supplément historique,
1740.

Petit. — Œuvres de Méry.

Quesnay (anonyme). — Recherches sur l'origine et les progrès
de la chirurgie en France, 1744.

M. Raynaud. — Les médecins au temps de Molière. Paris,
1863.

Recueil général des Anciennes lois depuis 420 jusqu'en 1789
par Jourdan, Decrusy, Isambert. 29 vol.

Statuts et ordonnances royales faites par les rois de France,
sur l'estat de barbier-chirurgien (1575-1578) in-4°
Pièce.

Statuts et ordonnances royales faites par les rois de France
sur l'estat de M^e barbier et chirurgien (1592-1597)
in-4° Pièce.

Statuts pour la communauté des maîtres chirurgiens de Paris
(sept. 1699). Paris, 1701, in-4°.

Sentence de M. d'Argenson, lieut. de police, portant que les
chirurgiens des hôpitaux qui ont acquis leurs maîtrises devant l'enregistrement des statuts auront rang
dans la Communauté des maîtres chirurgiens. 1701.

Statuts et réglements pour les maîtres en chirurgie de province du royaume, donnés à Marly, 24 fév. 1730. Paris, 1732, n° 5.732.

Verdier. — Jurisprudence de la médecine. 1763.

Voltaire. — Œuvres complètes.

Ouvrages a consulter sur les parties didactiques.

Hippocrate. — Traduction Littré.

Celse. — Collection Nisard.

Galien. — Traduction Daremberg et traductions latines.

Oribase. — Traduction Daremberg.

Aétius. — Traductions latines.

Paul d'Égine. — Traduction Vedrenes.

Albucasis et Avicenne. — Traductions latines.

Guy de Chauliac. — Traduit par Jourdain.

Ambroise Paré. — Œuvres.

Vésale. — Traduit par Portal.

Fabrice d'Aquapendente. — Œuvres chir., trad. fr., Lyon, 1649.

Fabrice de Hilden. — Opera omnia, et de gangrena et sphacelo.

Mangel. — Bibliotheca chirurgica.

Sennert. — Opera omnia.

Anel. — Observat. singulière sur la fistule lacrymale dans laquelle on apprendra à la guérir radicalement. Turin, 1713. Suite de la nouvelle méthode. Turin, 1714.

Dionis. — Cours d'opérat. de chirurgie, éd. La Faye. 1765.

Verduc. — Les opérations de la chirurgie avec une pathologie. 1710.

Lavanguyon. — Traité de chirurgie 1697.

Lacharrière. — Traité de chirurgie 1692.

Laurent Heister. — Institutiones chirurgicæ. Néapoli, 1759.

Nous avons également trouvé des renseignements utiles dans les histoires de la médecine et de la chirurgie de Sprengel, de Portal, de Peyrilhe et Dujardin, dans le Dictionnaire publié sous la direction de M. Dechambre ainsi que dans celui de M. Jaccoud, dans les ouvrages de MM. Follin et Duplay, de M. Terrier, dans les thèses d'agrégation de M. Desprès, de M. Segond, enfin dans les Traités de médecine opératoire de MM. Malgaigne et Lefort, de M. Guérin, de M. Farabeuf.

TABLE

Imprimerie de l'Ouest, A. NEZAN, Mayenne.

Imprimerie de l'Ouest. A. NÉZAN, Mayenne